シミュレイション内科

下部消化管疾患を探る

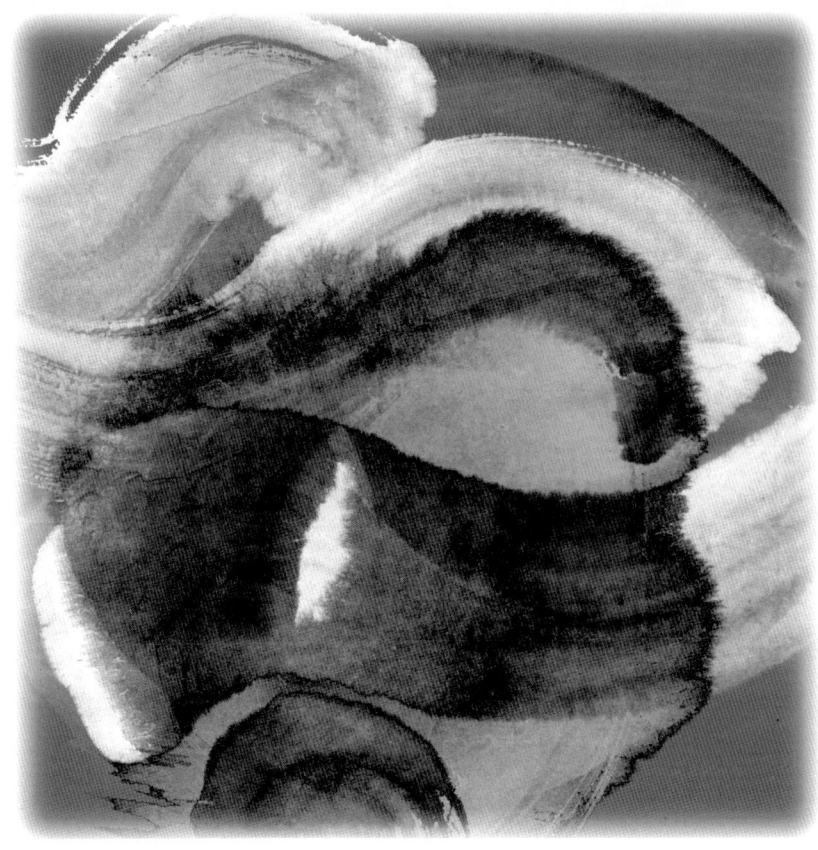

編著

日比 紀文
應義塾大学 教授

永井書店

●執筆者一覧●

《編　集》
日比　紀文　　慶應義塾大学医学部内科学教室　教授

《執筆者》（執筆順）
相磯　貞和　　慶應義塾大学医学部解剖学教室　教授
上野　文昭　　大船中央病院内科
黒田　雅昭　　京都府立医科大学第1内科学教室
吉川　敏一　　京都府立医科大学第1内科学教室　教授
金城　福則　　琉球大学医学部附属病院光学医療診療部　助教授
牧山　和也　　長崎大学医学部附属病院光学医療診療部　助教授
小無田　興　　長崎大学大学院医歯薬学総合研究科移植・消化器外科
三上　達也　　弘前大学医学部附属病院光学医療診療部
福田　眞作　　弘前大学医学部附属病院光学医療診療部　助教授
棟方　昭博　　弘前大学医学部第1内科学教室　教授
杉野　吉則　　慶應義塾大学医学部放射線診断科　講師
藤井　博史　　慶應義塾大学医学部放射線治療核医学科　講師
樋渡　信夫　　いわき市立総合磐城共立病院　院長
島田　剛延　　宮城県対がん協会がん検診センター
浜本　康夫　　札幌医科大学第1内科学教室
今井　浩三　　札幌医科大学第1内科学教室　教授
早崎　知幸　　北里研究所東洋医学総合研究所
松本　誉之　　大阪市立大学大学院医学系研究科消化器器官制御内科学　助教授
日比　紀文　　慶應義塾大学医学部内科学教室　教授
高石　官均　　慶應義塾大学病院包括先進医療センター
岡崎　和一　　関西医科大学第3内科学教室　教授
阿南　智晴　　京都大学大学院医学研究科消化器内科・光学医療診療部
千葉　勉　　　京都大学大学院医学研究科臨床器官病態学　教授
蘆田　知史　　旭川医科大学第3内科学教室
高後　裕　　　旭川医科大学第3内科学教室　教授
戸塚　輝治　　東京医科歯科大学大学院医歯学総合研究科消化・代謝内科学
渡辺　守　　　東京医科歯科大学大学院医歯学総合研究科消化・代謝内科学　教授
北野　厚生　　東住吉森本病院消化器病センター　所長
中村　志郎　　大阪市立大学大学院医学系研究科消化器器官制御内科学
渡辺　芳久　　東住吉森本病院消化器病センター
押谷　伸英　　大阪市立大学大学院医学研究科消化器器官制御内科　講師
楠神　和男　　名古屋大学大学院医学系研究科病態修復内科学　講師
西尾　雄司　　名鉄病院消化器科　部長
後藤　秀実　　名古屋大学大学院医学系研究科病態修復内科学　教授
酒井　義浩　　東邦大学医学部第3内科学教室　教授
飯田　三雄　　九州大学大学院医学研究院病態機能内科学教室　教授
梅里　和哉　　昭和大学横浜市北部病院消化器センター
工藤　進英　　昭和大学横浜市北部病院消化器センター　教授
竹下　恵美子　東京医科歯科大学大学院医歯学総合研究科消化機能再建学講座
榎本　雅之　　東京医科歯科大学大学院医歯学総合研究科消化機能再建学講座　講師
杉原　健一　　東京医科歯科大学大学院医歯学総合研究科消化機能再建学講座　教授

姜 建宇	群馬県立がんセンター外科（現大森赤十字病院外科）
澤田 俊夫	群馬県立がんセンター外科（副院長）
橋口 一利	防衛医科大学校第2内科学教室
三浦 総一郎	防衛医科大学校第2内科学教室　教授
藤山 佳秀	滋賀医科大学消化器内科学教室　教授
辻川 知之	滋賀医科大学消化器内科学教室
鈴木 康夫	千葉大学医学部附属病院第2内科・光学医療診療部　副部長
松本 純夫	藤田保健衛生大学第2教育病院外科　教授
吉岡 政洋	東京都国民健康保険団体連合会南多摩病院　副院長
年名 謙	大阪医科大学第2内科学教室
平田 一郎	大阪医科大学第2内科学教室　助教授
遠藤 豊	昭和大学藤が丘病院消化器内科　助教授
五十嵐 正広	北里大学東病院消化器内科　講師
今枝 博之	慶應義塾大学医学部内視鏡センター
岩男 泰	慶應義塾大学医学部包括先進医療センター　講師
緒方 晴彦	慶應義塾大学医学部内視鏡センター
中田 博也	和歌山県立医科大学第2内科学教室　講師
中沢 和之	和歌山県立医科大学第2内科学教室
一瀬 雅夫	和歌山県立医科大学第2内科学教室　教授
根岸 道子	東京慈恵会医科大学内科学講座消化器・肝臓内科
鳥居 明	東京慈恵会医科大学内科学講座消化器・肝臓内科
佐々木 大輔	弘前大学保健管理センター　教授
寺本 龍生	東邦大学医学部外科学第1講座　教授
高橋 賢一	東北大学大学院医学系研究科生体調節外科学分野
舟山 裕士	東北大学大学院医学系研究科生体調節外科学分野　講師
佐々木 巖	東北大学大学院医学系研究科生体調節外科学分野　教授
林 篤	国立成育医療センター内視鏡科
北洞 哲治	国立成育医療センター成人期診療科
神 万里夫	秋田大学医学部第1内科学教室
渡辺 純夫	秋田大学医学部第1内科学教室　教授
須田 武保	日本歯科大学新潟歯学部外科　教授
飯合 恒夫	新潟大学大学院医歯学総合研究科消化器・一般外科学分野
神田 達夫	新潟大学大学院医歯学総合研究科消化器・一般外科学分野　講師
岡本 春彦	新潟大学大学院医歯学総合研究科腫瘍外科学分野　講師
畠山 勝義	新潟大学大学院医歯学総合研究科消化器・一般外科学分野　教授
大瀬 貴之	島根大学医学部消化器肝臓内科学教室
木下 芳一	島根大学医学部消化器肝臓内科学教室　教授
藤盛 健二	埼玉医科大学第3内科学教室
太田 慎一	埼玉医科大学第3内科学教室　教授
瀬藤 江里	八千代病院産婦人科
宇田川 康博	藤田保健衛生大学医学部産科婦人科学教室　教授
菊池 陽介	福岡大学医学部筑紫病院消化器科
松井 敏幸	福岡大学医学部筑紫病院消化器科　助教授

序　文

　　臨床医が日常の医療現場において，数多く遭遇するのが消化器疾患である．本書は消化器疾患のなかでも，小腸・大腸の下部消化管疾患にターゲットを絞って作製された．

　　わが国が世界をリードする内視鏡診断・治療，新しい抗癌剤の開発による標準的治療，炎症性腸疾患に対する先進医療の進歩など，消化管疾患の治療は根本的な変革を遂げつつある．このような状況で，第一線の臨床医はどういったストラテジーで患者を治療していくべきであろうか．

　　本書は，医学生・研修医や消化器専門医を目指す内科医を対象に，総論11章と疾患編32章で構成されている．日常臨床における判断力を養うためにシミュレイションという方法がとられているが，的確な診断をなすためには，臓器の解剖・機能を理解し，正しい問診・診察ができることが必要であり，そのためにまず，総論をしっかりと学んでもらいたい．

　　最近の臨床の場においては，病歴聴取や理学的所見をおろそかにし，血液検査などの臨床検査や画像検査に頼る傾向がある．しかし，患者の症状を聞き，腹部のみではなく全身を診察して，その所見を基に無駄なく効率的に種々の検査法を選択しながら，正しい診断を行うべきである．正しい診断をできる能力を身につけ，その上で，病態を把握し，治療方針を決定することを目的とした各論にとりかかってもらいたい．

　　疾患編の各章はそれぞれエキスパートの先生によって解説していただいた．実際の現場においては，消化器疾患以外の原因で腹部症状を来すこともあるために，その点にも考慮しながら編集した．ま

た漢方薬，モルヒネの使用法，最新の画像診断，臨床治験・インフォームドコンセントについても触れるという少し欲張った企画となった．

　本書が，下部消化管疾患の診断と病態把握，さらにそれに基づく適切な治療法についての最新の情報を提供し，多くの方々の日常の臨床の場に役立つことを期待したい．

　本書の執筆に参加していただいた先生方，本書編集の機会を与えていただいた永井書店編集部各位に感謝申し上げます．

平成16年1月

日比　紀文

目 次

総 論

1 腸管の解剖と機能　3
相磯貞和

小腸・結腸の構造と機能　3
  1. 小腸の肉眼的構造　3
  2. 大腸の肉眼的構造　3
  3. 小腸・大腸の脈管　4
  4. 小腸・大腸の神経　4
  5. 小腸・大腸の組織学的構造　4
  6. 腸の機能　4
直腸・肛門　6
  1. 直腸の構造　6
  2. 肛門管（直腸肛門部）の構造　6
  3. 脈管・神経　6
  4. 排　便　7

2 小腸・大腸疾患の問診と身体所見のとり方　8
上野文昭

「考える」診断学の重要性　8
小腸・大腸の問診：何を聞くか？　8
  1. 主訴（または受診の理由）は何か？　9
  2. 現 病 歴　9
  3. 既往歴・家族歴・生活歴　9
  4. システム・レビュー　9
小腸・大腸の身体所見：何を診るか？　9
  1. 全身の診察　9
  2. 腹部の診察　9
  3. 直 腸 診　9
症例シナリオ　9
  1. 腹痛で外来を受診したケース　9
  2. 健康診断で異常を指摘されたケース　10
問診のピットフォール　10
  1. 患者情と生活背景　10
  2. 診断仮説の設定　10
  3. Pertinent Negative　10
  4. システム・レビュー　11
  5. 2次・3次データへの依存　11
身体所見のピットフォール　11
  1. 全身の診察　11
  2. 直 腸 診　11

3 小腸・大腸の検査項目　12
黒田雅昭/吉川敏一

問診・診察　12
  1. 血液検査　12
  2. 糞便検査　12
腹部X線検査, 超音波検査, CT, MRI検査　13
小腸造影検査　13
注腸造影検査　13
大腸内視鏡検査　14
腹部血管造影検査　14
核医学検査　14
消化吸収検査　14
  脂肪吸収試験　14
その他　15
  1. 大腸消化管機能検査　15
  2. 経口カプセル内視鏡　15

4 下痢・便秘のメカニズム　16
金城福則

下　痢　16
  1. 概念と発症機序　16
  2. 分　類　17
  3. 治　療　18
便　秘　18
  1. 概念と発症機序　18
  2. 分　類　20
  3. 治　療　20

5 大腸内視鏡検査と注腸X線検査　21
牧山和也/小無田 興

大腸疾患の診断手順　21
  大腸内視鏡検査か, 注腸X線検査か　21
大腸内視鏡検査と注腸X線検査の長所と短所　21
  1. 大腸内視鏡検査　21
  2. 注腸X線検査　22
内視鏡検査のほうが診断に有利な疾患と病態　23
注腸X線検査のほうが診断に有利な疾患と病態　25
おわりに　25

6 大腸内視鏡診断　26
三上達也/福田眞作/棟方昭博

はじめに　26
大腸内視鏡を予定する時に　26
前 処 置　26
  1. 通常の前処置　26
  2. 下血例の前処置　26
  3. 前処置の禁忌　26
前投薬（鎮痙剤, 鎮静剤など）　27
挿入手技の概要とポイント　27
  1. S状結腸内視鏡　27
  2. 全大腸内視鏡　27
X線透視の利用　28
スライディングチューブの挿入　28
内視鏡観察上のポイント　29
検査中の全身状態の管理　29
おわりに　29

7 下部消化管の画像診断　30
杉野吉則/藤井博史

CT検査　30

MRI検査	31
PET検査	31

⑧ 大腸癌の疫学　33
樋渡信夫/島田剛延

大腸癌の罹患率／死亡率の推移と将来予測	33
1．世界の動向	33
2．日本の動向	33
大腸癌罹患の予防因子／危険因子	35
最近のトピックス	36
1．食物線維	36
2．NSAIDs，COX-2阻害剤	36
大腸癌罹患／死亡の予防	36
1．「健康日本21」	36
2．ハーバードがん予防センターの提言	37

⑨ 大腸癌の新しい治療　38
浜本康夫/今井浩三

化学療法は無治療と比べて延命効果がある	38
5-FUの投与法は維持静注に方が急速静注に比べて治療効果が高く毒性も軽微である	38
5-FUが抵抗性となった大腸癌に対して2次治療としてCPT-11は延命効果がある	39
CPT-11/5-FU/LVは5-FU/LVに比べて延命効果が高い	39
FOLFOXレジメンはSaltzレジメンより延命効果が高い（FOLFOXレジメンが大腸癌の標準的治療である）	39
経口抗癌剤は，5-FU/LV療法とほぼ同等の効果と考えられる	40
海外ではにDukes C対しては術後補助化学療法の有効性が証明されている	40
海外では直腸癌に対しては，術後放射線化学療法が標準的である	40
国際格差について	40
肝動注療法	42
最後に（治療のコツ）	42

⑩ 消化器疾患と漢方薬　44
早崎知幸

はじめに	44
症状別漢方処方	44
1．腹　痛	44
2．下　痢	44
3．便　秘	44
疾患別漢方処方	45
1．炎症性腸疾患	45
2．機能性腸疾患	45
3．その他	46

⑪ 臨床試験とインフォームドコンセント　47
松本誉之

はじめに	47
臨床試験	47
インフォームドコンセント	48
インフォームドコンセントの今後	48
臨床試験におけるGCPとインフォームドコンセント	48
実際のインフォームドコンセントの実例	48
実例の解説	50
まとめ	50

疾患編

① 若年者の粘血便　感染性腸炎でいいの？　53
日比紀文/高石官均

【問題編】	53
症例呈示	53
設　問	53
【解説編】	54
1．疾患概念・症状	54
2．診　断	54
3．分　類	54
4．治　療	55
問題の解説および解答	57
レベルアップをめざす方へ	59
疫　学	59
病　因	59
新しい治療法	59
1．白血球除去療法	59
2．シクロスポリンA	59

② ステロイドが効かない　61
岡崎和一/河南智晴/千葉 勉

【問題編】	61
症例呈示	61
設　問	62
【解説編】	62
ステロイド抵抗性の潰瘍性大腸炎について	62
白血球系細胞除去療法	62
レベルアップをめざす方へ	64
免疫抑制剤	64
1．アザチオプリン，6-メルカプトプリン	65
2．サイクロスポリンA	65
3．タクロリスム	66
4．マイコフェノレート・モフェチール	66
抗サイトカイン療法	66

③ 若いのに痔？　67
蘆田知史/高後 裕

【問題編】	67
症例呈示	67
設　問	67
【解説編】	68
クローン病について	68
1．疾患概念	68
2．診　断	69
3．診断基準	70

4. 治　療	70
問題の解説および解答	71
レベルアップをめざす方へ	72
クローン病の診断のコツ	72

④　サイトカイン療法って何？　　74
戸塚輝治／渡辺　守

【問題編】	74
症 例 呈 示	74
設　　　問	75
【解説編】	75
抗TNFα療法について	75
問題の解説および解答	77
レベルアップをめざす方へ	78
抗IL-6レセプター抗体	78

⑤　大腸の潰瘍だけど，ステロイド使用する？　79
北野厚生／中村志郎／渡辺芳久／
押谷伸英／松本誉之

【問題編】	79
症 例 呈 示	79
設　　　問	79
【解説編】	81
腸結核について	81
1. 概　　念	81
2. 臨床症状	81
3. 診　　断	81
4. 治　　療	83
レベルアップをめざす方へ	83
腸 結 核	83

⑥　小腸潰瘍　クローン病でいいの？　85
楠神和男／西尾雄司／後藤秀美

【問題編】	85
症 例 呈 示	85
設　　　問	85
【解説編】	86
腸管ベーチェット病について	86
1. 疾患概念・症候	86
2. 診　　断	86
3. 治　　療	88
4. 予　　後	88
5. 類縁疾患	88
6. 患者指導	89
問題の解説および解答	89
レベルアップをめざす方へ	90
疫　　学	90
病　　因	90
新しい治療法	90

⑦　大腸ポリープは全部取るの？　92
酒井義浩

【問題編】	92
症 例 呈 示	92
設　　　問	92
【解説編】	93
大腸ポリープの定義と分類	93

診　　　断	93
1. 腫瘍性ポリープ	93
2. 炎症性ポリープ	93
3. 若年性ポリープ	93
4. 過形成性ポリープ	94
治　　　療	94
問題の解説および解答	94
レベルアップをめざす方へ	95

⑧　大腸にポリープが沢山あると言われた…　96
飯田三雄

【問題編】	96
症 例 呈 示	96
設　　　問	97
【解説編】	97
大腸ポリポーシスの概念と分類	97
家族性大腸腺腫症について	98
1. 疾患概念・病因	98
2. 病　　態	98
3. 症候・診断・鑑別診断	99
4. 治　　療	99
問題の解説および解答	100
レベルアップをめざす方へ	100
臨床徴候とAPC遺伝子の関係	100
非ステロイド系抗炎症剤による予防的治療	101

⑨　内視鏡治療はどこまでできる？　102
梅里和哉／工藤進英

【問題編】	102
症 例 呈 示	102
設　　　問	102
【解説編】	103
早期大腸癌の内視鏡診断と治療	103
深達度診断からみた内視鏡治療の適応と限界	105
大きさからみた内視鏡治療の適応と限界	106
レベルアップをめざす方へ	106

⑩　腹満と下痢が続くけど…　108
竹下恵美子／榎本雅之／杉原健一

【問題編】	108
症 例 呈 示	108
設　　　問	108
【解説編】	109
進行大腸癌について	109
1. 疾患概念・症状	109
2. 診　　断	110
3. 治　　療	111
問題の解説および解答	111
レベルアップをめざす方へ	112
大腸癌の治療について	112

⑪　胃癌と大腸癌だけでいいの？　114
姜　建宇／澤田俊夫

【問題編】	114
症 例 呈 示	114
設　　　問	114
【解説編】	115

目次

小腸癌について　115
  1. 疾患概念　115
  2. 病因　116
  3. 症状　116
  4. 診断　116
  5. 治療・予後　116
問題の解説および解答　117
レベルアップをめざす方へ　117

12　排便するとトイレに脂が浮くんだけど…　119
橋口一利／三浦総一郎

【問題編】　119
症例呈示　119
設問　119
【解説編】　120
吸収不良症候群について　120
  1. 疾患概念・病因　120
  2. 症状　120
  3. 診断　120
  4. 治療・予後　121
  5. インフォームドコンセント　122
問題の解説および解答　122
レベルアップをめざす方へ　123

13　腹水と浮腫　肝臓が悪いの？　125
藤山佳秀／辻川知之

【問題編】　125
症例呈示　125
設問　125
【解説編】　126
蛋白漏出性胃腸症について　126
  1. 疾患概念・病因　126
  2. 症状　126
  3. 診断　127
  4. 治療　127
成分栄養療法　127
  1. 外科治療　128
  2. 予後　128
その他の疾患（類縁疾患）　128
問題の解説および解答　128
レベルアップをめざす方へ　129
  メネトリエ学とH.Pyloriの関連　129

14　高齢者の腹痛　何を考える？　130
鈴木康夫

【問題編】　130
症例呈示　130
設問　130
【解説編】　131
大腸憩室症　131
  1. 症状　132
  2. 診断　132
  3. 鑑別診断　133
  4. 治療　133
  5. 合併症　134
問題の解説および解答　134
レベルアップをめざす方へ　135

疫学　135
発生機序　135

15　胃が痛くて発熱があるんだけど…　137
松本純夫

【問題編】　137
症例呈示　137
設問　137
【解説編】　138
急性虫垂炎　138
  1. 疾患概念　138
  2. 診断　138
  3. 臨床検査所見　139
  4. 画像検査　139
  5. 治療　139
問題の解説および解答　139

16　抗菌薬を飲んだ後に下血？　141
吉岡政洋

【問題編】　141
症例呈示　141
設問　141
【解説編】　142
疾患概念と症状　142
原因薬剤　143
機序　143
診断　143
治療　144
問題の解説および解答　144
レベルアップをめざす方へ　145

17　入院中の高齢者が下血！抗生物質が効かない　146
年名　謙／平田一郎

【問題編】　146
症例呈示　146
設問　146
【解説編】　148
偽膜性腸炎　148
  1. 疾患概念　148
  2. 病因　148
  3. 症候　148
  4. 診断　148
  5. 治療　148
合併症の治療　149
問題の解説および解答　149
レベルアップをめざす方へ　150
  薬剤性腸炎　150
  抗菌薬による腸炎　151
  偽膜性腸炎　152
  出血性大腸炎　152
  MRSA腸炎　152
  アレルギー・炎症型腸障害　152

18　抗生物質は使うべきなのか？　154
遠藤　豊

【問題編】　154

症例呈示	154
設　問	155
【解説編】	155
腸管出血性大腸菌腸炎について	155
1. 疾患概念・症状	155
2. 診　断	156
問題の解説および解答	157
レベルアップをめざす方へ	157
HUSの病因	157
抗生物質使用の賛否について	158

19　海外渡航後の粘血便　159
五十嵐正広

【問題編】	159
症例呈示	159
設　問	160
【解説編】	160
アメーバ赤痢について	160
1. 原　因	160
2. 疫　学	160
3. 診　断	160
4. 治　療	161
5. 届け出について	161
6. 患者の生活指導	161
問題の解説および解答	161
レベルアップをめざす方へ	162
スコープ洗浄液の鏡検	162
血清学的診断法	162

20　子宮癌の治療中に下血　163
今枝博之/岩男　泰/緒方晴彦/日比紀文

【問題編】	163
症例呈示	163
設　問	163
【解説編】	164
放射線性腸炎について	164
1. 疾患概念	164
2. 病　因	164
3. 分　類	164
4. 臨床症状	165
5. 診　断	165
6. 治　療	165
7. 予　後	166
問題の解説および解答	166
レベルアップをめざす方へ	166
アルゴンプラズマ凝固法	166

21　糖尿病患者の突然の腹痛　168
中田博也/中沢和之/一瀬雅夫

【問題編】	168
症例呈示	168
設　問	168
【解説編】	169
虚血性大腸炎について	169
1. 疾患概念	169
2. 解剖学的背景・病態	169
3. 病型分類	169

4. 症　状	169
5. 検査所見	169
6. 診　断	170
7. 鑑別診断	171
8. 治療・予後	171
問題の解説および解答	171
レベルアップをめざす方へ	171
疫　学	171
新しい補助的検査	172
閉塞性腸炎	172

22　ブスコパンもソセゴンも効かない　173
根岸道子/鳥居　明

【問題編】	173
症例呈示	173
設　問	173
【解説編】	174
上腸間膜動脈血栓について	174
1. 疾患概念	174
2. 原因と病態	174
3. 頻度と疫学	174
4. 臨床的特徴	174
5. 検査所見	174
6. 治　療	175
7. 予　後	176
問題の解説および解答	176
レベルアップをめざす方へ	176
1. 腸間膜静脈閉塞症	176
2. 非閉塞性腸管間梗塞症	177

23　電車に乗るとトイレに行きたくなるんだけど…　178
佐々木大輔

【問題編】	178
症例呈示	178
設　問	178
【解説編】	179
過敏性腸症候群について	179
1. 診断基準	179
2. 生活指導	179
3. 薬物治療	180
問題の解説および解答	180
レベルアップをめざす方へ	180
疫　学	180
病因と病態生理	181
新しい治療法	181

24　どういう時に手術？　182
寺本龍生

【問題編】	182
症例呈示	182
設　問	182
【解説編】	182
痔　核	182
1. 疾患概念	182
2. 内痔核	183
3. 外痔核	184

4. 治　　療	161
痔　瘻	184
1. 疾患概念	184
2. 症　　状	184
3. 分　　類	184
4. 治療方針	184
5. 痔瘻で注意すべきこと	184
裂　肛	185
1. 疾患概念	185
2. 症　　状	185
3. 分　　類	185
4. 治療方針	185
問題の解説および解答	185

25　原因は何？　187
高橋賢一／舟山裕士／佐々木 巌

【問題編】	187
症例呈示	187
設　　問	187
【解説編】	188
イレウスについて	188
1. 疾患概念・病因	188
2. 症　　候	189
3. 診　　断	189
4. 治　　療	189
5. 予　　後	190
6. 患者の生活指導	190
問題の解説および解答	190
レベルアップをめざす方へ	191
他の保存的治療について	191

26　病気がないのに腸閉塞？　193
林　篤／北洞哲治

【問題編】	193
症例呈示	193
設　　問	193
【解説編】	195
偽性腸閉塞症	195
1. 疾患概念	195
2. 原　　因	195
3. 症　　候	195
4. 診　　断	195
5. 治　　療	195
問題の解説および解答	196
レベルアップをめざす方へ	196
慢性特発性偽性腸閉塞症	196

27　お腹が硬い　198
神　万里夫／渡辺純夫

【問題編】	198
症例呈示	198
設　　問	198
【解説編】	200
急性腹膜炎について	200
疾患概念	200
問題の解説および解答	201
レベルアップをめざす方へ	201

28　平滑筋腫と平滑筋肉腫　どうやって区別するの？　202
須田武保／飯合恒夫／神田達夫／岡本春彦／畠山勝義

【問題編】	202
症例呈示	202
設　　問	202
【解説編】	203
腸管の平滑筋腫瘍について	203
1. 概　　説	203
2. 疾患の解説	203
問題の解説および解答	204
レベルアップをめざす方へ	205
GISTの定義・発生	205
GISとメチル酸イマチニブ	205

29　モルヒネはいつ使うの？　207
大瀬貴之／木下芳一

【問題編】	207
症例呈示	207
設　　問	207
【解説編】	208
消化器癌による疼痛とそのコントロール	208
1. 薬物療法	208
2. 鎮痛薬の種類	208
3. モルヒネの投与法	208
4. モルヒネの副作用	210
5. モルヒネが効かないとき	210
消化器癌による腹水とそのコントロール	210
1. 概　　念	210
2. 診　　断	210
3. 症　　状	210
4. 治療法	210
問題の解説および解答	211
レベルアップをめざす方へ	211

30　腫瘍マーカーが高いって言われた…　213
藤盛健二／太田慎一／藤原研司

【問題編】	213
症例呈示	213
設　　問	214
【解説編】	214
消化器癌の腫瘍マーカー	214
1. 定義・概念	214
2. 診　　断	215
3. 病　　期	215
4. 治　　療	215
問題の解説および解答	215
レベルアップをめざす方へ	217
Ｃ Ｅ Ａ	217
糖鎖抗原	217

31　女性の腹痛　アッペでいいの？　218
瀬藤江里／宇田川康博

【問題編】	218
症例呈示と設問	218
【解説編】	221

婦人科疾患の概説（総論）：診断のポイント	221	症例呈示	228
主要疾患の解説	221	設問	228
1. 腸管内膜症	221	【解説編】	229
2. 子宮内膜症	221	大腸カルチノイドについて	229
3. クラミジア感染症	223	1. 疾患概念	229
4. 卵巣腫瘍	224	2. 疫学	230
問題の解説および解答	225	3. 症状・症候	230
レベルアップをめざす方へ	226	4. 診断，治療，予後	230
		問題の解説および解答	231

32　カルチノイドって経過観察でいいの？　228
菊池陽介/松井敏幸

【問題編】　228

索　引　233

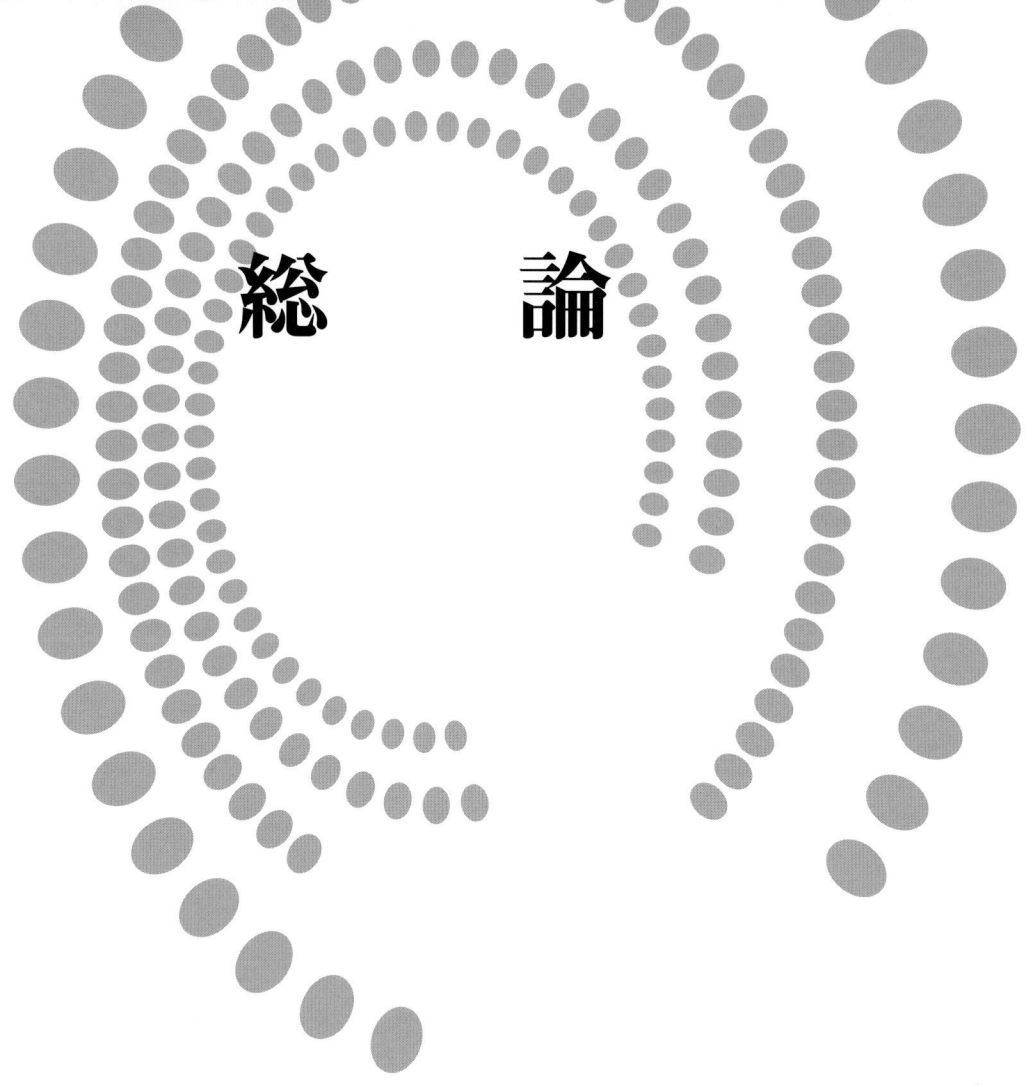

総論

1. 腸管の解剖と機能●3
2. 小腸・大腸疾患の問診と身体所見のとり方●8
3. 小腸・大腸の検査項目●12
4. 下痢・便秘のメカニズム●16
5. 大腸内視鏡検査と注腸X線検査●21
6. 大腸内視鏡診断●26
7. 下部消化管の画像診断●30
8. 大腸癌の疫学●33
9. 大腸癌の新しい治療●38
10. 消化器疾患と漢方薬●44
11. 臨床試験とインフォームドコンセント●47

総論

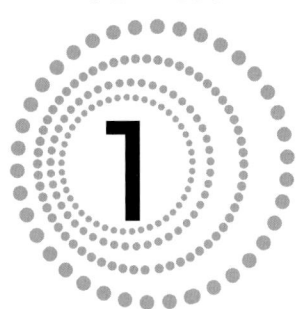

腸管の解剖と機能

　一般に腸管とは，消化管のなかで特に小腸より下部の肛門に至る部位を指す．本稿では，本書の趣旨を念頭において，小腸，大腸，肛門の各部位の臨床解剖と機能について概説する．

 小腸・結腸の構造と機能

1. 小腸の肉眼的構造

　小腸は幽門から盲腸の間に位置する全長6.5から7mの管で，十二指腸，空腸，回腸の3部分から構成されている．このうち，十二指腸は直接後腹壁に固定されているに対して（起始部2～3cmは全周を腹膜によって包まれている），空腸と回腸は腸間膜よって腹壁に固定されており，有腸間膜小腸とも呼ばれる．

　十二指腸は，幽門から十二指腸堤筋（Treitz靱帯）までの20～30cmの長さの部位を占め，上部，下行部，水平部，上行部に分けられる．幽門から右後上方に続く上行部（約5cm）は上十二指腸曲において屈曲して下行部に移り，第1腰椎から第3腰椎の高さまで下行する．下行部中央部後内側壁には十二指腸縦ヒダがあり，その中央の小隆起である大十二指腸乳頭に膵管と総胆管が別個に，あるいは合して開口する．しばしば大十二指腸乳頭の2から3cm口側に副膵管の開口部となる小十二指腸乳頭が存在する．下十二指腸曲において水平部となり，第3腰椎の高さで下大静脈と下行大動脈の前を左走した後，上行部となって上左方に第2腰椎の高さまで走り，前方に向いて十二指腸空腸曲において空腸へと連なる．十二指腸と空腸の境界部には腹腔動脈起始付近並びに横隔膜腰椎部から発した十二指腸堤筋と呼ばれる平滑筋の混じる線維性索によって後上方に固定されている．

　有腸管膜小腸の全長約6mのうち，空腸は2/5の約2.5mの長さを有し，回腸はその残りの3/5の3.5mを占めるが，空腸から回腸への移行は不明瞭である．空腸，回腸の全周を被う腹膜は空回腸の腸間膜付着部で合して血管，神経，リンパ管などを腹膜間に挟む二重層である小腸腸間膜となり，後腹壁に付着する．

　空腸と回腸との境界は不明瞭であるが，空腸と回腸の肉眼的な相違点は，空腸は直径がより大きく，壁が厚く，輪状の粘膜ヒダが多く，絨毛も密であり，またリンパ組織に関していえば，回腸では集合リンパ小節が認められる．さらに腸間膜に注目して見ると，空腸では脂肪が腸壁付近には見られず，動脈間の吻合が少なく吻合部位から長く直線上に腸管壁に達してしているのに対して，回腸では腸間膜脂肪が豊富で，動脈吻合が4～5段でかつ終枝が短い．

2. 大腸の肉眼的構造

　大腸は盲腸と結腸，直腸の3者の総称で，約170cmの長さである．肉眼的に大腸は小腸に比して太く，結腸膨起と呼ばれる多数の半球形の膨らみを持ち，その結腸膨起の端は切痕と呼ばれ，腸内腔へ半月ヒダとして突出する．表面には，外縦筋層が発達してできた帯状の結腸ヒモが腸管の走行する方向に沿って互いに等間隔に形成されている．この3条の結腸ヒモは，それぞれ，自由ヒモ，大網ヒモ，間膜ヒモと呼ばれ，ヒモの部位から脂肪の小塊が多数下がっておりこれを腹膜垂という．これらの特徴により，肉眼的に結腸は小腸と見分けることができる．

　盲腸は約5～6cmの長さを有し，盲腸間膜により右腸骨窩後腹膜に固定されており，わずかに移動可能である．盲腸の内側壁には，大腸と小腸との境界となる回盲弁が存在する．この弁は，2枚の半月形の筋を含む粘膜ヒダであり，大腸内容の小腸への逆流を防ぐ役割を持つ．虫垂は盲腸に連なる長径10～25cm横径0.5～1.0cmの盲管で，発達したリンパ装置が存在する．

　結腸は，上行結腸，横行結腸，下行結腸，S状結腸の4部からなるが，このうち，横行結腸とS状結腸は腸間膜により後腹壁に固定されており，可動性に富む．S状結腸は仙骨岬の下方にて直腸へと移行する．

直腸については，肛門とともに後述する．

3. 小腸・大腸の脈管

1) 動脈は，3本の動脈により血液を腸管に供給している．
   - 胃十二指腸動脈 → 上膵十二指腸動脈 → ［十二指腸上部］
   - 上腸間膜動脈 → 下膵十二指腸動脈，空腸動脈，回腸動脈，回結腸動脈，右結腸動脈，中結腸動脈 → ［十二指腸下部～横行結腸］
   - 下腸間膜動脈 → 左結腸動脈，S状結腸動脈，上直腸動脈 → ［下行結腸～直腸上部］

   なお，下腸間膜動脈は側副血行路としての辺縁動脈（動脈同士で吻合してループを形成し，結腸壁に沿って走る動脈）を介して，中結腸動脈（← 上腸間膜動脈）あるいは中直腸動脈（← 内腸骨動脈）とつながっている．

2) 静脈は，3本の静脈により静脈血を門脈へと灌流する．
   - ［十二指腸］→ 膵十二指腸静脈
   - ［空腸～横行結腸］→ 空回腸静脈，回結腸静脈，右結腸静脈，中結腸静脈 → 上腸間膜静脈
   - ［下行結腸～直腸上部］→ 左結腸静脈，S状結腸静脈，上直腸静脈 → 下腸間膜静脈

4. 小腸・大腸の神経

小腸から大腸まで，いくつかの神経叢から交感神経線維，迷走神経線維，求心性線維の混じた神経がそれぞれ同名の動脈に沿って走行分布する．

なお，交感神経としては，第5～9胸髄から出た節前線維が交感神経幹の胸神経節を経て大内臓神経を，第5～12胸髄から出た節前線維が胸神経節を経て小内臓神経を作り，腹腔神経節あるいは腹腔神経節から上腸間膜動脈神経節に至って節後線維をつくる．第1～2腰髄から出た節前線維は，腰神経節，腹大動脈神経節を経て下腸間膜動脈神経節で節後線維となり，横行結腸からS状結腸へと線維を送る．

副交感神経では，
- 後迷走神経幹 → 腹腔枝 → 腹腔神経叢 → 腸枝 → ［胃～左結腸曲］（腸管壁で節後線維となる）
- 第2～4仙髄 → 下下腹神経叢（ここで節後線維となる）→ ［下行結腸～肛門］

5. 小腸・大腸の組織学的構造

小腸，大腸ともに，粘膜（上皮，粘膜固有層，粘膜筋板，粘膜下層），筋層（内輪筋，外縦筋），漿膜からなる消化管の基本構造を有している．

小腸の上皮は約1mm長の絨毛が内腔に面して密に並び，絨毛間の陥凹は陰窩と呼ばれる．上皮は単層円柱上皮で，その大多数を占める吸収上皮細胞に少数の粘液細胞である杯細胞が介在している．また陰窩においては，杯細胞のほか，Paneth細胞（機能は不明），基底顆粒細胞（セロトニンを産生するEC細胞や消化管ホルモンを産生する内分泌細胞）などが存在する．特に，十二指腸の陰窩においては粘液を産生するエオジン好性のBrunner腺が特徴的である．

大腸の粘膜は絨毛を欠如し，かつ小腸より長い陰窩が粘膜固有層を貫いて陥入している．上皮は吸収上皮細胞の他，小腸に比して杯細胞の数は多く，陰窩においては多数を占める．基底顆粒細胞も散在している．

小腸と大腸の粘膜固有層にはリンパ球の集合する径2～3mmの孤立リンパ小節が点在しているが，回腸においては，腸間膜付着部位の反対側に多数のリンパ小節が集合し，径10×100mmの集合リンパ小節が存在している．

6. 腸の機能

1) 水・電解質の吸収

成人においては，1日約1.5リットルの水が経口摂取される他，消化液として7から8リットルが腸管内に分泌されるが，それらの総和の80から90％が小腸で，残りが大腸で吸収される．Na^+の吸収は電気的勾配，担体を用いるもの，濃度勾配による受動的な吸収などさまざまな機構により行われるが，小腸では大部分のNa^+が拡散により，また大腸ではNa^+は能動輸送により腸管腔内より上皮に吸収される．水はこのNa^+の移動に伴い受動的に吸収される．この他，K^+，Cl^-，I^-などの1価のイオンは受動的に吸収されやすいが，Fe^{3+}，Ca^{2+}などは能動輸送を受けて吸収されるが，Ca^{2+}は糖質コルチコイド，活性型ビタミンD，副甲状腺ホルモンにより吸収が調節されていることは臨床上重要である．

2) 栄養素の消化・吸収

栄養素の大部分は小腸，特に十二指腸から空腸にかけての部位において吸収される．

- 糖質については，唾液，膵液中のアミラーゼにより少糖類に分解され，さらに腸液，吸収細胞刷子縁の膜上にある分解酵素により単糖類に分解され，小腸の上皮はグルコースとガラクトースを能動輸送により吸収するが，他の単糖類の吸収は低い．

- 脂肪は，膵液，腸液中のリパーゼによりモノグリセリド，遊離脂肪酸，グリセロールに分解される．モノグリセリド，遊離脂肪酸は水溶性でないので胆汁中の胆汁酸との間でミセルを形成して，吸収上皮細胞膜

表1 代表的消化管ホルモンと分泌部位，分泌細胞およびおもな作用

	分泌部位	分泌細胞	おもな作用
血管作動性腸ポリペプチド（VIP）	全消化管アウエルバッハ神経叢	H細胞	胃酸・腸液の分泌亢進，腸管運動の亢進，血管の拡張
ソマトスタチン	胃体部～大腸	D細胞	胃酸・膵液の分泌抑制，腸管運動の亢進
ガストリン	胃幽門前底部	G細胞	下部食道括約筋の収縮，胃酸ペプシンの分泌亢進，胃・腸運動亢進
セクレチン	十二指腸～空腸上部	S細胞	胃酸の分泌亢進，膵液（水分，重炭酸塩）の分泌亢進
コレシストキニン（CCK）	十二指腸～空腸上部	I細胞	膵液（消化酵素）の分泌亢進，胆嚢の収縮，Oddi括約筋の弛緩
モチリン	十二指腸～空腸上部	M細胞	空腹時の消化管運動
胃酸分泌抑制ポリペプチド（GIP）	十二指腸～空腸上部	K細胞	胃酸の分泌抑制，胃の運動抑制，ブドウ糖依存性インスリン分泌刺激
エンテログルカゴン	回腸	L細胞	不明

表面に達して胆汁酸と離れ，それぞれ拡散により吸収される．吸収後，細胞内で脂肪酸とモノグリセリドはトリグリセリドに合成され，カイロミクロンとしてリンパ流により運搬されるが，脂肪酸の一部は遊離のまま門脈に運ばれる．

・タンパク質は，胃液中のペプシン，膵液中のトリプシン，キモトリプシン，腸液中のポリペプチダーゼなどにより，アミノ酸，ポリペプチドに分解された後に，ペプチドについてはH^+の細胞内への濃度勾配による共輸送として，アミノ酸は能動運動により吸収される．なお，免疫グロブリンやフェリチンなどの特殊なペプチドは貪食により取り込まれる．

・脂溶性ビタミンのA，D，E，Kはミセルとなり，小腸上皮細胞膜に到達すると拡散により吸収される．ビタミンB_{12}は動物性蛋白と結合して摂取され，胃液膵液で遊離型となった後，十二指腸内で胃壁細胞より分泌された内因子と結合し，回腸下部において上皮細胞膜の内因子受容体と結合して能動輸送により吸収される．その他の水溶性ビタミンのうちB_1，C，葉酸は空腸で能動輸送され，B_2，B_6は受動輸送で吸収される．

3）消化管運動

小腸・大腸ともに，移送運動（蠕動運動と逆蠕動運動）と混和運動（分節運動と振子運動）が行われる．交感神経は抑制的に，副交感神経は亢進的に，ともに筋層中にあるアウエルバッハ神経叢を介して働く．またこれらと別に，胃の充満に伴い回腸の蠕動運動が亢進して回盲弁が開く「胃回腸反射」と，大腸において横行結腸からS状結腸までが同時に収縮し，腸管内容物を直腸へ送る運動（大蠕動）を起こす「胃大腸反射」が存在する．

4）消化管ホルモン

消化管壁には，消化管の機能に関わるホルモン（すなわち消化管ホルモン）を生成し，分泌する特殊な細胞群が存在する．代表的な消化管ホルモンを表1に示す．

5）消化管免疫

消化管の管腔では，400m²とも言われる広大な粘膜表面積において，食物，微生物などに絶え間なく晒され，かつそれらの生体への侵入門戸となっている．このため，消化管には腸管関連リンパ組織（gut-associated lymphoid tissue；GALT）と呼ばれる特殊な免疫装置を備えている．

(1) 上皮細胞

従来M細胞と呼ばれる背の低い微絨毛を持ち，高分子に対する貪食能を有する上皮細胞が特に腸管壁のリンパ小節を被う部位に多く存在していることが知られていた．近年，腸管上皮細胞にはさまざまな主要組織適合性抗原や免疫関連分子が発現あるいは誘導されることが認められ，抗原提示能をはじめ種々の免疫反応への役割を果たしていると考えられている．

(2) 集合リンパ小節（Peyer板）

空腸，回腸の粘膜固有層から粘膜下層に30から200個のリンパ小節が集合した集合リンパ小節が腸間膜付着部の対側壁の粘膜に存在する．その基本構造は，中央の明調な芽中心（germinal center）とその周囲を囲む小リンパ球の集合である帽状域（cap）からなっている．芽中心の細胞はおもに$\mu\alpha$＋B細胞であり，T細胞の中ではヘルパーT細胞が多く存在している．リンパ小節を上皮下でおおう部位をドームと呼ぶが，ここにはおもにマクロファージが多く存在するほか，IgAを主とする形質細胞が分布している．ドームを被う上皮には上述のようにM細胞と呼ばれる特徴的な形態と，貪食機能を持つ特殊な上皮細胞が認められる．また，隣接するリンパ小節の間の部位を濾胞間領域と呼び，T細胞（CD4（+）T細胞＞CD8（+）T細胞）領域であり，また背の高い内皮細胞により構成される

高内皮性細静脈（high endothelial venule, HEV）が分布している．

　腸管腔よりM細胞によって効率よく取り込まれた異物が抗原としてマクロファージやリンパ球に渡され，これに特異性を持つB細胞の成熟が起こる．このB細胞は腸間膜リンパ節，胸管を経て血液循環に入った後，濾胞間領域のHEVを通じてホーミングし，粘膜固有層にIgAを産生する形質細胞に分化して，2量体IgAが産生され，腸管上皮細胞中のsecretory componentと結合して，管腔内に分泌される．

（3）上皮間リンパ球とB1細胞

　近年，小腸や結腸の上皮においてIEL（Intraepithelial lymphocyte）が存在していることが明らかにされ，さらに，そのIELのポピュレーションを検討すると，ほとんどがCD3（+）T細胞で，その約半数以上がγδ型のT細胞レセプターを有しており，LPL（lamina proprial lymphocyte；粘膜固有層リンパ球）のほとんどがαβ型のT細胞レセプターを有しているのと比して特徴的である．一方，B細胞については，マウスにおいて腹腔に多数存在しているB-1細胞と共通する特徴的な表面抗原を有するB細胞が粘膜固有層にも存在しIgA形質細胞への分化が証明されている．IELとB-1細胞ともに抗原特異性が低く，かつ親和性も低い免疫応答を発現するものであり，多様な抗原のレパートリーに対して迅速な対応が可能な免疫機構に関わっていると予想される．

 ## 直腸・肛門

1. 直腸の構造

　解剖学的に言えば，直腸は第2仙椎下縁より肛門までの約20cmの長さの部位を指す．直腸は仙骨と尾骨の前方にあり，その走行の際には上部においては仙骨の彎曲に沿って後方に突出し（仙骨曲），下部においては尾骨の先端を廻って前方に突出（会陰曲）する．前額面からみると，上部で右に凸の，下部で左に凸の彎曲を示す．内腔から見ると，直腸の上部には3本の横ヒダがあり，特に中央のものはKohlrauschヒダと呼ばれ，腹膜反転部の高さにほぼ一致している．また，その下方において内腔が拡張している部位を直腸膨大部，さらにその下部の長さ4cmの内腔が狭くなっている部位を直腸肛門部（肛門管）と言う．直腸は他の結腸と異なり，腸間膜，結腸ヒモ，半月ヒダを欠き，粘膜はより平滑である．

　臨床的には，仙骨岬角の高さから第2仙椎下縁までのS状結腸は外科的に重要な意味を持つ脈管系が腹膜反転部より口側の固有の上部直腸と同一であり，手術に際してもS状結腸よりもむしろ直腸と考えるほうが便宜的であるため，大腸癌取扱い規約においては，直腸S状部として取り扱われている．

2. 肛門管（直腸肛門部）の構造

　肛門管の上端から肛門方向に向かって6〜10条の縦ヒダ（肛門柱）があり，その粘膜下に内縦走筋と粘膜下組織の静脈叢を含んでいる．肛門柱の間は肛門洞と呼ばれ，下端の歯状線のところに肛門腺が開口しており，肛門周囲膿瘍や痔瘻の原因となる部位である．肛門柱下端に位置している歯状線は発生学的に内胚葉と外胚葉との境界にあたる．肛門管の下部は痔帯と呼ばれ，内肛門括約筋により輪状に絞約され，この痔帯の下端が肛門管の下端であり肛門にあたる．肛門柱の静脈叢の怒張が内痔核であり，痔帯の粘膜下の静脈叢の怒張が外痔核である．また，痔帯は腸管粘膜を被う単層円柱上皮と皮膚を被う重層扁平上皮との移行部位にあたる．なお，肛門管と肛門括約筋との位置的関係は図1のごとくである．

3. 脈管・神経

1）動脈：上，中，下の各部で支配動脈が異なる．

　［直腸上部］← 上直腸動脈 ← 下腸間膜動脈

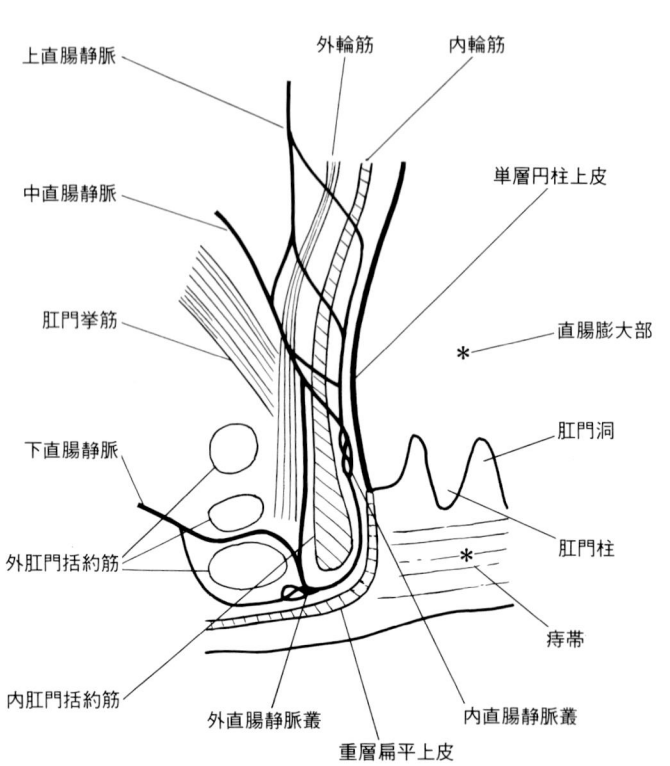

図1　肛門管の構造と静脈系

［直腸中部］←中直腸動脈←内腸骨動脈
　　［直腸下部］←下直腸動脈動脈←内陰部動脈←内腸骨動脈

　2）静脈：動脈と同名の静脈である．
　　［直腸上部］→上直腸静脈→下腸間膜静脈→門脈
　　［直腸中・下部］→中直腸静脈，下直腸静脈→内腸骨静脈→総腸骨静脈→下大静脈

　なお，肛門管の粘膜下では上述のごとく静脈叢が発達し，直腸静脈叢を作り，門脈系と下大静脈系との吻合部となる．

　3）神　　経

　直腸に分布する自律神経の神経叢は，上直腸動脈神経叢（←下腸間膜動脈神経叢），中直腸動脈神経叢と下直腸動脈神経叢（←下下腹神経叢）とが，おのおの同名の動脈とともに直腸に分布している．また，肛門周囲の皮膚と随意筋である外肛門括約筋には下直腸神経（←陰部神経←陰部神経叢）が分布する．

4．排　　便

　糞便は通常S状結腸内に貯留しており，内容物の増加あるいは強い蠕動により糞便が直腸に移動すると直腸壁が伸展され，その刺激が骨盤神経（副交感神経）を通じて脊髄のS2-4の排便中枢に伝えられ，排便反射を引き起こす．排便反射の遠心路は，骨盤神経を通じての直腸の収縮と内肛門括約筋の弛緩，陰部神経を通じての外肛門括約筋の弛緩である．また直腸壁の進展は脊髄を通じて大脳に便意として伝えられ，大脳は排便反射に上位中枢性の抑制を与えている．排便の際は大脳からの指示により随意的に横隔膜・腹壁筋が緊張することにより，腹圧を上げて排便を補助する．

　　　　　　　　　　　　　　　　　［相磯　貞和］

総論 2 小腸・大腸疾患の問診と身体所見のとり方

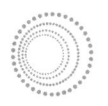

「考える」診断学の重要性

　近年の検査技術の進歩は目覚しい．臨床現場にいる内科医や研修医は新しい臨床検査法や画像診断法の習得に夢中であり，より多くのより新しい検査が正しい診断のために必須と考えている．しかし，ありとあらゆる検査をしておけば見逃しや誤診を防げるという考えは，実は幻想に過ぎない．最近のわが国の臨床や教育の現場では，問診と身体所見によるベッドサイドの診断学が軽視されてきたが，世界的な標準から見るとはなはだ異常な現象であることが指摘されている[1]．

　問診・身体所見・検査は診断における「三つの道具」であり，いずれも重要であるが，診断におけるパワーという点では問診が最も優れることを知っておきたい．臨床研究においても，問診だけで半数以上の患者で正しい診断が得られ，さらに身体所見を加えると約3/4で診断が可能であることが検証されている[2]．これは最新の検査法が登場する以前の少し古い報告ではあるが，その本質は現在の診療でも大差ないというのが筆者の実感である．これらの診断における「三つの道具」の特性を表1にまとめた．問診と身体所見をもっと重視すべきことがおわかり頂けると思う．

　しかし，これら「三つの道具」は互いの優劣を比較するものではない．すべてを効率よく使いながら正しい診断を得るためのものである．優れた臨床医は手順に沿って機械的に診察するだけではなく，常に考えながらダイナミックに診察を進めている．すなわち，実際の診療では，問診しながら診断仮説を立て，その仮説を身体所見に活かし，ベッドサイドで得た情報から仮説を絞って適切な検査計画を立てるわけである．検査前確率が高いほうが同じ検査法でも適中率が向上するので，検査の良さを活かすも殺すも医師の腕次第である．また，検査結果をフィードバックして問診や身体所見をとり直す作業も重要である．このように「三つの道具」を駆使してダイナミックに進む診断過程を福原は「考える」診断学と呼んでいるが[3]，まさに臨床診断の本質を突いているのではないだろうか．

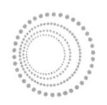

小腸・大腸疾患の問診：何を聞くか？

　患者が自分で，「小腸が悪い」，「大腸が悪い」と言って受診することは少ない．もしそのような場合でも，最初から患者の言うがままにすべきではない．普通は腹痛や便通異常などの訴えをもとに以下の手順で問診を行う．

表1 診断に用いる「三つの道具」とその特性

	問　診	身体所見	検　査
診　断　力	強 い	中等度	中等度
危　　　険	なし	なし	場合によりある
費　　　用	なし	なし	多少～きわめて高価
技術の習得	中等度	中等度	容易～困難
技術の維持	生　涯	生　涯	新技術の習得が必要
機器・設備	不　要	わずかに必要	必　要
可能な時間帯	いつでも	いつでも	制約あり
可能な場所	どこでも	どこでも	制約あり
対　象　患　者	ほとんど誰にでも	誰にでも	制約あり
協力者の必要性	いなくても可	いなくても可	一般に必要

1. 主訴（または受診の理由）は何か？

症状に関する患者の具体的な表現を尊重したい．「便秘」，「血便」などの医学用語は医師により解釈が異なるので誤解を生みやすい．また前医で「○×と言われた」という患者の訴えは誤診に繋がりやすい．あくまでも患者の症状に固執すべきである．

2. 現病歴

主症状に関して，その性状，部位，程度，誘因，経過，増悪・軽快因子，随伴症状を探る．腹痛（不快感，膨満感を含む），嘔気・嘔吐，便通異常（便線の狭小化，下血を含む），食欲不振，体重減少などはすべて腸疾患関連症状である．これらすべての有無を聞いておきたい．

わが国の診療では存在する症状を聞くことを重視する一方で，直接関連する症状で存在しないもの（Pertinent Negative）を探ることの有用性が理解されていないようである．例えば，腹痛を訴える患者で，下痢も便秘もない，血便もない，便線の変化もない，食欲不振も体重減少もない，痛みは排便により増悪または軽快することはないとすれば，病歴だけで腸疾患の存在は否定的である．問診により鑑別診断を進めるうえで，是非Pertinent Negativeを抑えておきたい．

3. 既往歴・家族歴・生活歴

既往歴では患者の言う病名を鵜呑みにせず，その時の症状や検査・治療内容からその妥当性を考えなければならない．必要なら前医から情報を収集する．また医原性の腸疾患は決して少なくなく，必ず服薬歴を把握するようにしたい．既往・併存疾患の有無や服薬内容は，侵襲的な検査・治療の多い腸疾患ではリスク・マネージメントのうえでも重要である．

4. システム・レビュー

システム・レビューの意味や有用性を知らない医師が多い．現病歴は患者の主訴を中心とした問診に終始することが多い．例えば，腹痛を訴える患者を診るとき腹部に関連した病歴で終わってしまう．一方，身体所見では腹部だけでなく全身を診察するはずである．問診の診断パワーは身体所見に優ることを考えると全身を問診しておきたい．

患者は最も気になる症状（主訴）に集中し，他の症状を自ら訴えないことが多い．血便を訴える患者で大腸癌があったとしよう．患者は以前から狭心症発作を覚えていたが，今回は血便のことで頭が一杯で胸痛のことは述べなかった．胸部の診察でも異常を認めず，心電図や心筋酵素の異常は認めなかった．このような患者を術中の危険に晒さないためには，循環器系の軽い問診で十分である．

全身の臓器系統をすべて問診するのは骨が折れるし時間がかかる．筆者は全身の身体所見をとるついでに，その臓器系統のシステム・レビューを行っている．こうすれば余分な労力とはならない．

小腸・大腸疾患の身体所見：何を診るか？

1. 全身の診察

腸疾患を疑う場合でも全身の診察は必要である．腸疾患に関連する所見，併存疾患，検査・治療のリスクとなる疾患などを発見できるからである．

特に腹痛を訴える患者では，まず重症か，緊急性がないかの判断が重要である．そのために最初には患者の顔貌やバイタル・サインを把握しなければならない．

2. 腹部の診察

腹部の診察では触診による情報量が最も多いかもしれない．しかし，他の診察法の持つ意味も大きい．すぐに触りたくなる気持ちをぐっと抑えて，視診 → 聴診 → 打診 → 触診の順で診察を進めるようにしたい．

3. 直腸診

直腸診は腹部診察の一部である．海外では，たとえ胸痛を訴える患者でも直腸診を欠かすことはない．腹部症状を訴え，特に腸疾患を考える際，直腸診を省略するのは論外である．

肛門部疼痛の有無，痔や腫瘤の有無，付着した便の色や性状，簡便な潜血反応などをチェックする．

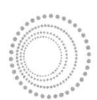
症例シナリオ

以下の2つの症例シナリオは，日常よく遭遇するようなケースである．まず，症例の要約に目を通して，問診と身体所見の具体的な問題点を考えたうえで，次項の解説をお読みいただきたい．

1. 腹痛で外来を受診したケース

48歳 女性，主婦．主訴は腹痛．

1年前からほとんど毎日のように腹痛を覚えていた．痛みの部位は一定せず，腹部のどの部位にも起こる．痛みは鋭いものではなく，鈍痛または圧迫感と表現できる．ときとして嘔気を伴い，食欲も低下気味である．また，全身倦怠感も伴うため，しばしば家事も

中断しがちである.

近医で胃透視にて胃炎と言われ投薬されたが改善せず，某病院消化器科へ紹介された．そこで上部消化管内視鏡検査を受けたところ慢性胃炎の診断を受けた．さらにAST 60，ALT 75 IU/Lと肝機能の異常も認められた．腹部エコーでは軽度の脂肪肝があると言われた．しばらく胃薬を続けたが症状改善せず，血清アミラーゼ値が上限をやや超えていたため膵炎かもしれないと言われ投薬を受けたが，段々心配になり本人の意思で当院受診となった．

既往歴・家族歴では特記すべきことなし．飲酒は付き合い程度で，喫煙なし．投薬は前医での胃炎用薬と膵疾患用薬のみで詳細は不明．

身体所見ではバイタルサイン正常，身長150cm，体重62kgとやや肥満気味．頭頸部，胸部に異常所見なし．腹部では右肋弓下に辺縁鈍な肝を2cm触知し，また左下腹部に索状の固い腫瘤を触知したが圧痛を認めなかった．

以上より胃，腸，膵，肝疾患などを考え，一般血液・尿検査，腫瘍マーカー，腹部エコー，CT，上部・下部内視鏡検査を予定した．

この症例における問診・身体所見・検査計画の問題点は何か？

2. 健康診断で異常を指摘されたケース

56歳 男性，会社員．

生来健康であったが，社内健診で便潜血陽性（2日法，1回陽性）のため精査目的で紹介受診となった．腹痛なく便通も正常．以前から排便時に血液の付着を認めていたが，若い頃からの痔疾が原因と思われる．

身体所見では，腹部は平坦で軟．腸管音正常．圧痛なし．腫瘤を触知せず．

便潜血陽性者のため精査として大腸内視鏡検査を奨めたが，受容性にやや問題があると判断した．そこで1回陽性1回陰性であった便潜血検査をもう一度行い，もし陽性であれば注腸X線造影を奨めることとした．

この症例における問診・身体所見・検査計画の問題点は何か？

問診のピットフォール

1. 患者情報と生活背景

年齢，性別，職業などに加え，患者を取り巻く生活環境について知っておくことは，診断仮説を立てるうえで有用である．症例1の患者は寡婦であり，1年前に一人息子が地方に就職して一人暮らしとなり，自身の健康につき不安を覚える日々を過ごしているという

心身医学的背景を最初に知っていれば診断仮説は大きく変化したものと思われる．

2. 診断仮説の設定

診断には大きく分けて4通りのストラテジーがある（表2）[4]．パターン認識とは，皮膚科領域の診断や画像診断など一目見て診断に到達するような方法で，可能であれば最も効率がよいが臨床の問題は目で見えるものだけではない．アルゴリズムとは，ある訴えに対し「Yes or No」の樹枝図による流れで鑑別診断を進めるものである．海外では診療助手に使われることがあるが，複雑な臨床的問題に対応しきれるものではない．

一般に完璧な問診と身体所見をとることがよい診断の第一歩と信じられているが，これは必ずしも正しくない．結果として得られるのは数多くの鑑別診断であり，効率のよい検査計画は立てられない．また多忙な日常診療には不向きである．

有能な臨床医は無意識のうちに仮説・演繹法により診断を進めている．当初は患者の訴えを自由に述べさせ，考えられる診断仮説を元に，途中から次第に会話をコントロールしつつさらに仮説を絞ったり新しい仮説を形成する方法である．例えば，左下腹部通を訴える女性では，代表的な大腸腫瘍・炎症，婦人科疾患などを思い浮かべ，関連する症状の有無を問いながらより適切な診断仮説を形成して行くプロセスが必要である．

症例1では患者の言うがままの病歴であり，診断仮説がまったく形成されなかったため，最終的に多くの検査が必要となった．症例2では何ら根拠なく排便時出血の原因を痔によるものと仮定しているようである．

表2 臨床診断のストラテジー

1. パターン認識
2. アルゴリズム
3. 完璧な問診と身体所見
4. 仮説・演繹

3. Pertinent Negative

Pertinent Negativeが診断仮説を形成するうえで有用であることは前に述べた．症例1の前半部分では症状をよく聞いているものの，すべてpositiveな所見ものばかりである．Pertinent Negativeがあればもっと診断が限定されてきたであろう．症例2で出血の原因を痔と仮定するのであれば，より重大な疾患に関するPertinent Negativeな所見が欲しい．

4. システム・レビュー

システム・レビューの持つ意味と有用性についてはすでに述べた通りである．もしも症例1でシステム・レビューをすれば，多くの臓器系統で多彩な症状が露呈し，むしろ器質的疾患の存在は否定的になるのではないだろうか．

5. 2次・3次データへの依存

診断のうえで，最も重視しなければならない1次データは患者の訴え，すなわち症状である．患者から見れば他人である医師が把握できる身体所見や検査データは2次データであり，患者が他院で「○×と言われた」という情報は3次データとみなされる．患者は自分の症状を訴えるよりも医学用語や検査データなどを述べるほうが診断の助けとなると誤解していることがある．2次・3次データは1次データに比べ信憑性に乏しいことが知られているため，問診医はできる限り1次データに固執すべきである[5]．

症例1では途中から完全に1次データが欠落し，まるで旅行記のような病歴となってしまっていることが診断仮説を絞れなかった原因である．

症例2は健診異常者という特殊な状況である．この場合には一定のルールがあり，便潜血陽性という2次データを元に大腸内視鏡を行うべきである．患者が納得していれば詳細な問診や身体所見は不要で，検査を行ううえでのリスクをチェックするぐらいでよい．しかし，この例のように内視鏡を行わないのであれば，逆に詳細な問診と身体所見により，その判断の妥当性を検討する必要がある．この程度の問診では責任を取ることはできない．

 身体所見のピットフォール

1. 全身の診察

消化器系の疾患を疑う場合でも全身の診察は必要である．もしも症例1で自殺念慮を思わせる手首の傷を認めたならば診断仮説は変化したであろうか．症例2で頸部のリンパ節を触知したならばこのような検査計画で良かっただろうか．

2. 直腸診

直腸診はもちろん必須であり，決して省略してはならない．両症例とも直腸診の記載がない．行ったうえで異常がなかったのならば，この場合はPertinent Negativeとして記載すべきである．

症例2では血便の原因が痔によると問診だけで判断し，直腸診を怠った．結果的に大腸癌を見逃すことになればまさに致命的なミスである．

● 文　献 ●

1) 黒川　清：身体診察法の感度と特異度．日本内科学会雑誌 89：2408-2409, 2000
2) Sandler G：The improtance of the history in the medical clinic and the cost of unnecessary tests. Am Heart J 100：928-931, 1980
3) 福原俊一：内科診断のダイナミズムと基本臨床技術．メディチーナ 37：1412-1413, 2000
4) Sackett DL, Haynes RB, et al：Clinical diagnostic strategies. In：Clinical epidemiology：A basic science for clinical medicine, 2nd ed. Little, Brown, Boston, 1991
5) Platt FW, McMath JC：Clinical hypocompetence：The interview. Ann Intern Med 91：898-902, 1979

［上野　文昭］

総論

3 小腸・大腸の検査項目

　近年，内視鏡検査などの画像診断の進歩に伴い，消化管疾患の診断能の向上はめざましいものがあり，腸病変の早期診断に大きく貢献している．また腸疾患に対する検査項目は多岐に渡り，それらの検査項目を適切に選択する必要がある．本稿では，それらの代表的な検査項目について以下に述べる．

1. 問診・診察
2. 血液検査
3. 糞便検査（潜血，培養）
4. 腹部X線検査，超音波検査，CT，MRI検査
5. 小腸造影検査
6. 注腸造影検査
7. 大腸内視鏡検査
8. 腹部血管造影検査
9. 核医学検査
10. 吸収機能検査
11. その他

 問診・診察

　問診・診察はあらゆる検査項目に優先する．腸疾患に代表される症状として，腹痛，便通異常，下血などが挙げられるが，これらの症状は多種・多彩であるため，慎重な問診および診察が必要となる．詳細は他項に譲る．

1．血液検査

　血液検査はX線検査，内視鏡検査，糞便検査などの補助的な役割を果たす．重要なものとしては，鉄欠乏性貧血所見，炎症所見，悪性腫瘍による腫瘍マーカー，感染症に対する抗原・抗体，培養法などが挙げられる．腸疾患で有用な血液検査を表に示す．
　赤血球数，ヘモグロビン濃度，ヘマトクリット，白血球数，赤沈，CRP，BUN，クレアチニン，総蛋白，アルブミン，LDH，CEA，CA19-9，アメーバ抗体，サイトメガロ抗原，遺伝子，血液培養など

2．糞便検査

　糞便検査は比較的簡便で，かつ有用な情報が得られる検査法である．潜血反応検査，感染症検査などが挙げられる．

1）潜血反応検査

　比較的早期の腸疾患では，ごく少量の血液が便に付着することが多く，鮮血反応検査はそのスクリーニング法として有用である．便潜血検査は化学法（オルトリジン法，グアヤック法など），および免疫法（ラテックス凝集法，RPHA法，免役発色法など）に大別される．化学法は，全消化管の出血を反映するとされる反面，ヒトヘモグロビンに特異的ではなく，動物のヘモグロビンやミオグロビン，ビタミン剤や鉄剤にも偽陽性を示すことがあり，検査施行時にはそれらの摂取を制限しておく必要がある．免疫法はヒトヘモグロビンに対する抗原抗体反応であり，上部消化管出血の場合ヘモグロビンは消化酵素のため変性し，反応されないため，下部消化管出血に特異的に反応するとされる．便鮮血検査は，2日法や3日法などの大腸癌スクリーニング検査として有用であるが，2日間の免疫法による潜血反応検査を用いても進行大腸癌の5〜10％，早期大腸癌の40〜60％は偽陰性になるとされ，潜血反応検査のみで腸疾患の否定は困難である．

2）感染症検査

　感染性腸炎の確定診断を得る検査として便培養検査が挙げられる．問診にて便の性状，色調，回数や発症日時，摂取食物内容，潜伏期，海外渡航歴，薬剤服用歴などの問診などにより感染性腸炎が疑われる場合積極的に行う．激しい下痢と血便を認める場合，腸管出血性大腸菌（O-157）による腸炎を疑い，O-157抗原の検出，もしくはベロ毒素の検出を行う．抗生剤が使用さ

れている患者に対しては，偽膜性腸炎（Clostridium difficile（C.difficile）），出血性腸炎（Klebsiella oxytoka），MRSA腸炎（MRSA）を念頭に置く．特に，偽膜性腸炎の診断については便培養検査，内視鏡検査と同時に，C.difficile toxinの検査を行う．アメーバ赤痢などの検査については，男性同性愛の有無の聴取を行い，新鮮便もしくは病変部生検組織からの証明，血清抗体価の上昇により診断する．

腹部X線検査，超音波検査，CT，MRI検査

これらの検査項目は，比較的簡便でかつ侵襲の少ない検査法であり，特に急性腹症の診断に威力を発揮する．腹部単純X線でのガスと液体の貯留，腸管の拡張はイレウスの所見であり，腹腔内にみられるfree airは消化管の穿孔と診断可能である．腹部超音波検査では，イレウスの所見としてkeyboard signが代表的であり，腫瘍性病変の局在診断も比較的容易とされる．腹部CT，MRIでは急性虫垂炎，炎症性腸疾患，消化管穿孔などから波及する腸管浮腫，腹腔内液体貯留の有無，膿瘍形成の有無，さらには造影剤を使用することにより血管閉塞の有無の判定も可能である．また，近年multi-slice CTの発達により，Virtual endoscopyによる大腸腫瘍診断に対する試みがなされている．

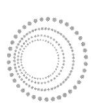
小腸造影検査

小腸は，内視鏡による検査が困難なため，X線検査法が不可欠である．小腸X線検査法は，表にあげた種々の方法がある．二重造影法は，病変の描出能が最も優れており，ここでは，本法について解説する．

[前処置]
当日の禁飲食に加え，前日就寝時に緩下剤の投与を行う．

[撮影の実際]
小腸造影用ゾンデは，挿入が容易で十分な長さをもつバルーン付きゾンデを用い，経口もしくは経鼻的に十二指腸空腸曲付近まで挿入する．バルーンをバリウムが逆流しない程度に拡張後，60〜70W/V%バリウムを200〜300cc緩徐に注入したのち，回腸末端部までバリウム先端部を追跡する．充盈像では，腸管の拡張，狭窄，変形，陰影欠損の有無を確認する．適宜体位変換や，圧迫筒などを用いて，小病変の発見に努める．回腸末端部までバリウムの先進を確認したら，十分な空気を注入し二重造影像の撮影を行う．詳細な観察が必要な場合，適宜鎮痙剤を使用する．

注腸造影検査

大腸のX線検査として，現在本法が一般的に行われている．自動注腸装置を用いることにより，検者が被爆することなく迅速に施行することが可能である．

[前処置]
良好な画像を撮影するためには，腸管内残渣が残らないようにしておかなければならない．このためBrown変法が主に用いられている．すなわち検査前日から，緩下剤の投与（塩類下剤，接触下剤），過剰水分摂取，低残渣・低脂肪食（注腸食）の摂取が一般的に行われている．

[撮影の実際]
検査直前に鎮痙剤（抗コリン剤）を筋注する．抗コリン剤禁忌例では，グルカゴンを使用する．
バリウムの濃度は60〜110W/V%と，注入量は300〜500ccと施設により様々である．造影剤の量が多くなると二重造影を行う粘膜面へのバリウムの付着が良くなり，描出能の向上につながるが，その分余分なバリウムの量も増え，撮影時バリウムを除去する必要性が増す．また，バリウムは腸管の付着むらを無くし，腸管の痙攣を押さえるため微温湯に温めて，少量の消泡剤を加えておく．
注腸用ゾンデを肛門から挿入後，バリウムを大腸粘膜全域にくまなく付着するように注入する．バリウムの先端が脾湾曲まで到達したら，空気を注入してバリウムを空気で深部に移動させ二重造影にする．過度の空気注入は腹痛の原因になり，バリウムの腸管付着むらを生じるため避けるべきである．撮影は出来るだけ速やかに，かつ良好な二重造影像が必要であり，病変の見落としの無いよう大腸の各部位に対し少なくとも2方向以上の良好な撮影が必要である．

大腸内視鏡検査

大腸内視鏡は腸疾患の検査法としては必要不可欠である．ルーチン検査として疾患の診断のみならず，直視下組織検査，ならびにその治療も可能なことが多く，近年その需要は増す一方である．

[前処置]
一般的に消泡剤を少量加えた等張性腸管洗浄液を用いた洗浄法を行うが，腸管狭窄を疑う症例などには従来のBrown変法にて行う．また，循環器系や呼吸器系に重篤な合併症を有する場合，中毒性巨大結腸症，高度の炎症所見の認められる急性腸疾患（虫垂炎など），穿孔の疑いのある場合などは，大腸内視鏡検査

の禁忌である．

[検査の実際]

前投薬として，腸管の蠕動を押さえ挿入観察が容易となるため，筆者らは鎮痙剤を使用している．臭化ブチルスコポラミン（ブスコパン®）1A（20mg）を使用するが，緑内障，心疾患，前立腺肥大などの使用禁忌例では，グルカゴンを使用している．鎮痛剤，鎮静剤については，検査時に患者の訴える情報を可能な限り知り得るために原則的に使用していない．患者の精神的な不安感，恐怖感が強い場合に限り，やむを得ず塩酸ペチジン，ジアゼパムなどを使用している．

手技的に最も困難とされる内視鏡の挿入に関しては，工藤らの"軸保持短縮法"にて施行している．すなわち送気を最小限にとどめ，腸管内の空気を出来るだけ吸引し，腸管を引き延ばすことなく，ひだを折り畳むように短縮をはかり，なるべく直線的に挿入していく．スコープに抵抗がある場合や，患者が痛みを訴えた場合，決してスコープを押すことはせずに，再度短縮化をはかる努力をするべきである．また，適宜適切な体位変換，および用手圧迫を行うことにより挿入がより容易になることが多い．この方法による挿入時間の短縮により，詳細な内視鏡観察が時間的，体力的にも可能となる．

一般的に観察は抜去時に行う．空気調節や，スコープ操作により，ひだの裏まで観察する努力を行い，可能な限り病変を見落とさないように観察する．筆者らは，上行結腸，ならびに直腸においてスコープを反転し観察している．また，病変が疑われた場合，インジゴカルミンなどによる色素観察を行い，評価に努める．大腸内視鏡検査において最も大事なことは，深部大腸へのスコープ挿入後からの詳細な観察であり，大腸粘膜をくまなく観察する努力と時間を惜しんではならない．

腹部血管造影検査

主に悪性腫瘍の存在部位，ならびに出血性病変の出血部位などの診断に補助的に用いられることが多い．特に出血量が毎分0.5ml以上の活動性出血であれば，腹部血管造影検査により造影剤の血管外流出が認められ，出血巣として診断可能であり，出血責任血管に選択的にカテーテルを挿入できれば，コイルなどの塞栓物質による止血を行うことも可能である．

核医学検査

消化管における核医学検査は，一般的に腹部血管造影検査と同様に，補助的な検査法に位置づけされる．腫瘍シンチグラフィー，消化管出血シンチグラフィー，Meckel憩室シンチグラフィーなどが代表的な検査項目である．

特に出血シンチグラフィーについては，標識した赤血球が消化管の中に漏出してくる状態をとらえる方法であり，毎分0.2ml以上の出血であれば検出可能である[1]．

消化吸収検査

消化吸収検査は吸収不良症候群，タンパク質漏出性胃腸症の診断に欠かせない検査である．現在一般的に行われている脂肪吸収試験，ならびに腸管タンパク質漏出性胃腸症を疑った場合に行う検査法について述べる．

脂肪吸収試験

消化吸収能のうちもっとも早期に障害を受けやすいのは脂肪吸収である．

1）スダンⅢ法

[方　　法]

常食摂取下に便を少量，スライドグラスに採取し水と撹拌する．

95％エタノール飽和スダンⅢ溶液と36％酢酸溶液を各々数滴滴下．

混和後加熱し，検鏡

[測　　定]

染色された脂肪滴を100倍率で検鏡し，1視野10個以内を正常とする．

数日繰り返し行い，10個以上あれば脂肪便の可能性ありと診断する．

2）脂肪balance study法

[方　　法]

一定量の脂肪（40〜60g/day）を含む食事を摂取し，3〜5日間の糞便を全て回収

糞便中の脂肪量を測定し，摂取量と排泄量から脂肪吸収率を算出する（下記）．

脂肪吸収率（％）
＝〔1－糞便中脂肪量（g/day）/摂取脂肪量
　（g/day）＋内因性脂肪量（g/day）〕×100
（内因性脂肪量：脱落した腸粘膜，腸内細菌など．
健常人において2g/day程度）

3) 腸管タンパク質漏出試験（α1-アンチトリプシンクリアランス法）

蛋白漏出性胃腸症の診断に有用であり，本疾患ではα1-アンチトリプシン（α1-AT）も消化管内腔に漏出される．α1-ATはほとんど消化吸収されず糞便中に排出されるため，糞便中α1-AT排出量および血清α1-AT濃度を測定することにより，α1-ATクリアランスが算出可能である．三浦ら[2]は，20ml/day以上を示す場合，タンパク質漏出症が存在すると報告している．

その他

1. 大腸消化管機能検査
器質的疾患が否定的な便秘の評価法であるマーカー法などが一般的である．

2. 経口カプセル内視鏡
近年欧米にて新しい消化管内視鏡検査法として確立されつつある[3]が，現状では狭窄のない小腸疾患のみに対象が限られ，また使い捨てのカプセルが非常に高価な点など，今後の改良が期待される．

●文　献●
1) 草野正一：消化管出血，平松京一，打田日出夫（編）：IVR-放射線診断技術の治療的応用，134-148, 金原出版, 1994
2) 三浦総一郎，他：消化器科5: 633-640, 1986.
3) Iddan G et al: Wireless capsule endoscopy. Nature 405: 417, 2000

［黒田　雅昭／吉川　敏一］

総論

4 下痢・便秘のメカニズム

 下　痢

1. 概念と発症機序

　臨床で遭遇する最も日常的な症状である下痢 diarrhea は便通異常の一つであり，定義は人によって多少異なっている．しかし，「水分含量の多い液状またはそれに近い状態の糞便を頻回に排出すること」を下痢と定義することが一般的である．健常者の便通は通常1日1行であり，その糞便重量は日本人で平均150g程度といわれている．糞便中の水分含有量はほぼ75％（100～120ml）であるが，これがなんらかの理由で増加し，排便回数が増すことによって下痢が起こるのである．水分含有量が80～90％とになると軟便から泥状便，90％以上では水様便となる．下痢の定義について排便回数は問わないとの意見もあるが，水分含有量の多い糞便の排出時は通常糞便量と回数の増加を伴う．したがって，下痢の場合は1日の糞便量は200g以上か，あるいは糞便の水分量が200ml以上となると排便回数も通常の1回では済まないことが多い．そこで，下痢を惹起する種々の病態を総称して下痢症という．

　糞便の組成は，摂取した食物の消化吸収後の線維成分を主とする残渣と水分以外にも細菌や無機成分，脂肪などである（表1）．小腸は摂取した食物の主たる消化吸収の場であり，そこに流入してくる1日の水分は，経口摂取の水分量2l，唾液分泌量1l，胃液分泌量2l，膵液分泌量2l，胆汁分泌量1l，および小腸液分泌量1lの計約9lといわれている．小腸で消化と吸収が行われ，回盲弁を通して大腸に流入してくる腸内容は約1～1.5lであり，ほとんどの水分は小腸で吸収される．したがって，小腸における水分の吸収障害は下痢の一因となる．水分は大腸でも吸収され，排出される糞便中の水分量は約100mlとなり，ここでの水分吸収障害も当然のことながら下痢の原因となる．

　腸における水の動きをみると，腸内容の水分は電解質とともに腸粘膜を通して吸収されるが，また逆に腸粘膜から腸管腔内へ分泌，浸出，濾出もある．したがって，これらの水・電解質の正常吸収機構の障害，この吸収機構に及ぼす腸管運動亢進，逆に粘膜透過性亢進，分泌，浸出の亢進は下痢を惹起することになる．

　腸からの水の吸収に関与する因子としては，腸管蠕動運動や腸内容流速，消化管ホルモン，腸粘膜傷害などがあげられるが，水そのものが能動的な機序で吸収されることはなく，水は能動的な電解質の吸収に伴い

表1　糞便の成分
（平均的な食事献立の場合の概略値）

組　成	％全重量
水　分	75
固形分	25
固形分の組成	％固形物重量
セルロースその他，類似の不消化成分	不定
細　菌	30
無機成分（おもにCa, P）	15
脂肪およびその誘導体	5
その他，剥離粘膜細胞，粘液，少量の消化酵素など	

（武藤泰敏，「新版　消化・吸収」より）

受動的に吸収される．したがって，腸管における水と電解質の分泌と吸収に関しては別々に扱うことはできない．Na$^+$やK$^+$の細胞内の出入には細胞の側底膜にあるNa-K ATPaseが関与しており，また細胞内からK$^+$が細胞外に出る時は膜電位差が生ずる．腸管へのNa$^+$とCl$^-$の吸収は細胞内のcyclic AMPの上昇で阻止される．

2. 分類

下痢症は臨床的に急性下痢症と慢性下痢症に分類される．急性下痢症は急激に発症し，しばしば腹痛を伴って1日4回以上の排便をみることの多い状態をいう．急性下痢症の原因としては，腸管内外の感染症，暴飲暴食，アレルギー性，毒物または薬剤性，物理的原因，神経性など多くのものがある（表2）．慢性下痢症は必ずしも回数には関係ないが，糞便中の水分が200ml以上の軟便を2週間以上にわたって排出している状態を指すことが多い．慢性下痢症の原因としては，胃や腸の機能的あるいは器質的疾患，ウィルスや細菌，原虫，真菌，寄生虫などの慢性感染症，薬剤性，放射線性，膵疾患，肝・胆道疾患，全身性疾患，代謝内分泌性疾患，脈管系疾患，神経系疾患など多岐にわたる（表3）．

また，下痢症はその発症機序や糞便の性状によっても分類される．すなわち，水様性下痢，脂肪性下痢，血（粘血）性下痢などにも分類される．さらに水様性下痢は分泌性下痢，浸透圧性下痢，粘膜透過性異常による下痢，イオン転送あるいは交換の特異的障害，腸管内通過異常などに分けられる．脂肪性下痢は膵外分泌機能不全と原発性腸性吸収不良に分けられる．

表2 急性下痢の分類

1. 感染性	2. 非感染性
1）腸管感染症 　（1）細菌 　　①組織侵襲型（感染型） 　　　細菌性赤痢 　　　病原性大腸菌 　　　腸チフス，パラチフス 　　　その他のサルモネラ 　　　カンピロバクター 　　②組織非侵襲型（毒素型） 　　　コレラ菌 　　　黄色ブドウ球菌 　　　セレウス菌 　　　ボツリヌス菌 　　　毒素原性大腸菌 　　　ウェルシュ菌 　　③混合型 　　　腸炎ビブリオ 　　　エルシニア 　（2）ウイルス 　　　Reovirus (rotavirus)（冬季乳児下痢症） 　　　Parvovirus（伝染性下痢症，茂原下痢症） 　　　Enterovirus (ECHO, Coxsakie, polio) 　　　Adenovirus 　（3）真菌 　　　Candida albicans 　（4）原虫 　　　ランブル鞭毛虫（Giardia） 　　　赤痢アメーバ 　（5）寄生虫 　　　回虫，十二指腸虫，糞線虫， 　　　日本住血吸虫（急性期） 　（6）抗生物質または菌交代現象 　　　MRSA 　　　Clostridium difficile（偽膜性大腸炎） 　　　抗生物質起因性出血性大腸炎 2）腸管外感染症 　　　急性全身感染症に随伴する下痢 　　　傍直腸膿瘍，腹膜炎	1）暴飲暴食 　　不消化物摂取，生もの，未熟果物 2）アレルギー性 　　好酸球性胃腸症，腸性紫斑病，食物（小麦，鶏卵，牛乳蛋白，チョコレート，ホウレンソウ，魚肉，エビ，カニ，ソバなど） 3）毒物 　（1）中毒：キノコ，ジャガイモの新芽など 　（2）薬剤：ジギタリス，キニジン，アルコール，サリチル酸，水銀，利尿剤，ヒマシ油（リシノール酸，10-水酸化ステアリン酸） 　（3）重金属：砒素，燐，有機水銀，金，カドミウム，亜鉛 4）腸上皮傷害性物質 　　コルヒチン，ネオマイシン，抗癌剤，レントゲン 5）物理的原因 　　寒冷，暑熱，X線，アイソトープ 6）神経性 7）その他 　　心不全，尿毒症，ショック，塞栓，ペラグラ，悪性貧血，迷走神経切除 8）慢性下痢をきたす疾患の急性期ないし急性増悪期

（朝倉均ら「臨床消化器内科 1(11)」より一部改変）

表3　慢性下痢の分類

1. 胃　性	**6. 腸管外疾患による反射**
1) 低酸症(悪性貧血,萎縮性胃炎,アルコール性胃炎,胃癌など)	骨盤内臓器の炎症,泌尿器系疾患,虫垂疾患など
2) 胃手術後(胃亜または全剔後,胃結腸瘻,迷走神経切断術など)	**7. 薬剤,放射線**
2. 腸　性	水銀,砒素,アルコール,カドミウム,ネオマイシン,キニジン,コルヒチン,6MPなど
1) 炎症性腸疾患(Crohn病,腸結核,Whipple病,非特異性慢性小腸潰瘍など)	**8. 膵　疾　患**
2) 腫瘍(上皮性,非上皮性)	慢性膵炎,囊胞性膵線維症,膵切除術後,膵腫瘍(癌,Zollinger-Ellison症候群,WDHA症候群など)など
3) 先天性疾患(先天性腸狭窄,多発性憩室など)	**9. 肝・胆道疾患**
4) 原発性吸収不良(セリアック病,熱帯性スプルー,非熱帯性スプルー,二糖類分解酵素欠乏症など)	肝炎,肝硬変,総胆管閉塞,胆囊炎,胆汁瘻など
5) 腸手術後(広範囲腸切除,瘻管形成,blind loop症候群など)	**10. 全身性疾患**
6) 腸不完全閉塞(術後,結核性腹膜炎,癌性腹膜炎など)	アレルギー性胃腸症,カルチノイド症候群,内分泌疾患(甲状腺機能亢進症,糖尿病,アジソン病,シモンズ病など),尿毒症,強皮症,サルコイドーシス,重症感染症,低γグロブリン血症,無IgA血症,無βリポ蛋白血症,アミロイドーシスなど
3. 慢性感染症	
1) 細菌性(サルモネラ,赤痢菌,病原性大腸菌など)	
2) ウイルス性	
3) 真菌性	**11. 脈管系疾患**
4) 原虫性(ランブル鞭毛虫,赤痢アメーバなど)	心不全,門脈圧亢進症,腸間膜動脈血栓症,腸管リンパ管拡張症など
5) 寄生虫性(回虫,十二指腸虫,糞線虫,日本住血吸虫など)	**12. 器質的中枢神経疾患**
4. 大腸器質的疾患	梅毒,神経芽細胞腫,脳疾患など
潰瘍性大腸炎,Crohn病,悪性腫瘍,Cronkhite-Canada症候群,不完全腸閉塞,子宮内膜症など	
5. 機能的疾患	
過敏性腸症候群など	

(朝倉均ら「臨床消化器内科 1(11)」より一部改変)

3. 治　療

前述のように下痢症には種々の病態があり,その病態に即した治療を行うことが原則である.

感染性腸炎の多くは急性下痢症を主症状とする疾患群であり,二次的な脱水症に対する対症的な輸液療法のみで十分なことが多く,抗菌剤などによる薬物療法を必要としないことも少なくない.しかし,いわゆる伝染病などの排菌期間を短縮することによる感染拡大防止や重症例の入院日数の短縮には薬物療法が有用である.また,小児や老人,胃切除者などでは重篤化することもあるので,症例や病態を十分に把握した上での適切な初期治療を行うことが肝心である.感染性腸炎の下痢は生体の防御反応であり,生菌性整腸剤を投与したり,強い腹痛に対しては抗コリン剤を投与することもあるが,強力な止瀉剤は投与すべきでない.

最近,感染症の経口治療薬として使用されることの多いニューキノロン系抗菌剤は腸管感染症の治療においても重要な役割を果している.

便　秘

1. 概念と発症機序

便秘constipationとは,糞便が大腸内に長い時間停滞しているために水分が減少して硬くなり,排便困難を伴う状態である.すなわち,前述の下痢とはまったく逆の便通異常の病態である.便秘の場合,一般的には通常の排便習慣より排便回数が著しく減少しているが,排便が毎日あっても,排便量が著しく減少し,硬い糞便を排出している場合もある.

排便が正常に行われるためには,摂取された食物が小腸で適正な消化と吸収を受け,大腸に排出された半液状の内容物が適切な蠕動運動により移動しながら,水分と電解質の吸収が行われ,適度の固形便となり直腸に到達し,便意を催す必要がある.すなわち,正常な排便の機序は,腸管の運動を支配している神経系で調節されており,胃結腸反射や十二指腸結腸反射,結腸の過伸展による適切な結腸蠕動運動による内容物の肛門則への移動と,糞便による直腸の伸展により生じる適切な排便反射があって行われる.

表4 便秘の分類

機能性便秘

1) 特発性
   一過性単純性便秘, 痙攣性便秘, 弛緩性便秘, 直腸性便秘
2) 内分泌・代謝性
   甲状腺機能低下症, 副甲状腺機能亢進症, 糖尿病, アミロイドーシス, 低カリウム血症, 尿毒症など
3) 神経・筋異常性
   Hirschsprung病, パーキンソン病, 脊髄損傷, 皮膚筋炎, 全身性強皮症, 多発性硬化症など
4) 薬剤性
   抗コリン薬, 抗精神薬, 筋弛緩薬, 抗痙攣薬, 麻薬, 利尿薬など

器質性便秘

1) 結腸・直腸・肛門の障害
   腫瘍, 癒着, ヘルニア, 炎症性または術後狭窄, 直腸脱, 肛門脱, 肛門狭窄など
2) 腸管以外の臓器障害
   腹部骨盤内腫瘍などによる腸管の圧迫

表5 痙攣性便秘と弛緩性便秘の鑑別ポイント

	痙攣性便秘	弛緩性便秘
糞便の性状	兎糞状	硬く太い
粘液	多い	少ない
便秘の状態	間欠的	持続性
便意	多い	少ない
腹痛	多い	少ない
胃結腸反射	強い	弱い
心理的関与	多い	少ない

表6 便秘治療薬の種類

種類	一般名	商品名
機械的下剤		
糞便の水分量または容量の増大		
塩類下剤	硫酸マグネシウム	
	酸化マグネシウム	
	クエン酸マグネシウム	マグコロール
糖類下剤	ラクツロース	ラクツロース, モニラック
膨張性下剤	カルボキシメチルセルロース	バルコーゼ
浸潤性下剤	ジオクチルスルホサクチネート・カサントラノール配合剤	強力バルコゾル
刺激性下剤		
腸蠕動の誘発		
小腸刺激性	ヒマシ油, オリーブ油	
大腸刺激性		
アントラキノン系誘導体	センノシド	プルゼニド
	センナ	アローゼン
フェノールフタレイン系誘導体	フェノバリン	ラキサトール コーラック
ジフェノール系誘導体	ピコスルファートナトリウム・	ラキソベロン シンラック
直腸刺激性（坐剤）	炭酸水素ナトリウム・無水リン酸水素二水素ナトリウム	新レシカルボン
	ビサコジル	テレミンソフト
消化管運動調整薬		
消化管運動を促進	シサプリド	アセナリン
	塩酸イトプリド	ガナトン
	マレイン酸トリメブチン	セレキノン
	クエン酸モサプリド	ガスモチン
	塩酸メトクラプラミド	プリンペラン
	ドンペリドン	ナウゼリン
自律神経作用薬		
消化管運動を促進または抑制		
迷走神経刺激性	メチル硫酸ネオスチグミン	ワゴスチグミン
抗コリン薬	臭化メペンゾラート	トランコロン
抗ムスカリン薬	臭化チキジウム	チアトン
浣腸剤		
直腸, 結腸の粘膜の直接刺激および糞便の軟化, 膨潤化	グリセリン	
	薬用石鹸	
その他	ポリカルボフィルカルシウム	ポリフル, コロネル

2. 分類

便秘は，病脳期間により急性あるいは一過性と慢性に分類することができ，原因が特定できるか否かにより特発性と二次性に分類することができる．また，腸管の緊張や運動の異常による機能性便秘と腸管の狭窄・閉塞，あるいは外部よりの圧迫による糞便の通過障害によって生じる器質性便秘に大別することができる（表4）．

特発性便秘は，機能性便秘に含めることができ，環境の変化やストレスなどで起きる臨床的に問題となることが少ない一過性単純性便秘と，腸管の過緊張に伴う運動異常が原因で生じる過敏性腸症侯群の便秘型に代表的される痙攣性便秘，腹圧の低下した高齢者や妊婦などにみられる弛緩性便秘，便意があっても排便を我慢してしまう習慣により直腸の排便反射が減弱することにより起こる直腸性便秘が含まれる．

便秘で訴える症状は，排便回数が少ない，糞便の量が少ない，糞便が硬い，排便しにくい，残便感があるなどである．一方，腹痛や食欲不振，胸やけ，吐き気，げっぷ，腹部膨満感，肩凝り，腰痛，精神集中の困難，頭重感，眩暈，不安，易疲労感などの不定愁訴を伴うこともある．

3. 治療

便秘を訴えている場合でも，単に排便回数や糞便の量が少ないというだけで，思い込みの場合もある．排便習慣は個人によって多少は異なるものであり，苦痛を伴うことのない単なる排便回数の減少は便秘として取り扱う必要はない．排便習慣についての正しい知識を患者に与えるだけでよい．器質性疾患に伴う便秘や原因の明らかな機能性便秘は，原疾患の治療が優先されるべきである．機能性便秘と診断された場合には，その病態により薬剤を使い分ける必要がある．

機能性便秘に対しては薬物療法を行うが，まず，痙攣性便秘と弛緩性便秘を鑑別することが大切である（表5）．便秘の治療薬は，一般に下剤とも称されるが，下剤は作用機序から機械的下剤と刺激性下剤に分類される（表6）．機械的下剤は，副作用が少なく，習慣性もないなどの利点があり，長期投与に適している．しかし，作用は比較的弱く，マグネシウム剤は腎機能障害のある患者では中毒症状を起こすことがあり不向きである．刺激性下剤は，作用が強力な反面，習慣性があり，粘膜の炎症を起こすなどの欠点がみられ，長期投与には不向きである．下剤の投与は，一般に急性腹症や癌などの器質性狭窄による便秘には禁忌である．

最近，過敏性腸症候群の便秘型のみならず下痢型にも効果を示し，保険適用も取れているユニークな薬剤であるポリカルボフィルムカルシウムの出現は，便秘と下痢の病態を考える上でも非常に興味深いことである．

［金城　福則］

総論 5 大腸内視鏡検査と注腸X線検査

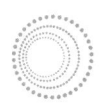

大腸疾患の診断手順

大腸内視鏡検査か，注腸X線検査か

　大腸内視鏡検査と注腸X線検査は大腸疾患の診断に必須の検査である．両者による疾患の診断能と病変の拾い上げ率は，検査に対する患者側の困難因子（年齢，前処置への適応性，検査法への順応性など）と術者の技術的因子を除けば，両者にほとんど差はないと考えて良い[1]．しかし，実際の診療においては，予測される疾患によって，また急性か慢性疾患かなどによって，どちらを優先させるかを判断しなければならないが，機器の改良と技術の進歩によって，一般的に大腸内視鏡検査を優先させることが多い．したがって，注腸X線検査は内視鏡検査では捉え得ない病変と病態の把握のために，内視鏡検査に追従して実施する場合が多い．

1）とくに，大腸内視鏡検査を優先させる場合

　急性下痢・下血，粘液・血便，発熱，腹痛の症状からまず大腸炎症性疾患を強く疑う場合は，内視鏡検査を優先させる（図1）[2]．それは早期治療あるいは初期治療が予後に影響を及ぼす疾患が多く，一般に最初に腹部単純X線撮影を行い，次に大腸前処置なしで直腸からS状結腸（挿入可能な限り口側まで）を観察する．とくに，先ず潰瘍性大腸炎でないかどうかを診断することに重点をおかなければならない．それは早く診断し，すぐに十分な初期治療を開始することがその後の炎症のコントロールのしやすさにつながるからである[2,3]．潰瘍性大腸炎が否定されても，直腸からS状結腸を観察するだけで感染性腸炎，直腸粘膜脱症候群，放射線照射性直腸・S状結腸炎，クローン病，虚血性大腸炎，内外痔核，痔瘻などの診断に有用な多くの情報を得ることができる．病変によっては色素内視鏡検査を併用し，さらに拡大内視鏡検査を行うが，鉗子生検は必ず行う．もし，止血可能な出血病巣が見付かれば直ちに各種止血法を駆使して止血処置を行う．

　潰瘍性大腸炎を否定でき，さらに診断と治療のために全大腸の精密検査が必要な場合は，注腸X線検査か，十分な大腸前処置を施した全大腸内視鏡検査あるいは両者による精密検査に進む（図1）．

　腹部超音波検査を内視鏡検査の前に行う場面がある．疾患特異性の高い所見は得にくいが，腸管壁の浮腫性あるいは線維性肥厚の部位と範囲，腹水の有無，腹腔内腫瘤などを外来初診時に非侵襲的に即座に捉え得ることからきわめて有用な検査である．

2）とくに，注腸X線検査を優先させる場合

　便通異常（便秘，慢性下痢，便秘下痢の交替，排便困難など），腹部不定愁訴（慢性腹痛，違和感など），また通常外来，検診による便潜血反応陽性者に対しては注腸X線検査を優先させる場合がある．予測される適応疾患は大腸隆起性病変（腺腫，癌，粘膜下腫瘍など），過敏性腸症候群，巨大結腸症，大腸憩室症などである．

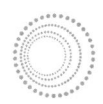

大腸内視鏡検査と注腸X線検査の長所と短所

　内視鏡検査の長所はX線検査の短所であり，逆も存立する．したがって，それぞれの長所について論述するが，疾患の診断に加えて病態（範囲，分布，病勢と進展・進行の程度など）の診断あるいは評価に有用な所見を捉えるための手段として，それぞれの利点を概説する．

1. 大腸内視鏡検査

　1）絶対的利点

　(1) 色調の異常（発赤・褪色，出血，粘液分泌亢進，血管異常）を捉えることができる．

　(2) 鉗子生検，ポリペクトミー，内視鏡的粘膜切除術（EMR）によって組織を採取し，病理組織学的所見

24　I.　総　論

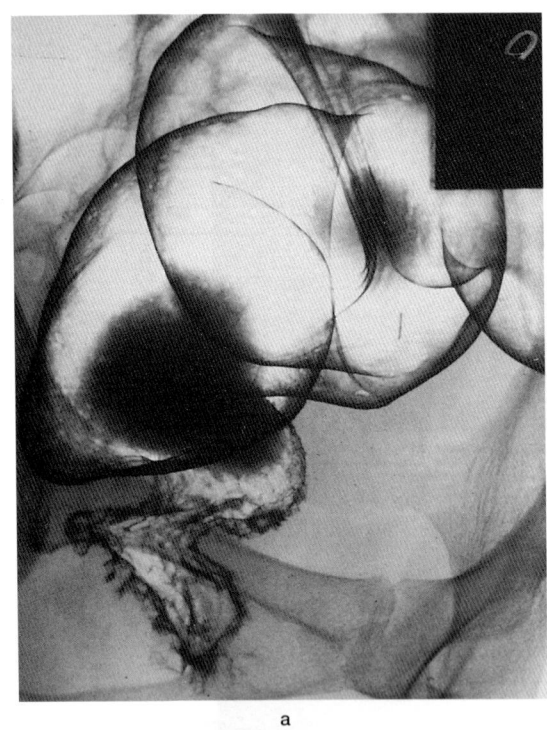

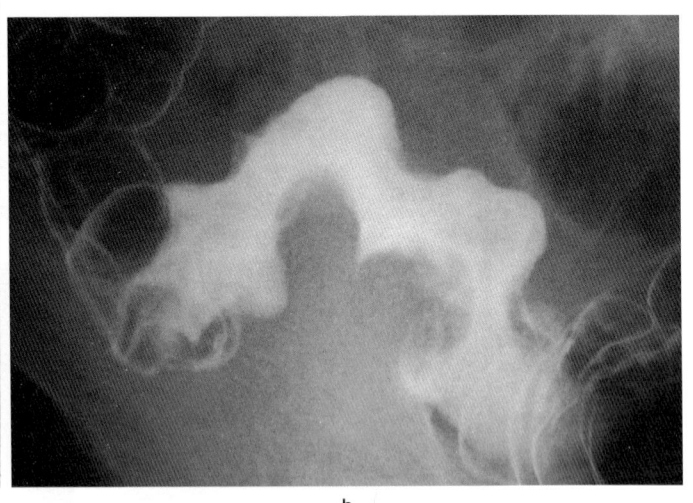

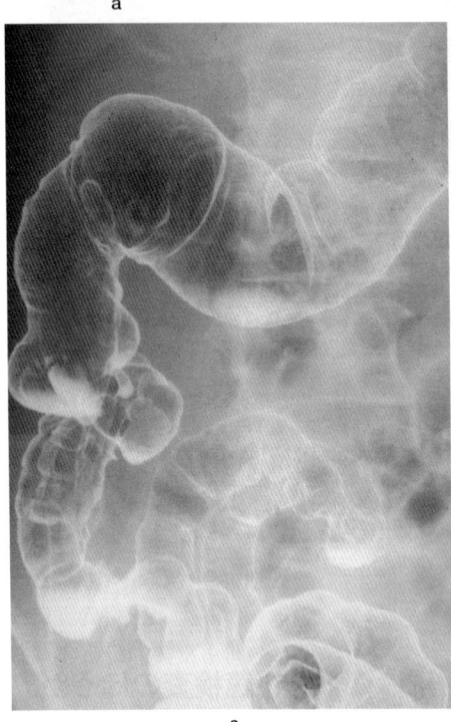

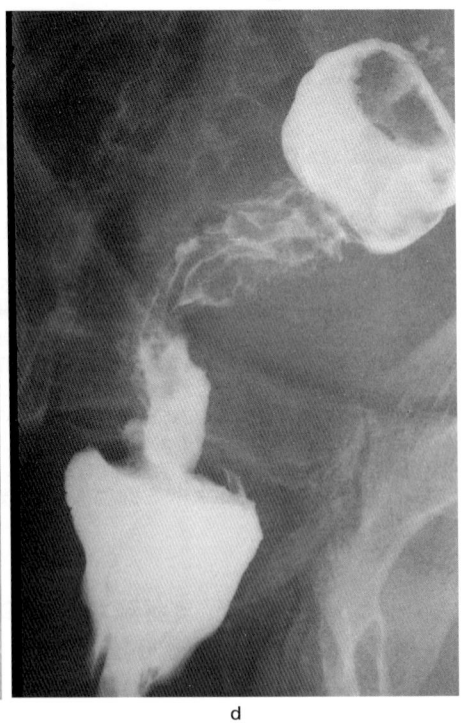

図3　注腸X線検査が有利な所見と疾患

a：瘻孔，裂孔像．腸管腔外への造影剤の流入によって描出される異常所見である．図は肛門から直腸壁に多数認められ，クローン病の肛門部病変として診断的価値がきわめて高い．

b：拇指圧痕像．粘膜の浮腫と充血を反映した像である．虚血性大腸炎に特異性が高いが，感染性腸炎，悪性リンパ腫，潰瘍性大腸炎でも同様の所見を呈することがある．

c：大腸結核の萎縮瘢痕帯．上行結腸の長軸方向の短縮が著明で，ハウストラが消失し粘膜面が粗造で多中心性の引きつれと偽憩室形成が認められる．この像が萎縮瘢痕帯像で結核の治癒期の典型的X線像である．バウヒン弁の閉鎖不全も読影可能である．

d：びまん浸潤型大腸癌．Scirrhous carcinima, linitis plastica carcinomaといわれる全周性の，ある程度以上の長さをもった浸潤性発育形態を示す大腸癌である．Umbrella signを口側と肛門側に認め，辺縁の側面像と狭窄部の表面不整像を全体的に捉えることができるX線像からでなくては診断困難である．

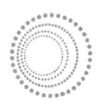

注腸X線検査のほうが診断に有利な疾患と病態

疾患:過敏性腸症候群,巨大結腸症,結腸過長症,びまん浸潤型大腸癌(図3d),大腸憩室症,腸間膜脂肪織炎,腸管子宮内膜症,腸管嚢胞様気腫,脾・肝彎曲症候群,移動盲腸,虫垂結石など.

病態:癌深達度(側面像から),クローン病の瘻孔,裂孔(図3a),敷石像,感染性腸炎の浮腫,虚血性大腸炎の拇指圧痕像(thum-printing sign)(図3b),大腸結核の萎縮瘢痕帯(図3c),腸重積症の"蟹のはさみ様"所見など.

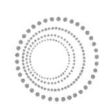

おわりに

大腸疾患の診断には,内視鏡検査を優先させる場面が数多いことを概説した.内視鏡検査の臨床的利点が多いこともあるが,注腸X線検査の長所を熟知したうえで,内視鏡診断にあたっては,先ず挿入技術を修練することは当然のことながら,疾患とその臨床病態を十分認知し,さらに内視鏡所見を反映している局所の背景病態を踏まえながら診断していく思考過程が強く求められなければならない.

● 文 献 ●

1) 大腸疾患の診断に注腸X線検査は必要か.胃と腸 33:693-789,1998
2) 牧山和也:潰瘍性大腸炎.大腸内視鏡検査ハンドブック(丹羽寛文編),pp201-215,日本メディカルセンター,東京,1999
3) 牧山和也:若年者の粘血便.この症例の診断手順と治療方針—内科の立場から.外科 54:2-6,1992
4) 牧山和也:拡大内視鏡と大腸の炎症.消化器内視鏡 3:451-460,1991
5) 牧山和也,竹島史直:アフタ様病変.炎症性腸疾患の臨床—診断から治療まで(朝倉 均,多田正大編),pp95-98,日本メディカルセンター,東京,1998
6) Makiyama K, Iwanaga S, Katsumata T, et al : A case of Cronkhite-Canada syndrome with special reference to magnifying endoscopic observation of polyps and coeliac angiographic findings. Dig Endosc 4 : 433-439, 1992
7) 牧山和也,福田博英,伊津野 稔:偽膜性大腸炎.カレント内科12 大腸疾患(吉田 豊,棟方昭博編),pp17-25,金原出版,東京,1997

[牧山 和也/小無田 興]

6 大腸内視鏡診断

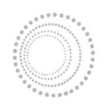

はじめに

　大腸内視鏡には肛門鏡，直腸鏡などの硬性鏡もあるが，一般的には深部大腸まで挿入可能な軟性鏡が用いられ，現在では電子内視鏡が主流となっている．高画質な内視鏡画像が得られる電子内視鏡の登場によって，これまで発見が困難であった微小病変でさえも診断が可能となるなど，内視鏡診断学は飛躍的に向上した．さらに電子内視鏡の最大の利点は，モニターに映し出された内視鏡像を多人数で同時に観察できることである．これによって術者と介助者の円滑な共同作業が可能となり，さまざまな内視鏡的治療手技の開発に貢献している．また，指導医はモニターを見ながらの研修医の指導が可能であり，内視鏡研修・教育にも適している．

　日本人の大腸癌の増加，大腸がん検診の普及を背景に大腸内視鏡に対するニーズは年々増してきている．しかし，内視鏡検査のなかでも大腸内視鏡検査はその挿入自体がいまだ難易度が高い検査法であり，無謀な挿入によっては穿孔などの重篤な偶発症を生じうる．ここでは，大腸内視鏡検査（前処置を含む）の基礎知識とより苦痛の少ない挿入のコツと注意点について述べる．

大腸内視鏡を予定する時に

　大腸内視鏡検査の概要（偶発症を含む）を被検者に説明し同意を得る．経内視鏡感染を防ぐため，HBs抗原，HCV抗体などを含めた感染症の検査を事前に行う．また，診断のために生検を行う可能性を考慮し，抗血小板剤，抗凝固剤などを内服していないかどうか確認する．

前処置

　内視鏡の挿入および十分な観察を行うためには前処置が不可欠である．

1. 通常の前処置

　S状結腸内視鏡検査の場合は，同日に注腸造影を行う施設も多く，検査前日にBrown変法などで食事制限を行い，就寝前に緩下剤を投与する．下部大腸の内視鏡観察のみを目的とする場合には，検査前日の就寝前に緩下剤を投与するか検査の直前に浣腸を施行のうえ，排便があれば検査は可能である．

　全大腸内視鏡検査の場合は腸管洗浄液であるニフレック®，あるいはクエン酸マグネシウム（マグコロールP®）希釈液が用いられる．前日の食事制限は不要であり，洗浄効果が不十分な場合は追加投与するか適宜浣腸を追加する．便秘の被検者には前日の就寝前にピコスルファートナトリウム（ラキソベロン®）を投与する．

2. 下血例の前処置

　通常，原因不明の下血例では，前処置なしで適宜洗浄しながら挿入する．内視鏡的治療後の出血で全身状態が落ち着いている場合には，腸管洗浄液，あるいは浣腸で便を排泄させたほうが挿入も止血処置も行いやすい．

3. 前処置の禁忌

　前処置で病態が悪化する場合がある（潰瘍性大腸炎など）．また，問診，腹部単純写真などで腸閉塞が疑われる際には，経口の下剤を投与してはならない．

前投薬（鎮痙剤，鎮静剤など）

大腸の蠕動運動を抑制するために鎮痙剤を使用する場合，通常は臭化ブチルスコポラミン（ブスコパン®）を投与する．重篤な心疾患，緑内障，前立腺肥大などの禁忌となる疾患を有する被検者にはグルカゴンが用いられる．

通常は鎮静剤，鎮痛剤ともに必要としないが，手術後の高度癒着例，炎症性腸疾患など痛みの強い被検者に用いることがある．ただし，過度の鎮静は偶発症の早期発見の妨げとなるので控えるべきである．

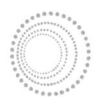

挿入手技の概要とポイント

挿入法にはアングル操作とスコープの回転・出し入れを術者が行う一人法と，術者がアングル操作を行いスコープの出し入れを介助者に指示する二人法がある．被検者に苦痛を与えず，病変の見落としがなければいずれの方法でも構わない．スコープは長さ，および硬さの異なるものがあるので挿入法に合ったものを選択する．大腸腫瘍の微細な観察が可能な拡大内視鏡も市販されている．概して初心者は軟らかいスコープを用いたほうが被検者の苦痛は少ない．

大腸のどの部位までの挿入を目的とするかによって，S状結腸内視鏡と全大腸内視鏡に分類される．しかし，容易に盲腸までの挿入が可能な術者にとっては，両者を区別することの意味が薄れてきている．

1. S状結腸内視鏡

スコープを挿入する前に送気，送水，吸引などが正常に作動することを確認し，キシロカインで肛門周囲を麻酔する．

下部大腸の目的の部位あるいは被検者が痛みを訴えた部位で挿入を中止する．特別な挿入技術は必要とせず，適度に送気して管腔を観察しながら挿入，抜去すれば良い．

2. 全大腸内視鏡

盲腸あるいは回腸末端部まで観察する全大腸内視鏡では，挿入に際していくつかのポイント，コツがあるので以下に概説する．

1）直　腸

スコープにグリセリンなどの潤滑剤を塗布し肛門から挿入すると直腸の管腔が見える．直腸には3つのHouston弁があり，管腔を確認しながら挿入していく．ここでの過度の送気は，その後の挿入に支障をきたし被検者の苦痛も大きくなるので控える．

2）S状結腸から下行結腸

S状結腸でループを形成せずに，直腸から下行結腸，最終的には盲腸まで直線的に挿入できれば被検者の苦痛も少ない．そのために，Shinyaによりhooking the fold法，right turn shortening法，工藤により軸保持短縮法などの挿入法が考案された[1)2)]．hooking the fold法というのは，スコープを挿入しては腸管のヒダにひっかけてスコープを引き戻し，常に腸管をたたみ込むテクニックである．right turn shortening法とは，S状結腸を越える際にスコープ軸を右側に回転しながら引き戻すことによって腸管を短縮，直線化するテクニックである．軸保持短縮法とは，これらのテクニックを駆使し，スコープの軸を保ちながら腸管を短縮，直線化し，最短距離で盲腸まで挿入するという方法である．

しかし，実際には図1のようにαループ，Nループ，γループなどのループが形成される例が少なからず経験される．挿入してもスコープの先端が進まず被検者の苦痛が強い場合には，無理にスコープを進めようとせずにその時点でループを解除し直線化を図るか，あるいは少し引き抜いてから再挿入しないと偶発症を引き起こす危険がある．典型的な場合のループの解除法を図1に示した．

解除しがたい複雑なループが形成され，被検者の疼痛が強く，挿入が困難な場合は，故意にαループを形成することによって挿入が可能となることもある．この方法は大腸内視鏡の開発当初，田島らにより逆「の」字法として考案されたもので[3)]，S状結腸から下行結腸への角度を鈍角にして，脾彎曲部までの挿入を可能としたものである．

3）脾彎曲部から肝彎曲部まで

S状結腸を直線化された状態に維持できれば，脾彎曲部から横行結腸までは比較的スムーズに挿入できることが多い．しかし，直線化したS状結腸がふたたびループを形成あるいは撓むことがある．その際は後述するスライディングチューブ（ST）を使うか，用手圧迫でループの再形成を防止する．また，肛門からネラトンチューブなどを挿入して脱気すると，S状結腸が撓みにくくなり深部への挿入が可能となる．最近の硬度可変式スコープでは，脾彎曲部まで挿入後スコープの硬度を増すことによってS状結腸を直線化したまま深部へ挿入できる．

肝彎曲部に向かって挿入を進める際にスコープに余計な捻れが加わると横行結腸がγループを形成することがある．また，横行結腸に多量の空気が入ると，スコープが撓みやすく上行結腸への挿入が困難となる．

αループ　　　　Nループ　　　　γループ

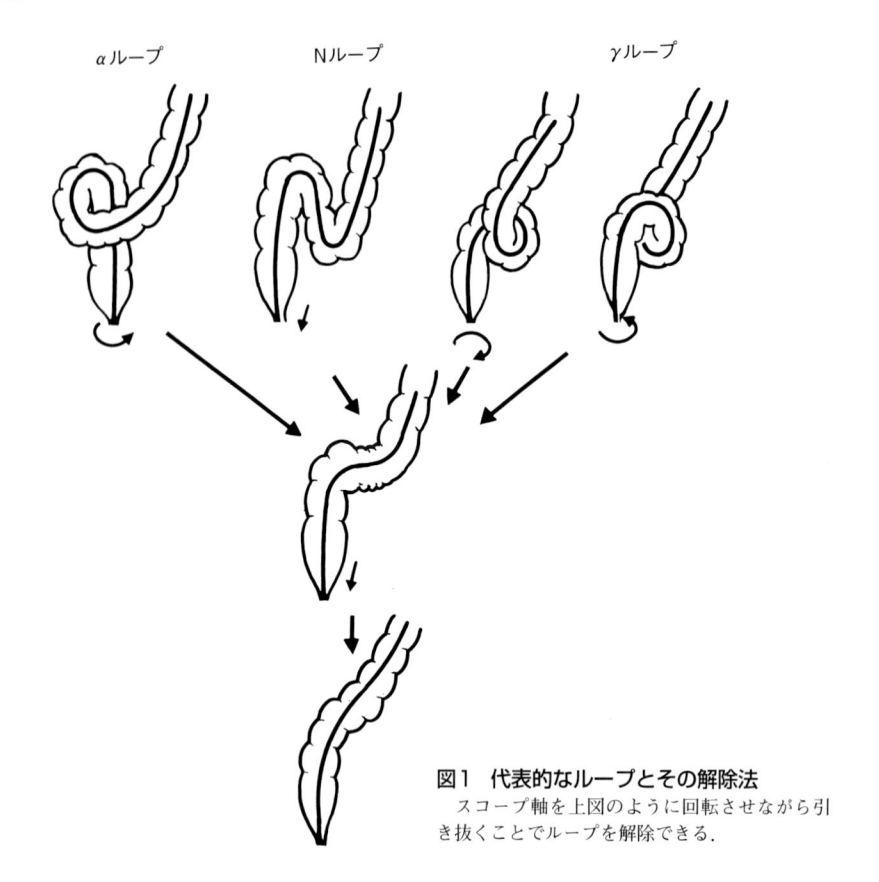

図1　代表的なループとその解除法
スコープ軸を上図のように回転させながら引き抜くことでループを解除できる．

腸管内の空気を抜きながら，S状結腸と同様に横行結腸を直線化しながら挿入するのがコツである．

4）肝彎曲部から上行結腸へ

肝彎曲部に到達したら，空気を少量ずつ吸引しスコープを右側に捻りながら進めると上行結腸に挿入できる．上行結腸上部で押しても先端が進まない場合には，上行結腸内の空気を吸引しながら軽く引き抜くと挿入されることが多い．

5）回腸末端への挿入

回盲弁に発赤など何らかの所見があった場合，あるいは炎症性腸疾患や原因不明の下痢などの症例では，引き続き回腸末端の観察を要する．回盲弁下唇にスコープの先端が接するように適宜アングルを調節し，送気を加えながら下唇から開口部へスコープを滑らせるようにすると回腸末端に挿入できることが多い．

目的の部位までの挿入が終了したら，観察しながらスコープを抜去してくる．この際，空気を吸引しながら抜去すると検査終了後の腹部膨満感が軽減される．直腸肛門部では反転でしか観察できない部位があるのでスコープを抜去する前に反転での観察を加える．

X線透視の利用

慣れていない術者はX線透視の併用により，より安全，簡便にループの解除が可能であり，盲腸までのスコープの挿入が確実になる．また，病変があった場合，その客観的な存在部位が把握できる．ただし，術者も被検者も被爆を伴うため可能な限り照射時間を短くするように心がける．熟練してくるとスコープ先端の位置，あるいはループの状態を予測できるので必ずしもX線透視は必要としない．近年，磁気を利用した大腸内視鏡挿入形状観測装置（通称：コロナビ）が開発され，被曝することなくスコープの形状と位置がリアルタイムで把握できるので，これから内視鏡を始める研修医の研修・教育に適している．

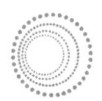

スライディングチューブ（ST）の挿入

硬度可変式スコープの普及に伴い使用する施設が少なくなってきているが，S状結腸から下行結腸までを一直線に保つための補助用具がSTである[4]．脾彎曲部まで挿入後，透視下でスコープが直線化されていることを確認し，グリセリンなどの潤滑剤を塗布し，時計方向，反時計方向に回転させながらゆっくり挿入する．被検者が痛みを訴えた場合，あるいは挿入に抵抗を感じた場合は粘膜を挟み込んでいる可能性があるため，無理に挿入せずに少し抜去してから再挿入を試み

る．粗暴なSTの挿入は，腸管損傷（出血，穿孔）をきたすことがあるので注意する．狭窄を有する被検者や明らかな炎症性腸疾患症例には使用を控えたほうが良い．

以上，大腸内視鏡の挿入手技に関するポイントを述べた．right turn shorteningを意識するあまり気が付くとスコープが手元でぐるぐる二重巻きになっている場面を見かけることがあるが，要所要所でスコープの捻れを解除することで防げる．ある程度習熟したと思っても腸管癒着例，大腸が極端に長い例，脾彎曲部の固定が弱い例など，現実には挿入困難例もある．こういった被検者に遭遇し挿入に苦慮する場合には，早めに熟練した術者に替わってもらい，その挿入法を見学して上達のステップとするとよい．自分自身の現時点での力量を把握し，挿入困難と思われる場合には潔く諦めることが，偶発症予防の観点からも大切なことである．

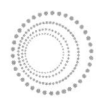

内視鏡観察上のポイント

短時間で挿入することも大切であるが，検査の目的は観察にあることは言うまでもない．空気量が少ない状態で腸管を短縮しながら挿入していくので，挿入時には十分な観察が行われていない．したがって，抜去時の注意深い観察がきわめて重要である．

観察上注意すべき点として，ヒダの陰や腸管の屈曲部位は盲点となりやすいので，送気や吸引，体位変換をしながら見逃しがないように心掛ける．また，抜去時には腸管を短縮した部位でスコープが一気に抜けてしまうことがあるが，再挿入をためらって病変を見落とすようなことがあってはならない．

所見が認められたら，通常観察，色素撒布および必要に応じて拡大観察などで病変の質的診断を行う．しかし，研修段階では自分で診断しきれない症例のほうが多いと考えるべきであり，判断に迷う場合には積極的に指導医に助言を求める．また，病変の適切な内視鏡画像をフィルム，プリンター，ファイリングなどに記録することは，その後の客観的判断に不可欠である．また，個々の症例の経過観察時にはきわめて有用な情報源となるので，批判に耐えうる内視鏡画像を記録するよう心掛ける．

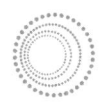

検査中の全身状態の管理

検査中に生じうる不測の事態を早期に発見するために，パルスオキシメーターを用い，血圧，血中酸素飽和度をモニタリングすると良い．初心者では挿入に夢中になり，被検者の状態の変化に気づくのが遅れる可能性が高いので特に注意が必要である．鎮静剤を使用する際には，被検者が高齢者でなくても呼吸抑制，血圧低下などが起こる可能性が高いため，血管確保のうえ，バイタルサインをモニタリングし，意識レベルを観察しながら少量ずつ投与する．意識レベルは苦痛を表現できる程度のconscious sedationとし，過度の鎮静は好ましくない．検査終了後は，回復室などで確実に覚醒したことを確認してから帰宅させるが，可能な限り家族に付き添いをお願いする．また，被検者が自分で車の運転をすることは控えてもらったほうが安全である．

検査中の不測の事態に備えて，救急薬品や挿管セットなどは検査室に常置し，点検しておく．

おわりに

以上，大腸内視鏡の概要，前処置，大腸内視鏡の挿入法および観察のポイントと注意点について述べた．いまや大腸内視鏡は大腸疾患の診療には不可欠な検査法となっている．これから大腸疾患を診療しようとする内科医や研修医にとって，大腸内視鏡についての導入書となれば幸いである．

●文　献●
1）岡本平次：プラクティカルコロノスコピー第2版，医学書院，東京，2001
2）工藤進英：大腸内視鏡挿入法，医学書院，東京，1997
3）田島　強：スコープの挿入法（二人法）．胃と腸ハンドブック（多田正大他編），pp224-230，医学書院，東京，1992
4）多田正大，草場元樹，井形栄司：スライディングチューブを使用した大腸鏡挿入手技．臨牀消化器内科 14：46-59，1999

[三上　達也／福田　眞作／棟方　昭博]

総論 7　下部消化管の画像診断

　下部消化管の画像診断は，従来は注腸X線検査および大腸内視鏡検査による腸管内腔からの観察が中心であった．CTやMRI検査も用いられていたが，腸管外の変化を知ることが主な目的であり，腫瘍性疾患では他臓器浸潤の有無，炎症性疾患では腹腔内への炎症の波及や膿瘍の形成などを判定するため使われた．しかし，近年のCTやMRI装置の進歩によって，前述したような位置付けが変わりつつあり，CTやMRIでも腸管の内腔や壁の所見がかなり詳細に得られるようになってきた．また，腸管壁外の所見についてもより詳細な情報が得られるようになってきた．

　さらに，新しい大腸癌の検査法としてはPET (positron emission tomography) が開発された．これは陽電子放出核種を用いた核医学検査で，消化管ではとくに大腸癌診療への応用が精力的に研究されている．

　本項では，CT，MRIおよびPETの現在の臨床的意義について解説する．

CT検査

　CTで消化管疾患を診断するポイントとしては，まず，腸管壁の厚さや形状をみることである．さらに腸管外の変化として周囲の脂肪組織の変化や血管，リンパ節の所見を加味する．また，造影剤を径静脈的に注入してその造影効果をみることも必要である．

　CTによる消化管の診断は最近の10年間で大きく変化した．これは，従来のCTが体軸の横断面のみの画像しかえられなかったのに対して，ヘリカルCTの開発によって3次元画像や矢状断や冠状断など任意の断面像 (multi-planar reconstruction(MPR)画像) が作成できるようになってきたことによる[1]．

　3次元構成画像は一般の臨床医に説得性のある画像を提供できる．消化管ではそのなかでも仮想内視鏡像が注目されているが，前項で述べられているので省略する．3次元構成画像にはそれ以外にもいろいろなものがある．たとえば造影剤を急速注入しながら撮像し，血管系を動脈と静脈に分けて表示すれば血管系疾患の診断や外科手術の術前情報として非常に有用である．とくに最近普及してきた腹腔鏡手術では血管解剖の情報があると術中の血管処理が円滑に行えるので手術時間の短縮が図れる．

　しかし，3次元画像を作成するにはかなりの時間と労力を要する．また，3次元画像はワークステーションのモニター上で，動画像としてあるいはいろいろと角度を変えながら観察することでより有用性が高まるが，現状では病院内のシステムが整備されている施設が少なく，一般化しているとはいえない．再構成画像として実際の診断で活用されるのはMPR画像である．ヘリカルCTが導入される以前はCT画像は病変部の横断面しか得らなかったが，現在では任意の断面像表示できるので，病変部を横断あるいは縦断することによってより詳細な診断が可能になる．

　また，CTの検出器を多列化することにより被曝線量を増やすことなく空間分解能が向上したので微細な所見も描出が可能となってきた[1)2)]．

　下部消化管の具体的な読影手順としては，前述したように，腸管壁の肥厚が腫瘍性疾患でも炎症性疾患でももっとも重要な所見となる．通常，小腸では3 mm以上，大腸では4mm以上の厚さがあれば腸管壁の肥厚とされているが[3)4)]，これは伸展した状態での厚さであり，通常は収縮しているので判定が難しい[5)]．消化管疾患が疑われるときには内腔を伸展させて検査したほうがよい．通常，小腸では希釈したヨード系造影剤あるいは水を検査の30〜60分前に400〜500ml経口投与する．回腸終末部を見たいときには60〜120分たってから検査を行う．大腸はガスや糞便が貯留しているので伸展していることが多いが，部分的に虚脱していると病的所見か判定は難しい．そのため，経口的に希釈したヨード系造影剤を投与して，小腸よりもタ

イミングを遅らせて撮像するか，経肛門的に空気などを注入してもよい．

腸管壁の肥厚が限局していれば腫瘍性疾患を疑う．一方，炎症性疾患では，腸管壁の肥厚はある程度の範囲をもち，全周性になることが多い．急性腹症では，造影剤等を経口摂取させることが難しいが，腸液が貯留していることも多い．とくに，腸閉塞では閉塞部の口側の腸管は腸液が貯留して拡張するため，従来行われていた腹部単純写真やイレウス管からの造影などよりも患者に負担をかけることなく，より正確な情報が得られるので不可欠な検査となってきている．

経静脈的に造影剤を注入して造影効果をみることも重要である．急性の炎症では粘膜と固有筋層が軟部組織と同様の濃度を示し，粘膜下層は水に近い濃度となって腸管壁に層構造みられることが多く，これは造影剤投与によってより明瞭になり，target sign あるいは double-halo appearance などと呼ばれている[3)6)]．造影剤の投与は病変部の腸管壁の濃染だけでなく，上腸間膜動脈閉塞症では血管内血栓の描出，閉塞部末梢動脈の不染，その支配領域の腸管が造影されないことなど診断の決め手となる．

腸管外の所見としては，腫瘍の外膜浸潤の有無については周囲脂肪織との境界が平滑であるかどうかがポイントとなる．炎症性疾患が腸管外に波及した場合は，周囲脂肪織の濃度の上昇や線状あるいは索状の構造物が出現から判断する．また，腹腔内の液貯留，腹膜や筋膜の肥厚，膿瘍や瘻孔の形成，腸間膜リンパ節腫脹，石灰化や腸管外のガス像なども参考になる．また，肝臓や腎臓など他の臓器も必ず詳細にみなければならない．個々の疾患の所見については，好発部位や機序，特徴を理解すれば診断能が向上する．

MRI検査

MRIも消化管においてはCTと同様に腫瘍性疾患のステージ診断や炎症性疾患の壁外への波及をみることが主たる目的になっている．

MRIはCTに比べると解像度の点では劣っているが，撮像パラメータを変えてコントラストの異なる画像を得ることにより，病変を明瞭に描出することが可能である．また，組織成分の違いがわかるので軟部組織の識別にはとくに優れている．腸管壁に対して垂直な撮影面を常に選択できることも利点の一つである．

MRIで直腸内に特殊なサーフェイスコイルを挿入して撮像する方法（体腔内コイル）もある．この方法で，癌の壁内浸潤の様相が超音波内視鏡画像と同様に壁の断面像として微細に描出できる[7)]．現在のところ検査できるのは直腸のみであるが，MRIでは撮像のパラメータを変えることによって，組織成分の違いも診断できるため，超音波内視鏡より微細な情報が得られる．体腔内コイルを一歩進めて，内視鏡の先端にコイルを装着したMR内視鏡も現在開発途上にあるが，まだ実用化はされていない．

前述したようにMRIは軟部組織の描出性に優れており，とくに筋組織と線維化や膿瘍などの識別が容易なことから，痔瘻などの骨盤内の疾患の鑑別に有用な画像所見を提供する．痔瘻の治療には肛門管および周囲の筋組織と膿瘍の解剖学的な位置関係が重要であるが，MRIは肛門周囲の筋組織の描出に優れており，T2強調像で膿瘍を明瞭な高信号域として識別できる．また，複雑痔瘻における原発口や再発を繰り返して形成された瘢痕内の膿瘍，骨盤直腸窩膿瘍の診断にはとくに優れている[8)]．

MRIは当初，撮像に時間を要したため，蠕動がある消化管の診断には適していなかったが，single-shot fast spin echo 法などの出現によって消化管の診断にも用いられるようになってきた．CTと違って，腸液を腸管壁と区別して描出することが可能であり，また，任意の断面が容易に撮像できることや炎症で肥厚した腸管壁の層構造が描出できることなどがMRIの利点となっている．腸液が大量に貯留した腸閉塞の検査では，高速撮像法を用いてcine表示で動的に観察することによって，蠕動の有無や狭窄の性状が把握できるので絞扼性イレウスの判定も可能になる[9)]．

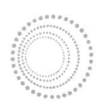

PET検査

PET検査は，positron emission tomographyの略で，陽電子放出核種を用いた核医学検査である．陽電子が電子と衝突して生じる消滅放射線を測定することにより，従来の核医学検査より，感度，分解能，定量性に優れた検査を行うことができる．多くの悪性腫瘍では，病巣の糖代謝活性が亢進しているため，ブドウ糖を陽電子放出核種フッ素(F)-18で標識したF-18 fluorodeoxyglucose (FDG)を静注してその動態を観察することにより，腫瘍病巣の検索を行うことが可能である．

大腸癌は，FDGが良好な集積を示す腫瘍の一つであり，Abdel-Nabiらの報告では，FDG PET検査による大腸癌の原発巣の診断は，感度100%となっている[10)]．このため，FDG PET検査の大腸癌診療への応用が精力的に研究されている．

大腸癌の診療においてFDG PET検査が特に有用と考えられるのは，大腸癌の初回治療時のステージングおよび経過観察中の再発病巣の検出においてである．

大腸癌の治療方針の決定には，原発病巣の進展程度や転移病巣の有無が重要であるが，FDG PET検査は，一度の検査で頭部を除く全身を感度よく調べることができるために，特に遠隔転移病巣の検出に威力を発揮する[10]．生理的集積を除けば，病巣だけに集積を示すため，予想外の部位にある病巣の見落としが少ないのが特徴である．初回治療後の経過観察においても同様で，術後CEAの上昇を認めるにもかかわらず，他の画像診断で再発病巣の検出が困難な症例で，FDG PET検査により病巣が特定できる場合がある[11]．

直腸癌術後の瘢痕組織と再発腫瘍の鑑別も，CT，MRIでは困難な場合が少なくないが，FDG PET検査による組織のviabilityの評価が両者の鑑別に貢献する[12]．

しかし，FDG PET検査にも限界がある．径1cm以下の小病巣の検出は他の検査と同様に難しい．また，FDGはブドウ糖と異なり，健常人においても尿中に排泄されるため，尿路の生理的集積は偽陽性となりうる．さらに，大腸にはそれ自体に生理的集積が認められる[13]．通常は弱い集積であるが，ときに強いあるいは限局性の集積で，病巣との鑑別が難しい場合がある．

FDGは大腸の良性腺腫にもしばしば良好な集積を示すが[14]，腺腫内癌を合併していることもあり，一概に偽陽性所見とすることはできない．

大腸癌に限らないが，糖尿病患者では，血糖値のコントロールが不良の場合，癌病巣の検出が妨げられることがあり，注意が必要である．

本邦では2002年春にFDG PET検査が大腸癌に対して保険適用となったため，今後，実地診療への導入が進むものと予想される．

● 文　献 ●

1) 今井　裕，白神伸之，杉野吉則：日本におけるCTガストログラフィおよびCTコロノグラフィの臨床動向．インナービジョン 16; 6-10, 2001
2) 白神伸之．複数検出器列CTを用いた胃癌深達度診断の有用性．慶應医学 77: 11-22, 2000
3) Desai RK, Tagliabue JR, Wegryn SA, et al: CT evaluation of wall thickening in the alimentary tract. RadioGraphics 11; 771-783, 1991
4) Moss AA: Computed tomography in the staging of gastrointestinal carcinoma. Radiol. Clin. North Am. 20; 761-780, 1982.
5) 杉野吉則，小林成司，今井　裕，ほか．ルーチン検査でわかる消化管疾患とその所見　3.X線CT検査　1)腫瘍．胃と腸 34:273-280, 1999
6) Balthazar EJ: CT of the gastrointestinal tract: principles and interpretation. AJR 156;23-32, 1991
7) Imai Y: MR imaging of rectal cancer using endorectal surface coil: Histopathological correlation. Nippon Act Radiol 59;458-466, 1999
8) 今井　裕：大腸（直腸）．Chapter 3 消化管，荒木　力（編）：腹部のMRI; pp181-201, メディカル・サイエンス・インターナショナル, 2000
9) 高原太郎：小腸（十二指腸）・腸間膜．Chapter 3 消化管，荒木　力（編）：腹部のMRI; pp154-180, メディカル・サイエンス・インターナショナル, 2000
10) Abdel-Nabi H, Doerr RJ, Lamonica DM, Cronin VR, Galantowicz PJ, Carbone GM, Spaulding MB: Staging of primary colorectal carcinomas with fluorine-18 fluorodeoxyglucose whole-body PET: correlation with histopathologic and CT findings. Radiology. (1998) 206:755-60
11) Simo M, Lomena F, Setoain J, Perez G, Castellucci P, Costansa JM, Setoain-Quinquer J, Domenech-Torne F, Carrio I: FDG-PET improves the management of patients with suspected recurrence of colorectal cancer. Nucl Med Commun. (2002) 23:975-82
12) Ito K, Kato T, Tadokoro M, Ishiguchi T, Oshima M, Ishigaki T, Sakuma S: Recurrent rectal cancer and scar: differentiation with PET and MR imaging. Radiology. (1992) 182:549-52
13) Fujii H, Yasuda S, Ide M, Takahashi W, Mochizuki Y, Nakahara T, Shohtsu A, Kubo A: Factors influencing nonpathological FDG uptake in various organs. In Tamaki N, et al, eds, Positron Emission Tomography in the Millennium, Elsevier, Amsterdam, 2000, pp. 213-219
14) Yasuda S, Fujii H, Nakahara T, Nishiumi N, Takahashi W, Ide M, Shohtsu A: 18F-FDG PET detection of colonic adenomas. J Nucl Med. (2001) 42:989-92

［杉野　吉則／藤井　博史］

総論 8 大腸癌の疫学

大腸癌の罹患率／死亡率の推移と将来予測

1. 世界の動向

世界的にみると，大腸癌は第4位の罹患率で，全新規診断癌の8.5％を占める（WHO，1996）．高罹患率の地域は北米，ヨーロッパ，オーストラリアで，特に結腸癌は欧米の生活様式が取り入れられている先進国で高い．結腸癌死亡率が高かった国では，死亡率は横ばい〜低下傾向にあり，低率だった国では日本をはじめとして上昇傾向にある．直腸癌死亡率は全体的に低下傾向にあり，その傾向は女性で強い．

2. 日本の動向

本邦における死因の年次推移をみると，昭和56年より悪性新生物が第1位となり，その後も着実に増加し，2位，3位の心臓病，脳卒中を大きく引き離して

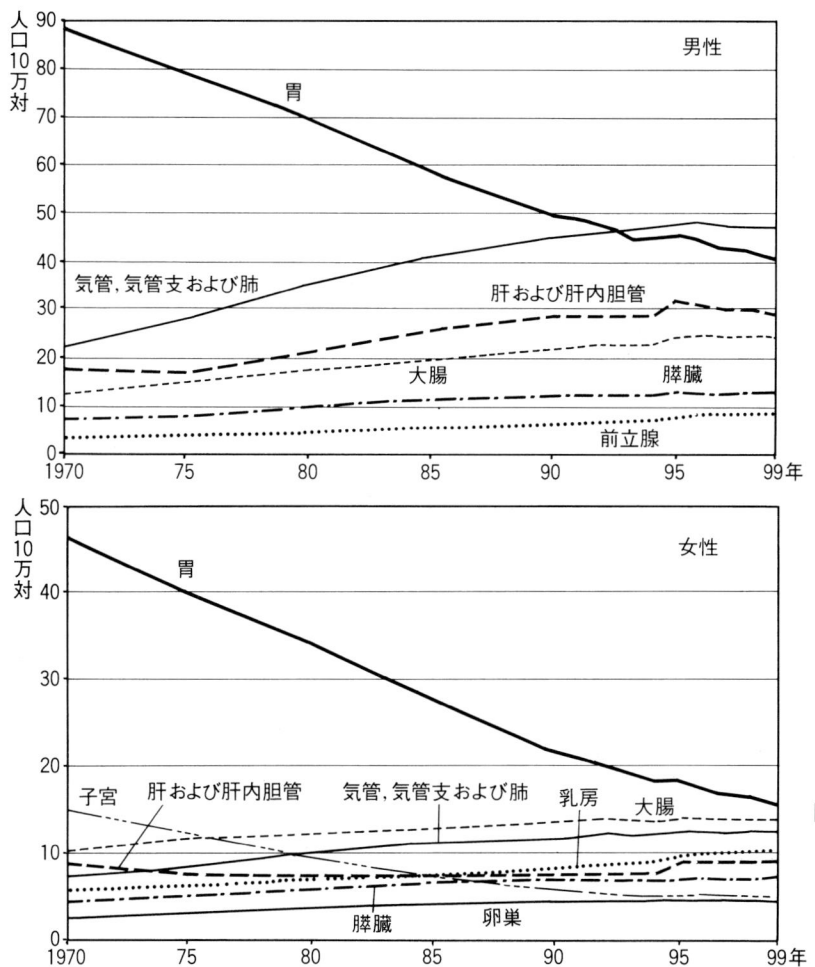

図1 各癌の年齢調整死亡率（人口10万対）の年次推移（がんの統計編集委員会，2002[1]）
大腸癌（結腸癌＋直腸癌）は男女とも増加の一途をたどっている．
（資料：厚生労働省大臣官房統計情報部「人口動態統計」より）

いる．平成13年には悪性新生物による死亡者数は30万人を超えて，全死亡者の31.0％を占めている．

各癌の年齢調整死亡率（人口10万対）の年次推移をみると，全体では男性は不変～微増，女性では微減の傾向にある[1]．大腸癌の死亡率は約50年前の昭和25年（1950）には，結腸癌が男性で2.9，女性で3.3，直腸癌はそれぞれ5.6：4.2だった．その後，大腸癌，特に結腸癌は増加を続け，昭和50年（1975）には結腸癌が7.0：6.0，直腸癌が8.3：5.7とほぼ同程度となった．その後も結腸癌は増加の一途をたどり，平成11年（1999）には，結腸癌が14.7：9.8，直腸癌が9.4：4.2となった．昭和25年と比較して結腸癌は男性で5倍，女性で3倍，直腸癌ではそれぞれ1.7倍，不変との変動を示し，結腸癌と直腸癌は異なる動向を示した．大腸癌としては男性24.1，女性14.0となり，男では肺癌，胃癌，肝癌についで第4位，女では胃癌に次いで第2位となっている（図1）．ちなみにアメリカでは，男性で肺癌，前立腺癌，大腸癌，女性で肺癌，乳癌，大腸癌の順である（1994）．

次に年齢調整罹患率（人口10万対）についてみると，昭和50年には，結腸癌が男性10.9，女性が9.7，直腸癌がそれぞれ12.8：8.4だったが，5年毎の集計ではいずれも増加を示し，平成8年には結腸癌は43.3：25.0と男性で4倍，女性で2.5倍増加した．直腸癌では25.5：12.0とそれぞれ2倍，1.5倍の増加を示していた（図2）．これらの変動を同時期の死亡率（結腸癌2倍，1.5倍，直腸癌1.2倍，0.8倍）と比較すると，罹患率の増加が著明であり，早期発見・早期治療の効果や治療技術の進歩とともに，病期にあった適切な治療法が選択されていることが推測された．この時点では，大腸癌としての罹患率は，男性は胃癌に次いで，女性は乳癌に次いで第2位だった．昭和50年と平成8年の罹患率を年齢階級別に比較すると，前者では高齢まで続く増加は見られなかったが，後者では高齢者でも年齢とともに増加が認められた（図3）．さらに山川，津熊らの2015年までの日本における各癌の年齢調整罹患率の将来予測をみると，男女とも結腸癌と直腸癌を合わせた大腸癌が第1位と推測されている（図2参照）．

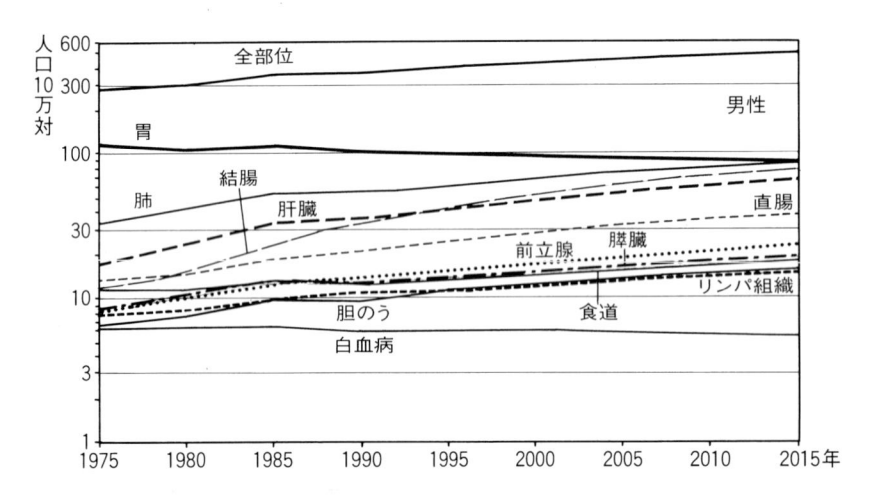

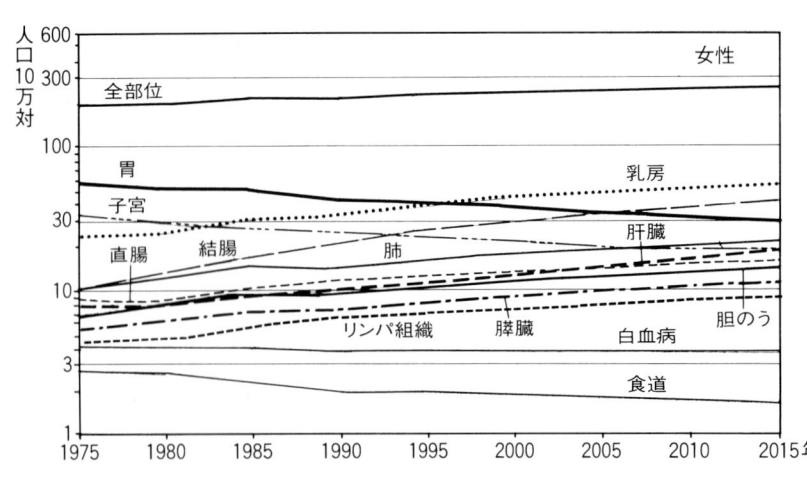

図2 各癌の年齢調整罹患率（人口10万対）の年次推移と2015年までの将来予測
（がんの統計編集委員会，2002[1]）

結腸癌と直腸癌を合計した大腸癌は，男女とも2015年には第1位と予測されている．（資料：北川貴子，津熊秀明ら：日本のがん罹患の将来予測．富永祐民他（編）がん統計白書，篠原出版，東京，1999より）

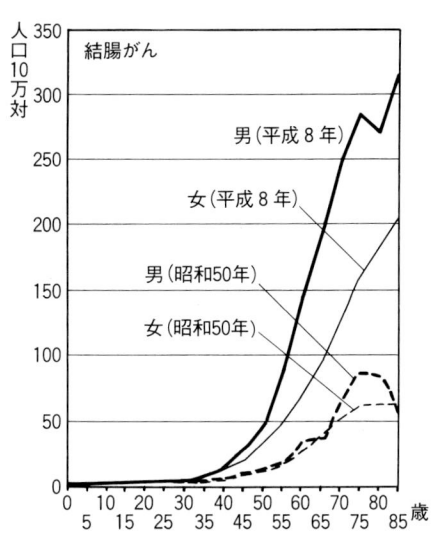

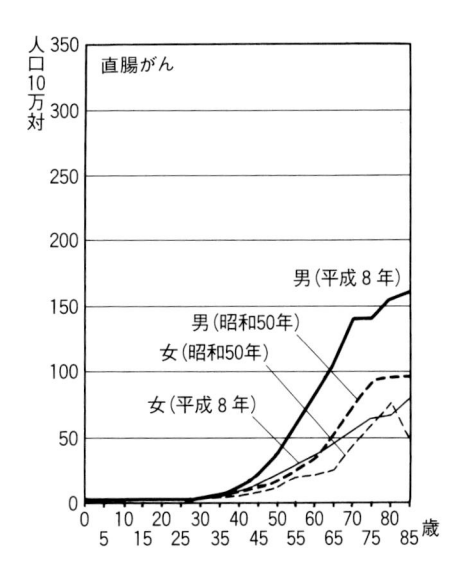

図3 年齢階級別大腸癌（結腸癌，直腸癌）罹患率の変化：昭和50年vs平成8年
（がんの統計編集委員会，2002[1]）

左：結腸癌，右：直腸癌
昭和50年では高齢まで続く増加は見られなかったが，平成8年では高齢者でも年齢とともに増加が認められた．（資料：「悪性新生物罹患数，罹患率および年齢階級別罹患率（平成8年＜平成7～9年値＞）」より）

大腸癌罹患の予防因子／危険因子

大腸癌の発症には多段階の遺伝子異常が明らかにされてきたが，その異常を引き起こすのは種々の環境因子，特に食餌因子と考えられている．大腸癌罹患率の低い日本人や中国人のハワイ，アメリカ移住者では，1～2世の世代から大腸癌死亡が増加し，移住地の大腸癌死亡率に近づいたことが報告されている．また，近年の本邦における大腸癌の罹患率増加は，食生活を含む生活様式の欧米化，特に高脂肪食と低線維食に起因すると推測されてきた．しかしながら最近の研究では，さらに信頼性の高い分析疫学研究による新しい知見が報告されてきている．

本稿では，種々の環境因子に関する研究をまとめた最近の代表的報告である世界がん研究基金（1997）[2]と日本がん疫学研究会（1998）[3]の報告を表に示した（表1）．まず目につくのは，動物性脂肪と食物線維が大腸癌罹患にあまり影響を及ぼしておらず，かわりに野菜，肉類，アルコール，身体活動のほうが強く関与していることが推測されていることである．世界的傾向も日本人での傾向もほぼ同様であり，大腸癌罹患の予防としてはおおむね同じと考えて良いようである．

表1 大腸癌罹患に関する予防／危険因子

日本人における傾向は，世界がん研究基金による世界的傾向とほぼ同様である．

	世界がん研究基金 1997年	日本がん疫学研究会 1998年
野　　菜	↓↓↓	↓↓（野菜・果物として）
果　　物		↓↓（野菜・果物として）
肉　　類	↑↑	↑（油脂・肉類として）
動物性脂肪	↑	↑（油脂・肉類として）
食物線維	↓	↓
アルコール	↑↑	↑
肥　　満	↑	［↑］
身体活動	↓↓↓（結腸のみ）	
運動不足		↑↑
喫　　煙	↑	↑

↓↓↓：確実に低下　↑↑：おそらく確実に上昇　↓↓：おそらく確実に低下，
↑：上昇させる可能性あり　↓：低下させる可能性あり　［ ］：日本人での研究は不十分

それぞれの大腸癌罹患に関わる機序についてみると，野菜・果物は腸管内の発癌物質の活性化を阻害する酵素を活性化したり，代謝産物の解毒化に関与すると考えられている．

肉類，特に牛肉や動物性脂肪は，発癌の促進物質といわれている二次胆汁酸への変換を高め，糞便中への胆汁酸分泌も高める．肉を強火で調理すると，変異原であるヘテロサイクリックアミンが出現してくる．食物線維は，糞便容積の増加と腸管通過時間の延長による発癌（促進）物質や有害物質の希釈により，これらと腸管粘膜との接触を短縮させる．さらに腸管内pHを低下させ，二次胆汁酸への変換を抑えたり，短鎖脂肪酸の産生を高めることによって大腸発癌を抑制していると推測されている．適度な運動も腸管の蠕動運動を刺激し，腸管内の発癌関連物質との接触を減少させるとともに，生体の免疫系の好反応を引き起こすと考えられている．アルコールは発癌物質をより活性化させる酵素を誘導し，またDNA修復を阻害する可能性がある．また，アルコール摂取によるビタミン，ミネラルなどの栄養素の欠乏，特に葉酸の欠乏も関与しているかもしれない．葉酸欠乏は発癌過程初期のDNAメチル化に影響を及ぼす．

大腸癌罹患の予防因子としてもっとも確実視されていた野菜・果物について，最近否定的な報告がなされた．アメリカの女性看護婦8万人，男性医療従事者5万人，計14万人を10～16年間追跡したところ，野菜・果物を多く摂取する群でも，大腸癌の発生率に差がなかったとするものである[4]．この解釈はむずかしいが，ある程度の量を摂取していれば，多量に摂取した群と比較して，予防効果には差がないということかもしれない．

最近のトピックス

1. 食物線維

1971年バーキットが「食物線維を多く摂取しているアフリカの民族では，大腸癌や大腸疾患が少ない」と発表して以来，これを支持する研究や調査結果が数多く報告されてきた．

しかし，2000年にこれを否定する成績が相次いで3編報告された．いずれも無作為化対照比較試験で，大腸癌の前癌病変と考えられている大腸ポリープ（腺腫）を内視鏡的にすべて切除した症例を対象に，食物線維がその後の大腸ポリープの再発を予防できるかどうかを検討した．高線維食群としてAlbertsは小麦ふすまをコーンフレークに添加し[5]，Schatzkinらは低脂肪，高線維，多くの野菜・果物を摂取させ[6]，Bonithon-Koppらは水溶性線維の一種であるサイリウムを摂取させたが[7]，高線維食群は対照群に比し，腺腫再発率はそれぞれ同等[5]，同等[6]，上昇[7]という結果であり，いずれの研究でも食物線維による腺腫再発予防効果は認められなかった．

これらの結果に対して，研究期間が短い，食事指導が不十分，大腸癌そのものの予防効果をみていない，腺腫患者という高リスク集団のみを対象としている，などの問題点も指摘されている．しかし，大腸癌が高線維食で予防できるとは限らないことは明らかにされたものと考える．

2. NSAIDs，COX-2阻害剤

1983年にWaddellらによって，非ステロイド系消炎鎮痛剤（non-steroidal anti-inflammatory drugs；NSAIDs）であるインドメサシンとスリンダクの投与により直腸ポリープが退縮することが報告された．その後，多くの疫学的研究によりNSAIDsによる大腸がん発生抑制効果は確認されており，その時期としては腺腫の段階が想定されている．その機序としては，プロスタグランジン（prostaglandin）合成酵素であるシクロオキシゲナーゼ（cyclooxygenase；COX）の抑制を介して細胞増殖を抑制すると推定されている．COXは恒常的に発現しているCOX-1と刺激により誘導されるCOX-2に分類される．大腸癌や腺腫組織では，COX-1の発現は正常粘膜と同程度であるが，COX-2の高発現が認められた．さらに，COX-2の選択的阻害剤であるセレコキシブが家族性大腸腺腫症患者の大腸腺腫を有意に減少させることが報告され[8]，COX-2は人腸腺腫から癌への過程で重要な役割を演じており，今後はCOX-2選択的阻害剤による臨床レベルでの大腸発癌抑制や予防が試みられようとしている．

大腸癌罹患/死亡の予防

1.「健康日本21」

本邦では2000年に健康寿命の延伸などを実現するために，21世紀における国民健康づくり運動，通称「健康日本21」を発表した[9]．それによると，2010年度をメドとした具体的な目標値を設定し，国民の健康を総合的，効果的に推進する取り組みを始めた．

がんは検診による早期発見/早期治療ばかりでなく，生活習慣の改善によって，がんの死亡率，罹患率を減少させようとする一次予防にも力を入れ始めている．

喫煙はあまり大腸癌には影響を与えないようだが，食生活に関しては，緑黄色野菜の摂取と動物性脂肪の

制限を推奨している．摂取脂肪は20～40歳台で脂肪エネルギー比率を25％以下に減少させ，n-3系脂肪酸に富む魚類の摂取が望ましいとしている．がん検診に関しては，検診受診者の5割以上の増加を目標値として掲げた．

2. ハーバードがん予防センターの提言

疫学研究の結果を踏まえ，ハーバードがん予防センターでは大腸癌の罹患／死亡の予防のために，8項目の提言を発表している[10]．

1) 身体活動を増やす．
2) 肉類の摂取を減らす．
3) 0.4mgの葉酸を含むビタミン剤を毎日飲む．
4) 標準体重を維持する．
5) 野菜の摂取を増やす．
6) アルコール摂取を制限する．
7) 喫煙をしない．
8) 定期的に検診を受ける．

アメリカでは1995年までの20年間で大腸癌死亡率が20％，罹患率が約7％低下したが，その主因はこのような生活習慣の改善によると考えられている．大腸癌罹患率や死亡率がいまだ上昇を続けている本邦においても，生活習慣の改善による積極的な一次予防が必要と考える．

●文　　献●

1) がんの統計編集委員会．がんの統計<2001年版>．財団法人がん研究振興財団．http：// www. ncc. go. jp / jp/ statistics / 2001 / index _ j. html，2002
2) World Cancer Research Fund / American Institute for Cancer Research (1997). Food, Nutrition, and the Prevention of Cancer : A Global Perspective, pp216-251, American Institute for Cancer Research, Washington DC, 1997
3) 日本疫学研究会：生活習慣と主要部位のがん．九州大学出版会，福岡，1998
4) Michels KB, Edward Giovannucci, Joshipura KJ, et al : Prospective study of fruit and vegetable consumption and incidence of colon and rectal cancers. J Natl Cancer Inst 92 : 1740-1752, 2000
5) Alberts DS, Martinez ME, Roe DJ, et al : Lack of effect of a high-fiber cereal supplement on the recurrence of colorectal adenomas. N Engl J Med 342 : 1156-1162, 2000
6) Schatzkin A, Lanza E, Corle D, et al : Lack of effect of a low-fat, high-fiber diet on the recurrence of colorectal adenomas. Polyp Prevention Trial Study Group. N Engl J Med 342 : 1149-1155, 2000
7) Bonithon-Kopp C, Kronborg O, Giacosa A, et al : Calcium and fibre supplementation in prevention of colorectal adenoma recurrence : a randomised intervention trial. European Cancer Prevention Organisation Study Group. Lancet 356 : 1300-1306, 2000
8) Steinbach G, Lynch PM, Phillips PK, et al : The effect of celecoxib, a cyclooxygenase-2 inhibitor, in familial adenomatous polyposis. N Engl J Med 342 : 1946-1952, 2000
9) 厚生省保健医療局．健康日本21．http：// www. kenkounippon21. gr. jp／，2000
10) Harvard Center for Cancer Prevention : Harvard report for cancer prevention. Vol 3. Cancer Causes Control 10 : 167-180, 1999

［樋渡　信夫／島田　剛延］

総論 9 大腸癌の新しい治療

　この5年間で切除不能大腸癌および再発大腸癌に対する治療成績の向上は著しい．この5年間で50％生存期間が約10ヵ月延長しており（表1，2），難治癌が多い固形癌の化学療法においてはエポックメーキングなことである．ほとんどすべての臨床成績は欧米のデータであるが，治療成績の向上に寄与した薬剤は日本で開発されており皮肉な現象である（CPT-11とオキサリプラチン）．国内の大腸癌化学療法の現況は，国際的にインパクトのある臨床試験は皆無に等しく，世界との差はますます広がる一方である．本稿では，国際的な現況をレビューし，日本における解釈を可能な限り付け加えることとする．

化学療法は無治療と比べて延命効果がある

　切除不能進行大腸癌に対する化学療法群と無治療群との比較研究は，複数の比較試験にて化学療法を行うことによって延命効果があることが証明されている[1)2)]．これらの比較試験はメタアナリシスが行われており，化学療法群と無治療群の13の比較試験にて，化学療法群が無増悪期間で6ヵ月，生存期間において3.7ヵ月延長（11.7ヵ月 vs. 8.0ヵ月）し，死亡のリスクを35％低下させることが示されている[3)]．

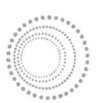

5-FUの投与法は持続静注の方が急速静注に比べて治療効果が高く毒性も軽微である

　5-FUの投与方法は大きく分けて二通りあり，持続静注する方法と，急速静注する方法である．それぞれ数多くの比較試験が行われ，メタアナリシスで5-FU持続静注と5-FU急速静注を比較した奏効率はそれぞれ22％と14％（p＝0.0002）で，50％生存期間はそれぞれ12ヵ月と11.3ヵ月（p＝0.04）といずれも持続静注の方が優れており，さらに毒性の点でもGrade 3/4の骨髄毒性が31％と4％と急速静注には重篤な毒性が多く，逆にhand-foot syndromeは13％と34％と持続静注の方が多いと報告されている[4)]．これらの結果の解釈は世界各国の医療事情に合わせて臨床応用されている．ヨーロッパにおいては，抗腫瘍効果が高く，しかも毒性が低い，ということを重要視し，持続静注療法が広く普及している．ヨーロッパではde Gramontレジメンが比較的多く用いられていた．一方で米国においては，効果の差がわずかで，持続静注療法は短期間の入院が必須となる点や携帯ポンプが必要となる点が煩雑であるとして，急速静注療法が好んで選択されることが多い．米国ではMayoレジメンが多く使用されていた．本邦では，長い間ロイコボリンが大腸癌診療において保険適応でなかったことから，5-FU持続

表1　最近5年間のアメリカ癌治療学会での大腸癌のトピック

ASCO		50％生存期間
1998	2nd line CPT-11 > 5-FU civ>BSC	9～12ヵ月
1999	5-FU/LV/CPT-11(Saltz) > 5-FU/LV	14ヵ月
	5-FU/LV/CPT-11(Douillard) > 5-FU/LV	16ヵ月
2000	Saltz+Douilalard > 5-FU/LV	14～16ヵ月
2001	Caution!! Saltz regimen(60days mortalities=4.5％)	
2002	FOLFOX > Saltz regimen	18～20ヵ月

BSC：Best supportive care

表2　おもな治療法と生存期間

Regimens	50％生存期間
無治療	6ヵ月
5-FU 急速静注	11ヵ月
5-FU 持続静注	12ヵ月
Capecitabine	13ヵ月
UFT/LV	12ヵ月
Saltzレジメン	14～16ヵ月
FOLFOXレジメン	18～20ヵ月

静注（Lokichレジメン）が特に癌専門医の間では好んで用いられていたが，ロイコボリンの光学異性体であるl-ロイコボリン（アイソボリン）が使用可能となってからは，一般医療においては急速静注による5-FUの使用頻度が増えてきている．また，やや特殊な治療方法としてlow-dose FP療法があげられ，さまざまな「理屈づけ」がなされているものの，煩雑な一方で抗腫瘍効果は5-FU単独と同等と思われる．それ以外の一般診療で最も汎用（乱用!?）されていたのは経口抗癌剤である．

5-FUが抵抗性となった大腸癌に対して2次治療としてCPT-11は延命効果がある

日本で開発されたCPT-11は，切除不能・再発大腸癌治療において画期的な抗癌剤である．1993年に転移性大腸癌を中心にCPT-11の第II相試験が行われ，奏効率27％と報告され，その後5FU抵抗性大腸癌を対象に二次治療としてのCPT-11群と無治療群，およびCPT-11群とbest estimated 5FU-based chemotherapy（5FU群）の二つの第III相試験が，ヨーロッパ多施設共同研究として11ヵ国参加の下に行われた．二つの試験ともに，50％生存期間ではCPT-11群が有意に延長しており，また，無治療群群との比較では，副作用の発現にもかかわらず，QOLについてもCPT-11群のほうが全治療期間を通じて有意に優れていた[5]．5FU群との比較ではCPT-11群でGrade 3以上の好中球減少，下痢，嘔吐などの発現頻度が高かったが，QOLについては両群で同等であった．この結果から，CPT-11は欧米において5-FU抵抗性大腸癌に対する二次治療として確立されている．日本においても，ようやく現在は一般診療に普及しつつあるが，発売当初は毒性のみクローズアップし報道され，「危険な薬剤」というレッテルを貼られた経緯がある．

CPT-11/5-FU/LV（Saltz レジメン）は5-FU/LVに比べてより延命効果が高い

1999年の米国癌治療学会において，初回化学療法例を対象としたCPT-11単独群，5-FU+LV併用群，CPT-11+5-FU+LV併用群（Saltzレジメン）の3群の比較試験の結果が報告された．その結果は，奏効率（17％，18％，33％），生存期間（12ヵ月，12.6ヵ月，14.8ヵ月）といずれもSaltzレジメンが優れていた[6]．同様の症例を対象としてヨーロッパで行われた5-FU+LV併用群と5-FU+LV+CPT-11併用群の比較試験の結果も，奏効率（31％，49％：p＜0.001），生存期間（14.1ヵ月，17.4ヵ月：p＝0.031）と三剤併用群が優れていた[7]．その後に行われた二つの臨床試験で，Saltzレジメン群が予想外に高い60日死亡率が報告されたが，その内容は「60日以内死亡」が3剤併用群で圧倒的に高いというものであった[8]．しかしこの「60日以内全死亡率」は新しい評価方法であり，従来の試験では用いられていない評価法で，この数値だけで安全性を単純に評価することはできない．その後検討された報告では，むしろSaltzレジメンの60日以内死亡率は決して高いものではなく低い傾向であることも明らかになった．いずれにせよ新たな標準的治療になりかけたSaltzレジメンだったが，その位置づけは続いて示すFOLFOXレジメンの出現により変わることとなる．

FOLFOXレジメンはSaltzレジメンより延命効果が高い（FOLFOXレジメンが大腸癌の標準的治療である）

オキサリプラチンは日本で開発されたプラチナ系抗癌剤で，日本では第I相試験で5-FU抵抗性進行大腸癌に対する奏効率が10％程度であったため開発が断念され，その後ヨーロッパ（フランス）を中心に臨床評価された薬剤である．単独では限られた効果であったが，5-FUやCPT-11といった他剤との併用療法で40％から60％近い奏効率を示し注目された．初回化学療法例を対象にした5-FU+LV（De Gramontレジメン）群と5-FU+LV+OHP併用群（FOLFOXレジメン）との比較試験は420例を対象として，奏効率が50.7％と22.3％（p＝0.0001），無増悪期間で9.0ヵ月と6.2ヵ月（p＝0.0003）とFOLFOXレジメン群が有意に優れていたが，生存期間は16.2ヵ月と14.7ヵ月（p＝0.12）と有意差がなかった．また，毒性は好中球減少（41.7％と5.3％），下痢（11.9％と5.3％），神経毒性（18.2％と0％）と併用群に頻度が高かったが，QOLには影響しなかった．これらの結果，オキサリプラチンはEU諸国では抗癌剤として承認され広く用いられることとなった．その後北米で行われた比較試験（N9741試験）にて，それまで最も生存期間が良好であったSaltzレジメンよりもオキサリプラチンを含めたFOLFOXレジメンの50％生存期間が良好で，初回治療の標準的治療として大きくクローズアップされることとなった[9]～[13]．2003年の，アメリカ癌治療学会（ASCO）においてFOLFOXレジメンは，Saltzレジメンに抵抗性の2次療法としても，第一選択のレジメ

表 4

治療方法	奏効率(%)	50%生存期間(月)	長所	短所
肝動注療法	40～60 (80)*	12～18 (26)*	血液毒性が低い 肝への効果が高い	肝外病変に無効. 奏効率が高いが生存期間は静注と同等. 長期間治療すると致命的な合併症が増える. (硬化性胆管炎はCPT-11の投与困難になる) リザーバー留置の技術格差が大きい.
3剤併用療法 ・Saltz ・FOLFIRI ・FOLFOX	30～60	14～20	世界のスタンダード 奏効率が高い	単剤療法よりは毒性が高い (オキサリプラチンは本邦では未承認)
単剤化学療法 ・5FU/LV ・CPT-11	10～25	12～16	簡便・毒性が低い	奏効率が低い
経口抗がん剤 ・5' FUDR ・UFT ・S-1	20～35	12	簡便性は最も高い 毒性が低い	奏効率が低い 自己管理となりコンプライアンスが不良
Low-dose FP	?	?	学会報告レベル 毒性が低い	本邦で有名な治療だが、データが不足. 煩雑で方法も施設間で大きく異なる. 5-FU単独とあまり変らない? シスプラチンは保険適応外.

*第2相試験のみ

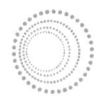

肝動注療法

　大腸癌肝転移は臨床病期Ⅳ期でありながら五年生存率が20～40％と良好で、切除可能症例では長期生存も期待される。また、切除不能肝転移に対する5-FUDRの肝動注療法は、直接効果が良好で全身投与に比較すると奏効率も優れている。メタアナリシスにて生存への寄与を示されているが、労力が多い割に生存への寄与が期待されるほど無く、また肝外再発率が高いことや技術的な格差、リザーバーの埋め込みに伴う合併症や肝障害などの問題も多く抱えている。CPT-11、オキサリプラチンなどの有望な全身治療が普及し、大腸癌全体の予後が向上するとともに、動注療法単独のインパクトは薄れているのも事実である。動注療法の新たな展開として本邦でもJCOGにて5-FU動注療法＋塩酸イリノテカン全身投与の第I/II相試験が計画されている。

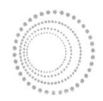

最後に（治療のコツ）

　現在、大腸癌の標準的治療法は非常に流動的である。一般診療として重要なのは、患者が何を望んでいるかを誠実に受け止め、そのために必要な情報を収集し提示する（抗癌剤治療を行う際には当然、患者に告知している必要があり、抗癌剤治療が根治療法では無い点をある程度理解していただく必要がある）。さらに医学的に患者の状態が、どのような状況であるかを的確に判断し、どの程度の治療が可能かを評価する。重要な要素は患者の全身状態、すなわちPerformance statusである。また、大腸癌に特徴的な要素としては、腸閉塞、腸管穿孔・黄疸の有無は最低限抑えておく必要がある。また、手術可能と考えられるケースは積極的に外科的に根治術を検討するのは言うまでもないことである（表3, 4, 図1）。なお最近、注目の高い分子標的薬剤については割愛した。ASCO2003ではVEGF抗体が良好な成績を示し非常に注目されている。他の文献を参考にされたい[15]。

● 文　　献 ●

1) Scheithauer W, Rosen H, Kornek GV, et al : Randomised comparison of combination chemotherapy plus supportive care with supportive care alone in patients with metastatic colorectal cancer. BMJ 306 : 752-755, 1993
2) Expectancy or primary chemotherapy in patients with advanced asymptomatic colorectal cancer : a randomized trial. Nordic Gastrointestinal Tumor Adjuvant Therapy Group. J Clin Oncol 10 : 904-911, 1992
3) Buyse M, Thirion P, Carlson RW, et al : Relation between tumour response to first-line chemotherapy and survival in advanced colorectal cancer: a meta-analysis. Meta-Analysis Group in Cancer. Lancet 356 : 373-378, 2000
4) Efficacy of intravenous continuous infusion of fluorouracil compared with bolus administration in advanced colorectal cancer. Meta-analysis Group In Cancer. J Clin Oncol 16 : 301-308, 1998
5) Cunningham D, Pyrhonen S, James RD, et al : A phase III multicenter randomized study of CPT-11 versus supportive care (SC) alone in patients (Pts) with 5FU-resistant metastatic colorectal cancer (MCRC). [Abstract] Proceedings of the American Society of Clinical Oncology 17: A1, 1a, 1998
6) Saltz LB, Cox JV, Blanke C, et al : Irinotecan plus fluorouracil and leucovorin for metastatic colorectal cancer. Irinotecan Study Group. N Engl J Med 343 : 905-914, 2000
7) Douillard JY, Cunningham D, Roth AD, et al : Irinotecan combined with fluorouracil compared with fluorouracil alone as first-line treatment for metastatic colorectal cancer : a multicentre randomised trial. Lancet 355 : 1041-1047, 2000
8) Sargent DJ, Niedzwiecki D, O'Connell MJ, et al : Recommendation for caution with irinotecan, fluorouracil, and leucovorin for colorectal cancer. N Engl J Med 345 : 144-145; discussion 146, 2001
9) de Gramont A, Vignoud J, Tournigand C, et al : Oxaliplatin with high-dose leucovorin and 5-fluorouracil 48-hour continuous infusion in pretreated metastatic colorectal cancer. Eur J Cancer 33 : 214-219, 1997
10) Bleiberg H, de Gramont A : Oxaliplatin plus 5-fluorouracil : clinical experience in patients with advanced colorectal cancer. Semin Oncol 25 (2 Suppl 5) : 32-39, 1998
11) Giacchetti S, Perpoint B, Zidani R, et al : Phase III multicenter randomized trial of oxaliplatin added to chronomodulated fluorouracil-leucovorin as first-line treatment of metastatic colorectal cancer. J Clin Oncol 18 : 136-147, 2000
12) Cvitkovic E, Bekradda M : Oxaliplatin: a new therapeutic option in colorectal cancer. Semin Oncol 26 : 647-662, 1999
13) André T, Bensmaine MA, Louvet C, et al : Multicenter phase II study of bimonthly high-dose leucovorin, fluorouracil infusion, and oxaliplatin for metastatic colorectal cancer resistant to the same leucovorin and fluorouracil regimen. J Clin Oncol 17 : 3560-3568, 1999
14) Hoff PM, Ansari R, Batist G, et al : Comparison of oral capecitabine versus intravenous fluorouracil plus leucovorin as first-line treatment in 605 patients with metastatic colorectal cancer : results of a randomized phase III study. J Clin Oncol 19 : 2282-2292, 2001
15) 浜本康夫，伊東文生，今井浩三：大腸癌におけるtargeting療法．GI Research 11 : P47-52, 2003

［浜本　康夫／今井　浩三］

総論 10　消化器疾患と漢方薬

はじめに

消化器疾患は，器質的な疾患とともに，機能的な病態が多いことがひとつの特徴といえよう．そこに心因的要素も加わって多彩な症状を呈するようになる．

漢方医学では「心身一如（しんしんいちにょ）」といって現在の心療内科的なアプローチが得意であり，心因的要素がある機能性疾患に関してはfirst choiceにもなりうる．

要は漢方薬の特徴を知り，その適応を考え，現代医薬とのうまい使い分けもしくは併用をすることが"治療の質"を上げるためには大事である．

すなわち，

1) 器質的疾患については現代医学的治療を優先し，そのうえで症状を軽くするため，または回復を早めるために漢方薬を併用する，

2) 機能的疾患については現代医薬と漢方薬を並列で治療候補に上げ，疾患によっては漢方薬単独の使用も考える．

ここでは日常よくみられる下部消化器疾患の漢方処方について症状別と疾患別に分けて概説する．

症状別漢方処方

1. 腹　痛

漢方治療では，腹痛の性状ととともに冷えなどの随伴する症状を捉えて総合的に治療する．いうまでもなく原因検索を忘れてはならない．

○芍薬甘草湯：部位を問わず第1選択薬としてよい．「漢方の痛み止め」であり，骨格筋，平滑筋を問わず筋肉の攣縮性疼痛に用いる．頓服として用いることが多い．

○当帰四逆加呉茱萸生姜湯：寒冷刺激によって増強する下腹部痛に使用する．poly surgeryの場合が多く，女性に適応が多い．

○大建中湯：冷えがあって腹部膨満，鼓腸を呈している場合に用いる．開腹術後の癒着などによる通過障害にしばしば使用される．腹壁が軟弱で，蠕動不穏が認められることが使用目標になることが多い．

○桂枝加芍薬湯：緊張による腹痛で下痢を伴うものに用いる．

2. 下　痢

漢方では，下痢を裏急後重の伴う感染性下痢と，裏急後重のない消化不良や消化機能の低下による下痢とに区別している．感染性下痢については急性腸炎の項で触れ，ここでは胃腸虚弱と神経性の下痢について述べる．

1) 胃腸虚弱による下痢

○真武湯：顔色が悪く冷えて下痢するときの第1選択薬．下痢した後にがっくり疲れるものに用いる．

○人参湯：冷えると心窩部が痛むもの．

○半夏瀉心湯：比較的体力があるものの慢性下痢に用いる．心窩部のつまり感や腹鳴を目標にする．

○啓脾湯：胃腸虚弱の水様性下痢や小児の消化不良症に用いられる．

2) 神経性下痢

○桂枝加芍薬湯：緊張やストレスによる腹痛と下痢．

○四逆散：顔色が悪いもので緊張やストレスによる下痢に用いる．腹直筋の緊張と胸脇苦満(注)を目標にする．

(注) 胸脇苦満（きょうきょうくまん）：季肋部の抵抗・圧痛のこと．

3. 便　秘

体格がガッチリしていてのぼせやすいタイプは，センノサイド類を主成分とする大黄を含む処方を考慮し，やせ型で顔色が悪いものや痙攣型の便秘には芍薬

を含む処方を考える．

1）大黄を含む処方
○大黄甘草湯：マイルドに便通をつけるので第1選択薬として用いる．
○三黄瀉心湯：のぼせ，不眠，頭重など．
○桃核承気湯：月経痛，情動不穏でイライラが強いもの．
○潤腸湯・麻子仁丸：高齢者の弛緩性便秘．体液が不足し，コロコロした兎糞状になった便を目標にする．

2）芍薬を含む処方
○桂枝加芍薬湯・桂枝加芍薬大黄湯：痙攣性便秘一般．
○小建中湯・黄耆建中湯：小児の痙攣性便秘．
○加味逍遙散・四逆散：ストレスなどで過緊張となり便秘するもの．

疾患別漢方処方

1. 炎症性腸疾患

1）急性腸炎
感染性の下痢には大黄（抗炎症，抗菌作用）・黄芩（消炎作用）・黄連（健胃整腸作用）を含む処方を考慮する．下痢などの症状を改善するためには，五苓散を中心にした処方を考える．細菌感染症には抗生剤を使えばよいが，ウイルス感染症には適当な薬が少なく漢方薬が有用である．
○五苓散：嘔吐を伴う場合．小児によく使用する．
○柴苓湯：五苓散（下痢止め）＋小柴胡湯（抗炎症）．胸脇苦満がある場合．
○大黄牡丹皮湯：アメーバ赤痢などの感染性下痢．

2）慢性腸炎（慢性炎症性腸疾患）

（1）潰瘍性大腸炎
全身状態の改善を目標に以下の処方から選択する．
○十全大補湯：粘膜浮腫，びらん，易出血性のものに．
○人参湯：顔色が悪く，冷えるとお腹が痛み下痢をするもの．
○真武湯：全身の冷えとがっくり疲れる下痢．
○柴苓湯：ステロイド剤との併用で，副作用の軽減や減量，離脱を狙う[1]．
○温清飲：出血が遷延化したもの．
○芎帰膠艾湯：出血が続き，貧血傾向のもの．
○胃風湯：粘血便を伴う直腸型に用いる（エキス剤にはない）．

（2）クローン病

柴胡桂枝湯，柴苓湯などの柴胡剤を第1選択薬に考える．その他下に挙げたもの以外は炎症性腸疾患ということで潰瘍性大腸炎の治療に準じる．
○腸癰湯：比較的体力があり，回盲部に所見があるもの．
○千金内托散：瘻孔を形成して治りにくいもの[2]．（エキス剤にはない）

2. 機能性腸疾患

1）過敏性腸症候群
漢方薬が第1選択になりうる疾患である．

（1）下 痢 型
○人参湯：冷えると心窩部が痛むもの．
○真武湯：冷えると下痢するもの．下痢した後にがっくり疲れるタイプに用いる．
○半夏瀉心湯：腹鳴，口内炎，心窩部のつかえ感を目標に使用する．

（2）便 秘 型
○桂枝加芍薬大黄湯：桂枝加芍薬湯に大黄を加えた処方で第1選択薬．
○大建中湯：冷えると腹痛の強いもの．腹壁が薄く，蠕動不穏が目標．

（3）下痢便秘交代型
○桂枝加芍薬湯：下痢便秘にかかわらず，過敏性腸症候群の第1選択薬．腹満，腹痛を目標に使用．
○四逆散・柴胡桂枝湯：過緊張，抑うつ傾向，胸脇苦満，腹直筋の緊張を目標に．
○小建中湯：過緊張による下痢，便秘で，小児に使用することが多い．

（4）その他（下痢・便秘にかかわらず，特に精神面からのアプローチを重視したもの）
○香蘇散：胃腸虚弱で，抑うつ傾向．
○半夏厚朴湯：几帳面，神経質で予期不安のあるタイプ．
○抑肝散加陳皮半夏：神経過敏，慢性消耗状態で，腹部大動脈の拍動を強く触知することが多い．

2）術後腸管癒着障害
開腹手術後の癒着性イレウスに対して，保存的治療の場合イレウス管による減圧療法と輸液管理が中心となるが，イレウス緩解後も腹痛，便通異常などの症状が持続することがある．このような場合漢方薬が有用である．最近は手術後の予防投与も行われている．
○大建中湯：冷えと腹痛を訴え，腹部膨満，鼓腸を呈している場合．腹壁が軟弱で蠕動不穏が認められることが使用目標だが，最近は腹部所見にかかわらず，経鼻胃管やイレウス管からの投与も行われ，治療効果と再発予防効果が認められている[3]．

○中建中湯：小建中湯＋大建中湯．冷えと腹痛が目標だが，大建中湯だけよりマイルドで，小児や高齢者にも使いやすい．

○当帰建中湯：冷えて下腹部が痛み，出血などで貧血傾向にあるもの．

3. その他

1）痔　疾

外用薬として，紫雲膏を併用するとよい．

○黄連解毒湯：内痔核や裂肛の出血の初期に用いる．

○乙字湯：疼痛，出血などを伴う痔疾全般に使える．経過の長いものには桂枝茯苓丸を併用するとよい．

○補中益気湯：脱肛型に使用する．乙字湯や桂枝茯苓丸などと併用してもよい．

○排膿散及湯：肛門周囲膿瘍・痔瘻の初期に用いる．

○十全大補湯：痔核からの出血や裂肛の遷延化したもの．肛門周囲膿瘍・痔瘻の肉芽形成に．

2）消化器癌（大腸癌）

癌治療における漢方薬の役割としていくつか挙げられるが，ここでは全身状態の改善，抗癌剤や放射線治療の副作用の軽減ということを中心に述べる．

○十全大補湯：乾燥した皮膚，びらん，脱毛，褥瘡，出血傾向などがあるものの全身状態の改善や，手術後の体力回復に用いる[4)5)]．食欲不振の強いものには不適．

○人参養栄湯：十全大補湯と同様で，全身状態の改善が目標だが，さらに不眠や呼吸器症状を伴うもの．抗癌剤投与時の白血球減少の軽減[6)]や免疫能改善の報告もある[7)]．

○補中益気湯：気力・体力の消耗が激しく，倦怠感，微熱，味覚異常のあるもの．

○六君子湯：抗癌剤による食欲不振や抑うつ傾向のあるもの．

○半夏瀉心湯：抗癌剤による副作用（特に塩酸イリノテカンによる下痢）に使用する[8)]．

○茯苓四逆湯：強力な新陳代謝賦活剤で，癌性疼痛やend stageの全身状態の改善に用いる．エキス剤であれば人参湯＋真武湯で代用する[9)]．

●文　献●

1）松生恒夫，鈴木康元，野沢　博ほか：潰瘍性大腸炎とクローン病に対する漢方治療法．消化器科 24：172-179, 1997
2）花輪壽彦：漢方診療のレッスン, pp105-106, 1995
3）大藪久則，松田昌三，栗栖　茂ほか：癒着性イレウスに対するツムラ大建中湯（TJ-100）の使用経験．Prog Med 13：1089-1093, 1993
4）鍋谷欣市，李　思元：和漢薬投与による術前・術後の全身状態の修復．Proc Symp WAKAN-YAKU 16：201-206, 1983
5）鍋谷欣市，李　思元：腫瘍．診断と治療 11：2385-2388, 1986
6）垣内正典，上村邦紀：消化器癌術後患者に対する人参養栄湯の臨床効果．Prog Med 12：1649-1651, 1992
7）荒木靖三，田中　保，緒方　裕ほか：大腸癌術後に及ぼす漢方方剤の免疫学的検討．新薬と臨床 41：1670-1676, 1992
8）鎌滝哲也：塩酸イリノテカンによる下痢と漢方薬．漢方医学 20：146-148, 1996
9）花輪壽彦：漢方診療のレッスン, pp239-246, 1995

［早崎　知幸］

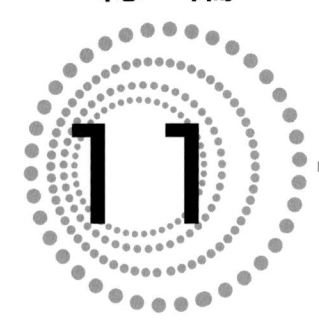

総論 11 臨床試験とインフォームドコンセント

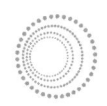

はじめに

下部消化管疾患は，炎症性疾患，腫瘍性疾患ともに増加傾向にあり，その治療に関しても，なお種々の研究検討が行われている．その治療効果の妥当性を証明するためには適正な臨床試験が不可欠である．一方，標準的な治療に関しては，治療指針の策定などを通して，ある程度ガイドライン化が進められている．しかしながら，同一の疾患であっても，それまでの治療経過・病態などを考えると，単純にガイドラインや治療指針に従うことが，個々の患者の治療結果・QOL（Quality of life）改善に結びつくとは限らない．また日本では，原則として保険診療においては，保険適応外の治療を混合診療とすることが認められないが，炎症性腸疾患のような難治性疾患においては，保険適応の治療だけでは解決しないこともあり，かつ保険適応外の治療法が海外や国内で一般的になっていることも多い．さらに医師が期待する治療効果と患者が求めるものが必ずしも同一のものとも限らない．よって，治療に当たっては，各患者の個性に合わせ，それぞれにあわせたゴールを目指した治療方針の作成と決定は患者とともに行われなければならない．

これを実現するうえで重要なものがインフォームドコンセントである．もちろん先に述べた臨床試験の実施に当たっては，その功罪を含めて完全なインフォームドコンセントの取得が必要となることはいうまでもない．以下にそれぞれの意義と要件などにつき解説する．

臨床試験

現代の分子生物学の進歩を背景として，種々の物質やメディエータをターゲットとした創薬が行われ，難治性疾患をはじめとして，これまで治療に難渋してきた疾患への治療法選択の幅が広がり良好な治療効果が得られつつある．このような新薬・新治療法（あるいは従来からある薬剤の新たな疾患への適応拡大）が日の目を見るには，その薬剤・治療法の治療効果・有効性と妥当性を客観的に示すことが重要であり，そのために臨床試験が行われる．

臨床試験は，大きく3相に分けられる（市販後の効果確認という形で4相が行われる）．試験管内や動物実験で効果が確認された薬物に対して，まず第1相として，健常ボランティアを対象とした安全性試験が行われる．次に実際の患者に対して，治療効果を確認する目的で2/3相の試験が行われる．第2相は，ある程度限定した対象に対して実際に効果がみられるかどうかを検定する目的で行われるため比較的小規模であるが，第3相はその薬物治療の有効性を科学的に検定するに足るデータを集めるため，一定以上の規模で行われる．通常，これらの治療が有効であることを科学的に証明するために，プラセボを使用し，担当医・患者とも投薬内容が分からない形で（ダブルブラインド）のRCT（Randomized Control Trial）で行われる．

理論的に，新たな治療と考えられ臨床試験が行われるわけだが，投与薬剤の該当疾患への治療効果，副作用の可能性など未知な部分があるうえ，プラセボ群となる可能性もあるわけであり，このような試験への患者の参加はあくまで任意のものである必要がある．よって，あらかじめ患者に試験内容などにつき十分な説明の元理解していただくことが重要である．このステップとして後述するインフォームドコンセントは不可欠である．

現在，このような臨床試験の結果の評価に関して単一の試験としてはRCTが重要であり，いくつかのRCTの結果を総括し統計学的検定をもとにその妥当性を検証するmeta-analysisの信憑性が高いと考えられているので，文献などで評価する際に参考にする．

インフォームドコンセント

インフォームドコンセントは，日本語での説明として，説明に基づく同意と解されることが多い．原語では，"Given informed consent"という言葉で表現されることが多く，医師が取得するというよりも患者が与えるものということである．ただ，その際の説明の内容が重要であり，単に担当医が重要と考えることを説明するだけでは不十分で，一定の要件に基づいた項目を果たす必要がある．特に重要な点を下記に解説する．

- 現在の疾患に関する説明
- その疾患に対する一般的な治療指針と治療効果と副作用・予後など
- 現在の病状と治療への反応・予後の予想
- 治療法の説明（治療法の説明・予想される効果・副作用など）
- 代替治療の有無とその治療効果，予後予想
- 治療しなかった場合の予後

インフォームドコンセントの今後

当然ながら，インフォームドコンセント取得に当たっての説明には，妥当な資料が重要である．すでに海外などで市販されており，十分データの整った薬剤や治療，あるいは他の疾患などにすでに承認されており，その薬剤の適応拡大を目指す場合などについては，ある程度の臨床データが揃っていることが多く，説明に当たってのデータが比較的容易に入手されることが多い．

この際に，提示するデータとして妥当な成績を紹介することが重要である．すなわち，一定のエビデンスに基づく説明である．これは通常よく言われているEBM（Evidence Based Medicine）を元に，臨床試験の対象となっている治療に関して種々の治療の現況，該当薬剤の治療効果や副作用・適応などに関する論文を根拠として示すのがよい．当然ながら，都合の良いデータだけを示すのではなく，副作用を含めた悪い面の可能性に関するデータの紹介，他の治療法の長所・短所並びに期待される治療成績などを同時に示すことが必要である．引用するデータとしては，RCTなど客観性を示せるものが望ましいのはいうまでもない．

一方，まったく新たに開発された薬剤などでは，実際の診療成績として十分なデータを示せないことも少なくない．このような場合には，まず1相試験で得られた安全性に関する情報や，動物実験での治療効果に基づく治療効果予測などをベースにすることになる．その際には，他の治療法の有効性と比較して，該当薬剤の特徴を説明する．また，臨床試験の途中でも副作用情報を含む新たな情報が得られたら，速やかに伝達するとともに，治験から脱落する自由を保証し，試験の任意性を保つようにする．

最終的には，薬剤や治療の持つ特性をよく理解し，現在得られているエビデンスをベースとして，他の治療法との比較を元に説明するわけであるが，データなどに対して，比較的ドライな欧米とは異なり，日本では，やはり日頃の患者との人間関係がキーポイントとなることも少なくない．

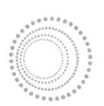

臨床試験におけるGCPとインフォームドコンセント

実際の臨床試験に当たっては，インフォームドコンセントを含む実施に当たっての指針が規定されている．これがGCP（Good Clinical Practice）と呼ばれるものである．当初1985年に厚生省から発表された「新薬の臨床試験の実施に関する基準」（試案）が公表され，ガイドラインとして用いられたが，この段階では，被験者への同意と説明については詳細な規定は無く口頭同意も許されたため，十分な説明と患者の理解に基づく同意が一定の基準に達しない恐れがあった．

その後，抗ガン剤の治験などで問題が生じたこともあり，1997年には「医薬品の臨床試験の実施の基準に関する省令」として明文化され，これに従ったGCPによることが義務化された．この改訂により，インフォームドコンセントの内容に関しても明示され，必ず文書による同意（未成年者などでは親権者の同意も含む）を得ることが必要となっている．また，何らかの必要により，臨床試験の中に遺伝子研究が含まれる場合には，前期のほかに「ヒトゲノム・遺伝子解析研究に関する倫理指針」にも準拠するような，説明文，同意書が必要となっている．

なお近い将来，製薬会社の治験だけでなく自主研究などを含む臨床試験（現在では各施設の倫理委員会の審議承諾により実施されているもの）などに関してもGCPへの準拠が必要となるといわれており，その要件・内容などについて注意が必要である．

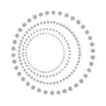

実際のインフォームドコンセントの実例

ここで，クローン病患者に対する治療におけるイン

フォームドコンセントを一例として取り上げて解説する．

1) あなたはクローン病です．病変部はS状結腸と盲腸，小腸の終末部（回腸）にあります．その他に，クローン病に合併する肛門部痔瘻があります．

2) クローン病は，原因不明の炎症性疾患で，良性疾患でありますが，再燃と緩解を繰り返します．クローン病の病因には一定（数％以下）の遺伝的素因と脂肪などの食餌因子が複合して起こります．日本での患者数は約2万人で，欧米に比べると1/10程度の罹患率といわれています．

3) 日本における一般的な治療指針では，まず栄養療法（成分栄養剤による経腸栄養や重症では中心静脈栄養）が選択され，それで効果不十分な場合には薬物療法（5-アミノサリチル酸；5-ASAやステロイド）を追加します．また，抗生物質（メトロニダゾール）や免疫抑制剤（アザチオプリンなど）が使用されることもあります．抗生物質や免疫抑制剤は保険適応外の治療になります．

4) 狭窄や膿瘍に対しては外科手術を行いますが，術後に維持療法をしない場合の再発率は高いです．よって，必要最小限の手術としますが，肛門部病変については積極的なドレナージ術が良いようです．

5) これで，緩解導入できた場合は，在宅経腸栄養で維持を図ります．十分量（体重あたり30kcal以上）の成分栄養剤で維持すると非再燃率は80〜95％程度と報告されています．緩解維持療法を行わない場合の再発率は高く，年率50％以上で再入院を要するといわれています．

6) 2002年から，上記の通常治療に抵抗する症例に対しては，新しい治療法として抗TNF-α抗体による治療が保険適応となりました．

クローン病では，病変部を中心として白血球（主としてマクロファージ）の異常な活性化があり，そこから産生されるTNF-αが種々の炎症反応のイニシエーターとして作用し慢性炎症を引き起こします．抗TNF-αは，このTNF-αを中和するとともに産生細胞を減らすことによりクローン病の腸管炎症を減弱させます．遺伝子工学により，マウス由来の抗体のうち約75％をヒト型化してありますが，25％ほどはマウスの成分であり，これによりアレルギー反応が起こる可能性はあります．

類似薬としては，同様の炎症性サイトカインであるIL-6のレセプターに対する抗体や，白血球の接着に関連したβ7インテグリンに対する抗体，IL-12に対する抗体などが欧米（IL-6Rは日本でも）などで治験中ですが，まだ一般的な利用はできません．また，さらにヒト型化率を高めた抗TNF-α抗体も現在開発中です．

7) 抗TNF-α抗体は，欧米ではすでに2000年から使用され，クローン病のほか関節リウマチでも使用され，すでに20万人程度の治療歴があるようです．有効性は高く，70〜80％で強い効果（緩解導入あるいはCDAIで70点以上の改善，あるいは瘻孔の1/2以上の閉鎖）が得られます．ただし，薬効の持続は4〜8週間程度がピークで，その後無治療だと再度悪化していく傾向にあります．

本治療の副作用としては，1) 易感染性（細菌感染・結核），2) 注射時の反応（主としてアレルギー反応），3) 頭重感などの軽度の症状が報告されています．

悪性腫瘍発生に関しては，基礎疾患（主として関節リウマチで合併率が高く，本剤の投与の有無では差はないという報告があります．その他に，脱髄性疾患の増悪，心疾患の増悪の報告がありますが，本剤との因果関係は明らかではありません．よって，従来の治療が無効な場合には，比較的安全かつ強い治療効果が期待できます．ただし，狭窄などの器質的変化への効果は期待できず，かえって悪化させる可能性もあります．まだ，日本での投与例は十分でなく，一定のデータはありませんが，日本で行われた治験結果もおおむね海外のものと同様でした．

全体としては，従来の治療で効果不十分な場合には，比較的有効で安全な治療と考えられています．

8) 実際には，肛門部病変や瘻孔を伴う患者さんには，0，2，6週の3回点滴（約2時間）し，上記合併症のない場合には1回投与です．投与量は5mg/kgで行います．

9) あなたは，すでに外来で1,200kcal/day以上の成分栄養療法を受けたにもかかわらず増悪したこと，肛門部病変があり，ステロイドでは悪化の可能性が高いことなどから，抗TNF-α抗体の治療をしてはどうかと思います．

10) もし，同意いただける場合は，あらかじめ感染症や結核がないことを確かめる検査をしたうえで投与を行います．有効であった場合は，在宅経腸栄養による維持療法が良いと考えていますが，もし経腸栄養を続けることが困難な場合には，保険適応外ですが，免疫抑制剤（アザチオプリン）の少量投与が海外で良い成績が報告されています．

11) もし，抗TNF-α抗体治療に同意いただけない場合は，絶食のうえ完全静脈栄養が代替治療になりますが，大腸病変への奏功率はやや低いようです．ステロイドの併用はクローン病の腸管病変へはかなりの治

療効果が見込めますが，肛門部病変の悪化や長期投与によるステロイドの副作用の可能性があります．

12) 以上，いずれを選択されるかをよく考えて決めて下さい．もし，疑問点があればいつでもお知らせ下さい．また，治療開始後でも希望が変わった場合はお知らせ下さい．

実例の解説

以上で述べたような解説の際には，具体的なデータ（患者さんの内視鏡やX線など）を提示して説明するが，さらに，治療法に関するデータ（論文報告の概要や自施設でのこれまでの治療経験と効果）などを提示しながら説明することが望ましい．

また，説明した内容や説明書きなどは複写あるいはコピーし，説明への参加者名（担当医ほか），説明日時，患者側の参加者名などを記載し，患者側に1部カルテに1部保管する．

なお，臨床試験のインフォームドコンセントの基本も同様であるが，特に治験参加の任意性，いつでも辞退できること，不利益を受けることのないことを強調しておく．実際には，各施設で事前に検討されたGCPに沿った形の同意説明文書が用意されているので，それに従って説明すればよい．

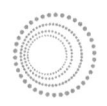

まとめ

現在の医学の進歩に歩調を合わせ，最新の情報をもとにした診断と治療を心がけることはきわめて重要である．同時に，それが独りよがりになることなく，医師と患者が共通の認識と理解を持って治療（臨床試験を含む）に当たることが重要であり，そのための基本がインフォームドコンセントである．

●文　　献●
1) 森下典子，政道修二，楠岡英雄：インフォームドコンセント．からだの科学増刊（21世紀の大学病院），pp112-115, 2002
2) 松本誉之，押谷伸英，荒川哲男：クローン病の抗TNF-α抗体による治療．日消誌 100：6-12, 2003

[松本　誉之]

疾患編

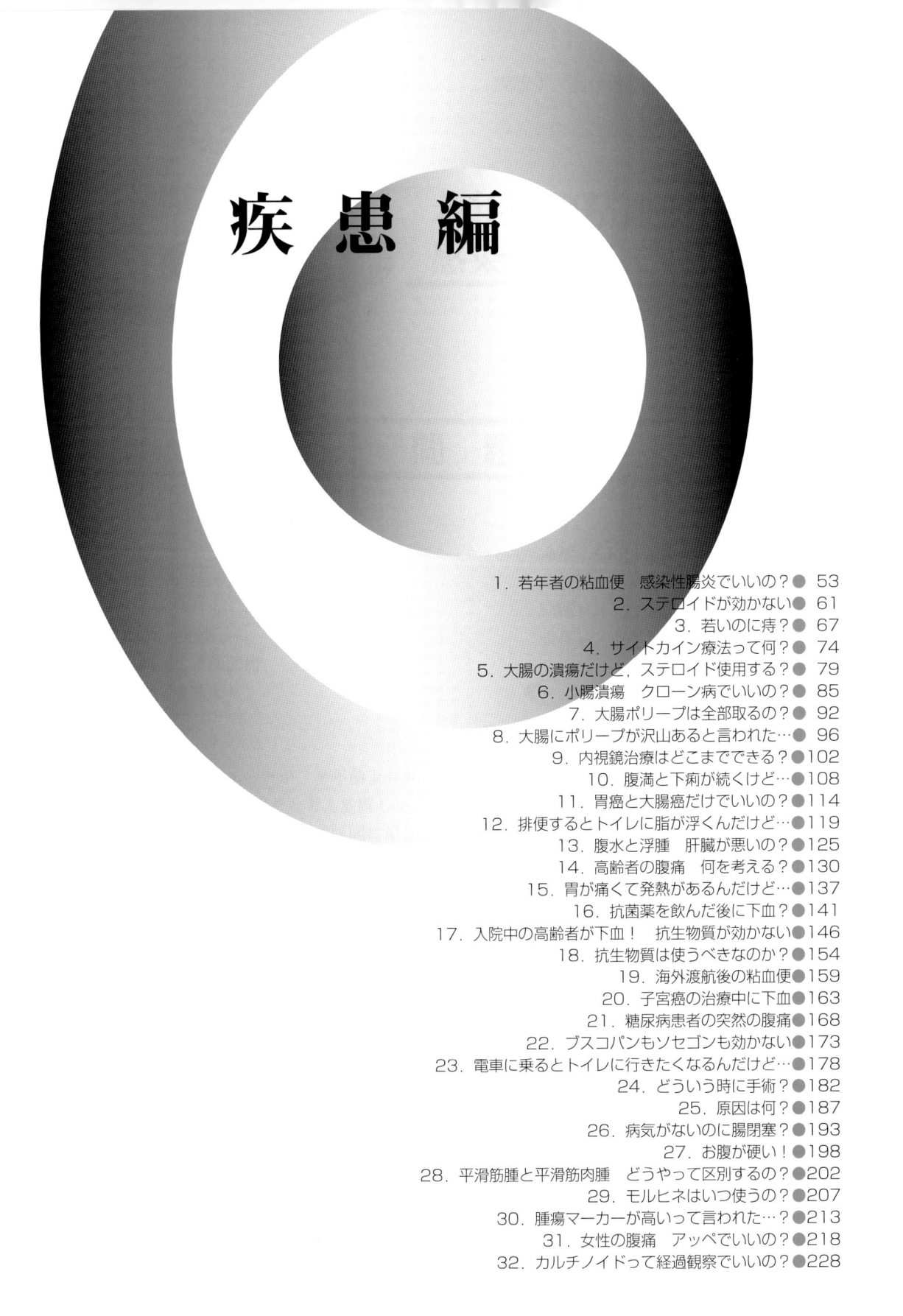

1. 若年者の粘血便　感染性腸炎でいいの？●53
2. ステロイドが効かない●61
3. 若いのに痔？●67
4. サイトカイン療法って何？●74
5. 大腸の潰瘍だけど，ステロイド使用する？●79
6. 小腸潰瘍　クローン病でいいの？●85
7. 大腸ポリープは全部取るの？●92
8. 大腸にポリープが沢山あると言われた…●96
9. 内視鏡治療はどこまでできる？●102
10. 腹満と下痢が続くけど…●108
11. 胃癌と大腸癌だけでいいの？●114
12. 排便するとトイレに脂が浮くんだけど…●119
13. 腹水と浮腫　肝臓が悪いの？●125
14. 高齢者の腹痛　何を考える？●130
15. 胃が痛くて発熱があるんだけど…●137
16. 抗菌薬を飲んだ後に下血？●141
17. 入院中の高齢者が下血！　抗生物質が効かない●146
18. 抗生物質は使うべきなのか？●154
19. 海外渡航後の粘血便●159
20. 子宮癌の治療中に下血●163
21. 糖尿病患者の突然の腹痛●168
22. ブスコパンもソセゴンも効かない●173
23. 電車に乗るとトイレに行きたくなるんだけど…●178
24. どういう時に手術？●182
25. 原因は何？●187
26. 病気がないのに腸閉塞？●193
27. お腹が硬い！●198
28. 平滑筋腫と平滑筋肉腫　どうやって区別するの？●202
29. モルヒネはいつ使うの？●207
30. 腫瘍マーカーが高いって言われた…？●213
31. 女性の腹痛　アッペでいいの？●218
32. カルチノイドって経過観察でいいの？●228

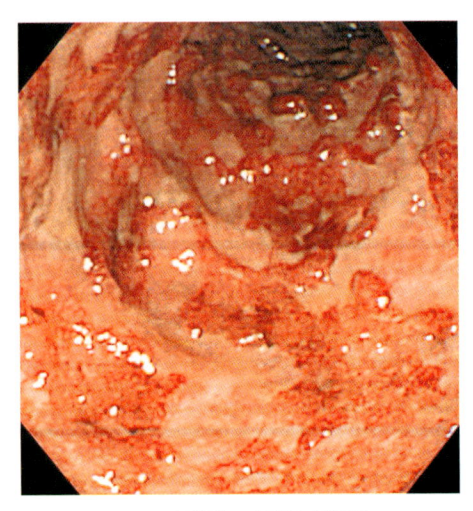

図1　入院時の大腸内視鏡像

問題3 本症例の治療方針として正しいものを選べ．
(1) サラゾスルファピリジン3～4gまたは5-アミノサリチル酸1.5～2.25g経口投与
(2) ステロイドホルモン20mg経口投与
(3) 血漿交換療法
(4) ステロイドホルモン40～80mg静脈投与
(5) 抗生物質の投与
a(1),(2),(3)　b(1),(2),(5)　c(1),(4),(5)
d(2),(3),(4)　e(3),(4),(5)

問題4 この症例に認められる可能性のある合併症はどれか？
(1) 中毒性巨大結腸症
(2) 関節炎
(3) 硬化性胆管炎
(4) 壊疽性膿皮症
(5) 虹彩炎
a(1),(2),(3)　b(2),(3),(4)　c(3),(4),(5)
d(1),(3),(4),(5)　e(1～5のすべて)

上記治療により症状は軽快し，ステロイド静脈投与から，内服治療に移行し，漸減し20mg内服，サラゾスルファピリジン3～4gにて退院となった．

問題5 今後の方針について正しいものを選択せよ．
(1) 自覚症状がなくなったら，サラゾスルファピリジン内服を中止する
(2) 定期的に大腸鏡・注腸検査を行う
(3) ステロイド漸減が困難な場合，免疫抑制剤を併用する
(4) 心理的サポートを必要とすることがある
(5) 緩解期であるが，厳密な食事療法が必要である
a(1),(2),(3)　b(1),(2),(5)　c(1),(4),(5)
d(2),(3),(4)　e(3),(4),(5)

解　説　編

● 潰瘍性大腸炎について

1. 疾患概念・症状

潰瘍性大腸炎（ulcerative colitis）は，"主として粘膜を侵し，しばしばびらんや潰瘍を形成する，大腸の原因不明のびまん性非特異性炎症（厚生省特定疾患難治性腸疾患障害研究班）"と定義され，クローン病とともに炎症性腸疾患と呼ばれる．病変は直腸からびまん性連続性に認められ，主要症状は下痢・粘液の排出・下血・血便である．臨床的には，再燃・緩解を繰り返しながら慢性に経過する症例が多く，長期経過例においては大腸癌の合併が問題となる．

2. 診　断

1）臨床検査所見

白血球増多・貧血・血沈亢進・CRP上昇などの非特異的炎症所見を認める．ステロイド使用により白血球数が増加することがあるため注意を要する．

2）下部消化管造影，内視鏡検査

直腸から全周性・連続性に病変を認めるのが特徴である．下部消化管造影では，粘膜は細顆粒状でさまざまなびらんや潰瘍が出現し，腸管の辺縁には小さな潰瘍の側面像である棘状影（specula）（図2）を認める．炎症を繰り返す症例では，腸管の短縮・狭小化，Haustraの消失により，特徴的な鉛管様（lead pipe）像を呈する（図3）．内視鏡検査ではこれらの所見に加え，粘膜の血管透見の消失や浮腫（図4），内視鏡の接触による易出血性を認める．潰瘍により残存した粘膜は，粘膜面に橋状の形態をとるmucosal bridgeや細長くひも状に残存しmucosal tagと称され，炎症性ポリープとともに不規則な粘膜表面をとるようになる．

3. 分　類

病型・病期・重症度などから以下のごとく分類される（厚生省特定疾患研究班による）．

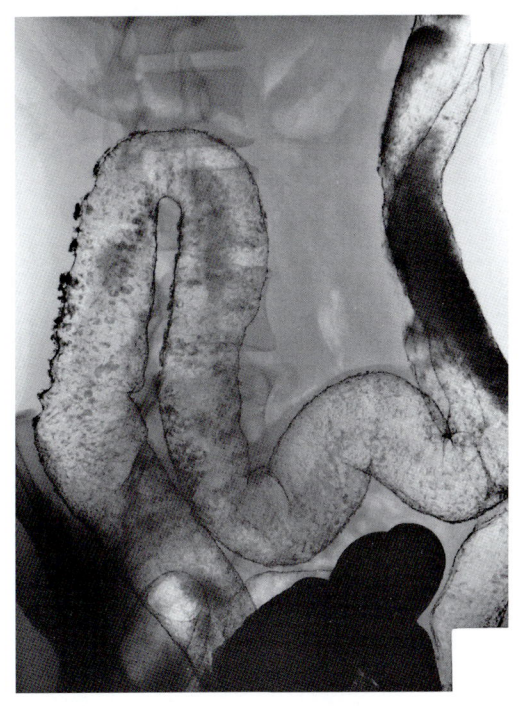

図2 注　　腸

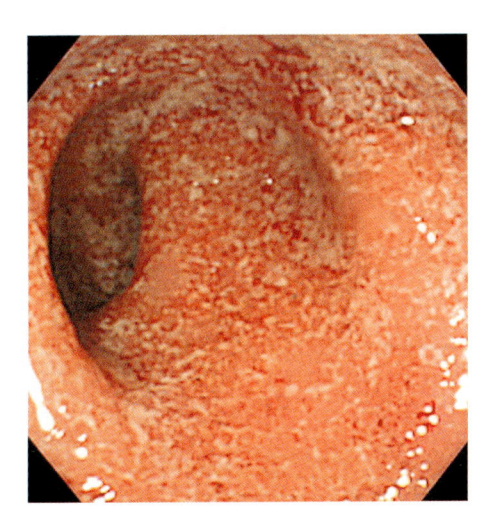

図3 注　　腸

図4　大腸内視鏡像（中等症）

1）病変の拡がりによる分類
・全大腸炎（total colitis）：病変が横行結腸中央部よりも口側に及ぶ
・左側大腸炎（left-sided colitis）：横行結腸中央部を越えない
・直腸炎（proctitis）：直腸に限局する
・右側あるいは区域性大腸炎（right-sided or segmental colitis）：右側結腸や直腸から離れた部位に限局する

直腸炎の15％において10年間のうちに病変範囲の進展がみられるとされる．

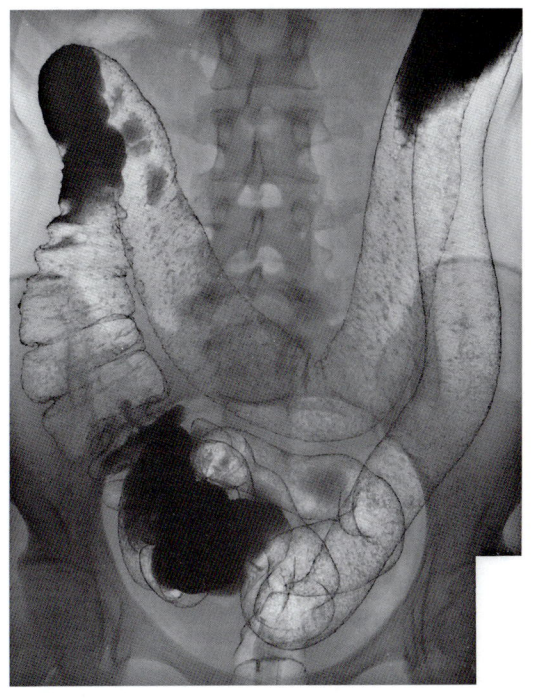

2）病期による分類
・活動期（active stage）：血便を訴え，内視鏡的に炎症所見を呈する
・緩解期（remission stage）：それらを認めない

3）重症度による分類
臨床的重症度により軽症（mild），中等症（moderate），重症（severe）に分類される（表1）．

4）臨床経過による分類
・再燃緩解型（relapsing-remitting type）：再燃と緩解を繰り返す
・慢性持続型（chronic continuous type）：初回発作より6ヵ月以上活動期にある
・急性激症型（acute fulminating type）：急激な症状で発症し中毒性巨大結腸症などの合併症を伴うことが多い
・初回発作型（one attack only）：1回だけの発作

なお，慢性持続型，再燃後6ヵ月以上活動期にある場合，頻回に再燃を繰り返す場合には難治性潰瘍性大腸炎と定義される．

4．治　　療
1）活動期治療
厚生省研究班による治療指針を改変したものを（図5）に示す．重症例や全身状態が悪い中等症例は，入

56 II. 疾患編

表1 潰瘍性大腸炎の重症度分類

	a. 下痢	b. 血便	c. 発熱	d. 頻脈	e. 貧血 (Hb)	f. 赤沈
重症	6回以上	+++	37.5℃以上	90/min以上	10g/dl以下	30mm/h以上
中等症	重症と軽症の間					
軽症	4回以下	+〜−	−	−	−	正常

重症：a, bの他に全身症状であるcまたはdのいずれかがあり, かつ6項目のうち4項目を満たすもの.
軽症：a〜fのすべてを満たすもの.
劇症：以下の5項目を満たしているもの.
　1) 重症の基準を満たしている.　　2) 15回/日以上の血性下痢が続いている.
　3) 38℃以上の持続する高熱がある.　4) 10,000mm³ 以上の白血球増加がある.
　5) 強い腹痛がある.

(厚生省特定疾患調査研究班, 1985)

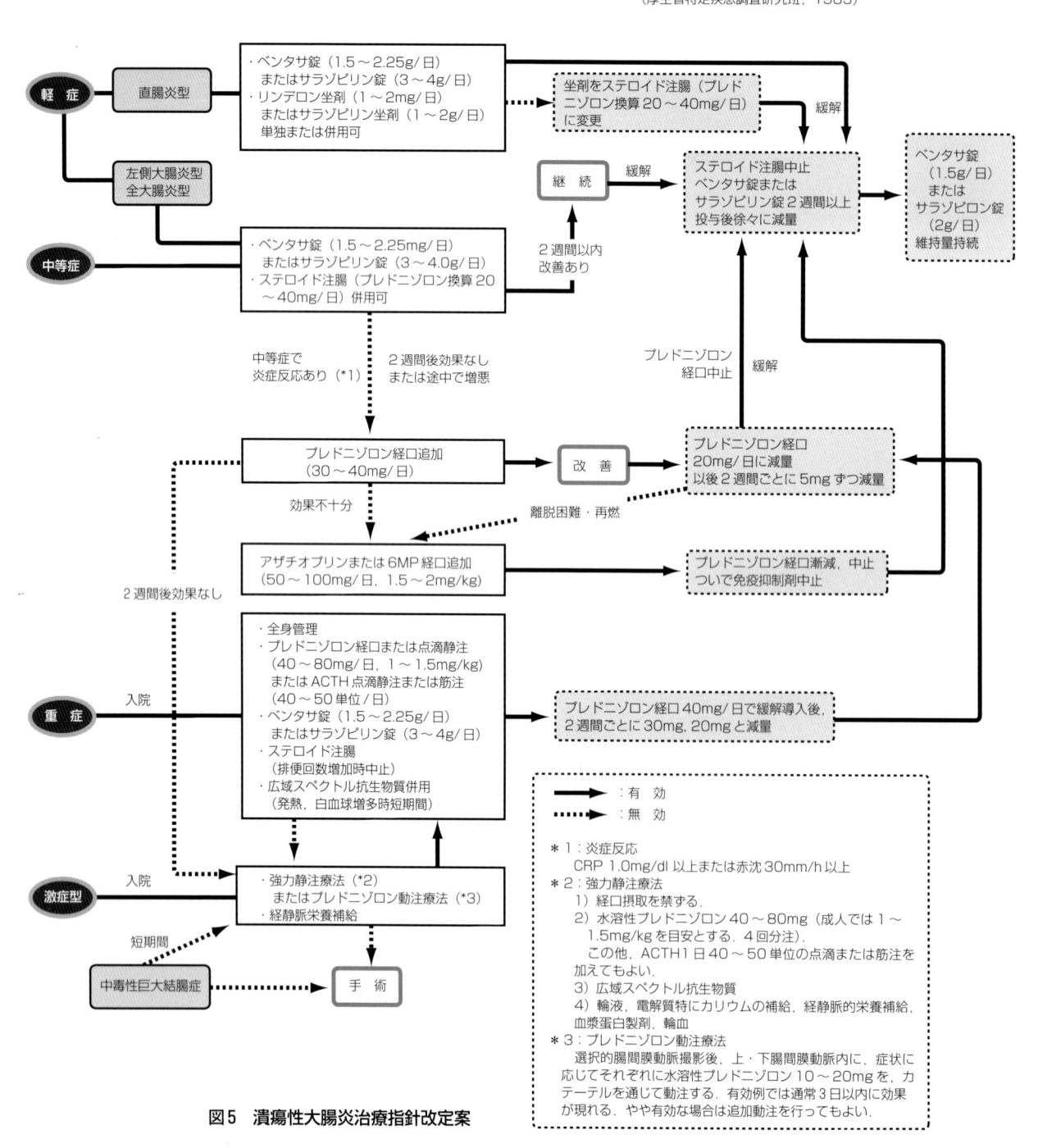

図5　潰瘍性大腸炎治療指針改定案

*1：炎症反応
　CRP 1.0mg/dl 以上または赤沈30mm/h以上
*2：強力静注療法
　1) 経口摂取を禁ずる.
　2) 水溶性プレドニゾロン40〜80mg（成人では1〜1.5mg/kgを目安とする. 4回分注）.
　　この他, ACTH1日40〜50単位の点滴または筋注を加えてもよい.
　3) 広域スペクトル抗生物質
　4) 輸液, 電解質特にカリウムの補給, 経静脈的栄養補給, 血漿蛋白製剤, 輸血
*3：プレドニゾロン動注療法
　選択的腸間膜動脈撮影後, 上・下腸間膜動脈内に, 症状に応じてそれぞれに水溶性プレドニゾロン10〜20mgを, カテーテルを通じて動注する. 有効例では通常3日以内に効果が現れる. やや有効な場合は追加動注を行ってもよい.

院安静のうえ全身的管理が必要になる．

(1) 5-アミノサリチル酸製剤

・サラゾスルファピリジン（salazosulfapyridine；SASP）

経口投与された90％以上が大腸に達し，腸内細菌により5-アミノサリチル酸（5-aminosalycylic acid；5-ASA）とスルファピリジン（sulfapyridine；SP）に分解される．作用機序は5-ASAの非特異的抗炎症作用と考えられている．

・5-アミノサリチル酸（5-ASA）

ペンタサは5-ASAをエチルセルロースの膜で覆ったもので，経口投与の40％が便中に放出される．小腸でも放出が多く小腸型クローン病でも使用される．

(2) ステロイド剤

強力な炎症抑制作用に加え免疫抑制作用を有し，腸管の炎症が強い場合や5-アミノサリチル酸製剤無効の場合に用いられる．

・免疫抑制剤

ステロイド剤が奏効しない場合，6-MPやアザチオプリンなどの免疫抑制剤が併用されるが，わが国では保険承認はされていない．

2) 緩解維持療法

緩解導入後は再発予防の意味で維持量（SASP2～3g/日あるいはメサラジン1.5g/日）を副作用のない限り長期間投与することが望ましい．ステロイドの長期投与による離脱困難例，副作用例に対して6-MP，アザチオプリン（AZA）の投与が有効であり，欧米での投与量よりさらに少量投与（6-MP30mg/日，AZA50mg/日）で有効性が認められ，副作用も低率である．

3) 手術療法

絶対的適応として，穿孔・急性腹膜炎・中毒性巨大結腸・大量出血などの重篤な急性合併症や大腸癌の合併，相対的適応として，難治例・ステロイドによる副作用・小児における成長障害などがある．術式としては，回腸末端に貯留嚢（pouch）を作る大腸亜全摘+直腸粘膜抜去+回腸嚢肛門吻合術（IAA），あるいは大腸亜全摘+回腸嚢肛門管吻合術（IACA）が行われることが多い．IAA，IACAは腹腔鏡併用でも施行可能であり，患者に対するメリットは大きい．

◎ 問題の解説および解答

問題 1

潰瘍性大腸炎の診断には，臨床症状で慢性の粘血便を認めることが必須である．加えて，下部消化管造影や大腸内視鏡により，本症に特徴的な画像所見や病理所見を証明することと，さらに類縁疾患を除外する必要がある（表2）．潰瘍性大腸炎は病変部位が直腸より連続性・びまん性に認められ，大腸に限局する．病理所見では杯細胞の減少・陰窩膿瘍が特徴的である．便の培養検査は，感染性腸炎を除外するために必要であり，大腸粘膜の結核菌検査，抗アメーバ抗体などのチェックを必要とするときもある．

問題 2

潰瘍性大腸炎の病変は一般に直腸に始まり，次第に連続性の口側進展を示し，大腸全体に炎症が及ぶとされている．びらんや潰瘍に加え，大腸粘膜の血管透見は消失し，うっ血・浮腫状になり，内視鏡の接触による易出血性を認める．大腸の長さはしばしば短縮し，腸管のHaustraは消失し，壁の肥厚や内腔の狭小化を認める．下部消化管造影および内視鏡検査は病状の把握に必須であるが，検査そのものが症状を悪化させることがあるために慎重に行わなくてはならない．急性電撃型に伴う中毒性巨大結腸症は，穿孔などの合併症を伴いやすく，これらの検査は禁忌である．

問題 3

厚生省研究班では重症度と罹患範囲により治療指針をまとめている（図5）．重症例では経静脈的な栄養管理に加えて全身管理が必要である．ステロイド剤はプレドニゾロン40～80mgを経静脈的に投与する．ペンタサまたはサラゾピリンも経口投与する．強力静注療法は，経口摂取を禁じて経静脈的な栄養管理を行い，1.0～1.5mg/kg/日のプレドニゾロンを4回分注で1週間前後行う．強力静注療法で効果が十分でないときには，プレドニゾロンの動注療法を行ってもよい．動注療法は，上，下腸管膜動脈に10～20mgのプレドニゾロンを動注する．近年ではメチルプレドニゾロン1g/日静注を3日間程度行うパルス療法も行われている．これらの治療で緩解が得られれば40～60mg/日の内服に切り替えるが，改善がない場合は手術またはサイクロスポリンAの持続静注などの治療を考慮する．また，CRPが著しく上昇している場合は，感染が関与していることも多く，抗生物質の投与が必要になることもある．

問題 4

潰瘍性大腸炎は免疫異常の関与した全身疾患の側面も持ち，腸管外合併症として，口内炎，結節性紅斑，壊疽性膿皮症などの皮膚病変，虹彩炎，関節炎，強直性脊椎炎，膵炎，胆管炎，自己免疫性疾患（リウマチ疾患，自己免疫性肝炎，原発性硬化性胆管炎）などが

表2 潰瘍性大腸炎診断基準（案）

次のaの他，bのうち1項目，およびcを満たし，下記の疾患が除外できれば確診となる．

a．臨床症状
持続性または反復性の粘血・血便，あるいはその既往がある．

b-1．内視鏡検査
1）粘膜はびまん性に侵され，血管透視像は消失し，粗ぞうまたは細顆粒状を呈する．さらに，脆くて易出血性（接触出血）を伴い，粘血膿性の分泌物が付着しているか，2）多発性のびらん，潰瘍あるいは偽ポリポーシスを認める．

b-2．注腸X線検査
1）粗ぞうまたは細顆粒状の粘膜表面のびまん性変化，2）多発性のびらん，潰瘍，3）偽ポリポーシス，を認める．その他，ハウストラの消失（鉛管像）や腸管の狭小・短縮が認められる．

c．生検組織学的検査
主として粘膜固有層にびまん性に炎症性細胞浸潤があり，同時に杯細胞の減少または消失，びらん，陰窩膿瘍や腺の配列異常などが認められる．

b，cの検査が不十分，あるいは施行できなくとも，切除手術または剖検により，肉眼的および組織学的に本症に特徴的な所見を認める場合は，下記の疾患が除外できれば確診とする．

除外すべき疾患
細菌性赤痢，アメーバ赤痢，日本住血吸虫症，大腸結核，カンピロバクター腸炎などの感染性腸炎，および放射線照射性大腸炎，虚血性大腸炎，薬剤性大腸炎，Crohn病，腸型Behçet，リンパ濾胞増殖症などである．

注1）稀に血便に気づいていない場合や，血便に気づいて来院する（病脳期間が短い）場合もあるので注意を要する．
注2）所見が軽度で診断が確実でないものは「疑診」として取り扱い，後日再燃時などに明確な所見が得られたときに本症と「確診」する．

（厚生省特定疾患「難治性炎症性腸管障害」調査研究班，潰瘍性大腸炎診断基準案，樋渡信夫（班長 武藤徹一郎），平成5年度改定案より）

ある．中毒性巨大結腸症は緊急処置が必要な重要な合併症である．炎症が腸管壁全層に及び，固有筋層や筋層間神経叢が破壊されることにより腸管運動が麻痺し，全大腸，特に横行結腸が著明に拡張する．約30％に穿孔が合併し，緊急手術が行われるが死亡率は約50％であり，仰臥位腹部単純X線写真で横行結腸中央部の径が6cm以上であれば本症を考えて治療にあたる．

問題 5

潰瘍性大腸炎は大腸癌のリスクファクターである．大腸癌合併は，若年発症，全大腸炎，慢性持続型で10年以上の経過を有する症例に多い．特徴は，1）多発癌が多い，2）平坦型が多く浸潤性で境界不明瞭なものが多い，3）低分化腺癌・粘液産生癌が多い，などである．癌の早期発見を目的として，7年以上経過した全大腸炎・左側大腸炎を対象に全大腸内視鏡検査によるサーベイランスを行う．潰瘍性大腸炎の活動期には，腸管の安静をはかるために中心静脈栄養や栄養療法を行う場合もあるが，クローン病と異なり積極的な食事療法の意義はない．

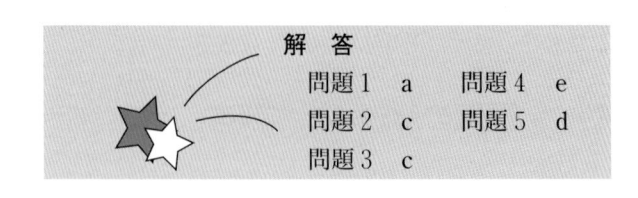

解 答

問題1　a　　問題4　e
問題2　c　　問題5　d
問題3　c

レベルアップをめざす方へ

疫　学

　潰瘍性大腸炎は，1875年にWilksにより"原因不明の非特異性炎症性腸疾患"としてはじめて報告された．本邦では1928年に稲田により報告され，1973年には厚生省特定疾患・潰瘍性大腸炎調査研究班が発足した．1975年には厚生省特定疾患に認定され，現在でも随時，診断基準や治療方針の改定が行われている．平成5年度厚生省特定疾患難治性腸疾患障害研究班によると，男女比は1：1で，患者年齢分布は25歳前後にピークを認め，60歳前後にも小さなピークを認める．人口10万あたりの罹患率は2.0と，欧米の6～15に比して低率であるが，根本治療法が確立されていないことから有病率は増加しており，現在全国で60,000人以上の患者がいると推定されている．

病　因

　病因は単一ではなく，遺伝因子・免疫異常・環境因子などが複雑に絡み合っていると考えられており，完全には解明されていない．

　潰瘍性大腸炎の家系内における発症が対照と比し10倍も多いこと[1]などより，遺伝因子についての検討がHLAに関して行われている．これまでにわが国において，潰瘍性大腸炎と相関を認めたHLAタイプはB52とDR2である[2,3]．DR2はDR15とDR16サブタイプよりなるが，DR15はさらにDRB1*1501とDRB1*1502に分けられる．日本人においては両者が半数ずつの割合であるのに対し，潰瘍性大腸炎ではDRB1*1502が85％を占めている．このDRB1*1502陽性者には，治療における総ステロイド投与量の多い重症例が多いとされている[4]．

　また，UCにおける炎症の主体は大腸であるが，虹彩炎・原発性硬化性胆管炎などの種々の腸管外合併症を認めることより，全身的な免疫機能異常の関与が示唆されている．患者血清中に自己抗体である，抗好中球細胞質抗体（P-ANCA：perinuclear antineutrophil cytoplasmic antibodies）[5]や，抗ムチン抗体（抗杯細胞抗体）[6]～[8]，抗トロポミオシン抗体[9]などが存在することが報告されていることは，自己免疫機能異常の関与を裏づけるが，これらの自己抗体の病因における意義は未だ不明である．

　免疫担当細胞とサイトカインの面からは，IL-2，IL-10などのノックアウトマウス[10,11]や，CD45RB^{hi}CD4$^+$T細胞を移入したSCIDマウス[12]で腸炎が発症することなどより，UC大腸粘膜局所のT細胞の機能異常やサイトカインの病態への関与が考えられている．

　これらの知見などから，マクロファージなどの抗原提示細胞が大腸抗原や共通抗原性を持つ腸内細菌などを認識し，活性化されたCD4＋T細胞が種々のサイトカインを産生すること，B細胞・形質細胞から産生された自己抗体が，免疫複合体，ADCC（antibody dependent cell-mediated cytotoxicity）機序により，細胞障害性に働いて炎症反応が惹起される可能性が想定されている．

新しい治療法

1. 白血球除去療法

　ステロイド依存例や長期投与に伴う副作用例に，一部のリウマチ性疾患で行われていた白血球除去療法が潰瘍性大腸炎でも試みられている．体外循環回路中の白血球除去フィルター，または遠沈法により末梢血中のリンパ球，顆粒球，単球を非特異的に除去する．活性化された白血球を除去することで炎症が治まるものと考えられている．重篤な副作用もなく，50％を超える有効率があり，今後の治療法のひとつとして検討されている．

2. シクロスポリンA（ciclosporin；CYA）

　各種臓器移植において拒絶反応を抑制するために使用される薬剤であるが，重症例・難治例でシクロスポリンAを持続静注で投与することにより，手術を回避しうる．高い緩解導入率が得られるが，緩解導入後の再燃が多いことや副作用の頻度も高く，適応症例はステロイドを含めた他の薬剤に無効な症例に限られる．

●文　献●

1) Orholm M, Munkoholm P, Langholz E, et al : Familial occurrence of inflammatory bowel disease. N Engl J Med 324 : 84-88, 1991
2) Tsuchiya M, Yoshida T, Asakura H, et al : HLA antigens and ulcerative colitis in Japan. Digestion 15 : 286-294, 1977
3) Asakura H, Tsuchiya M, Aiso S, et al : Association of the human lymphocyte-DR2 antigen with Japanese ulcerative colitis. Gastroenterology 82 : 413-418, 1982
4) 二見佐知子, 青山伸郎：遺伝的素因と炎症性腸疾患の発症と病態（炎症性腸疾患の最新動向）. 医学のあゆみ 178 : 543-549, 1996
5) Duerr RH, Targan SR, Landers CJ, et al : Anti-neutrophil cytoplasmic antibodies in ulcerative colitis. Comparison with other colitides/diarrheal illnesses. Gastroenterology 100 : 1590-1596, 1991
6) Hibi T, Ohara M, Kobayashi K, et al : Enzyme linked immunosorbent assay （ELISA） and immunoprecipitation studies on anti-goblet cell antibody using a mucin producing cell line in patients with inflammatory bowel disease. Gut 35 : 224-230, 1994
7) Takaishi H, Ohara S, Hotta K, et al : Circulating autoantibodies against purified colonic mucin in ulcerative colitis. J Gastroenterol 35 : 20-27, 2000
8) Hinoda Y, Nakagawa N, Nakamura H, et al : Detection of a circulating antibody against a peptide epitope on a mucin core protein, MUC1, in ulcerative colitis. Immunol Lett 35 : 163-168, 1993
9) Geng X, Biancone L, Dai HH, et al : Tropomyosin isoforms in intestinal mucosa : production of autoantibodies to tropomyosin isoforms in ulcerative colitis. Gastroenterology 114 : 912-922, 1998
10) Sadlack B, Merz H, Schorle H, et al : Ulcerative colitis-like disease in mice with a disrupted interleukin-2 gene. Cell 75 : 253-261, 1993
11) Kuhn R, Lohler J, Rennick D, et al : Inteleukin-10-deficient mice develop chronic enterocolitis. Cell 75 : 263-274, 1993
12) Powrie F, Leach MW, Mauze S, et al : Phenotypically distinct subsets of CD4+T cells induce or protect from chronic intestinal inflammation in C.B-17 scid mice. Int Immunol 5 : 1461-1471, 1993

［日比　紀文／高石　官均］

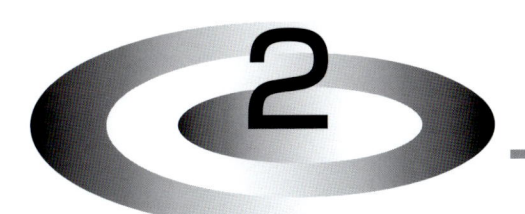

疾患 2 ステロイドが効かない

問題編

症例呈示

症例：32歳　男性
主訴：粘血便・下腹部痛・微熱
家族歴：特記事項なし
既往歴：なし
喫煙歴：なし
現病歴：生来健康であったが，平成11年3月1日2～3回の粘血便を認め，某医受診．大腸内視鏡にて全結腸型の潰瘍性大腸炎と診断され，ペンタサ6錠/日の内服治療を開始した．その後も便回数は4～6回/日と増加し，ペンタサ9錠/日まで増量するもCRP 6.2mg/dlまで上昇したため，4月12日よりプレドニン30mg/日を開始した．2週間後いったん解熱し，排便回数も2～3回/日に減少したが，ふたたび6回/日ほどの下痢と顕血便・発熱を認めるようになり，入院となった．

入院時の身体・検査所見を示す．
入院時身体所見：身長164cm，体重48kg，体温37.8℃，脈拍99/分，眼瞼結膜 貧血，心音 収縮期雑音 Levine2/6，肺音 異常なし，腹部 下腹部に軽度圧痛，顔面・足背・手背 浮腫
入院時検査所見：
　検尿：蛋白（－），糖（－）
　便：粘血便
　赤沈：1時間値60mm
　末梢血：WBC 12,600/mm^3（seg 70％，band 11％，lymph 15％，mono 2.9，eo 0.1％，baso 0％），RBC 301×10^4/mm^3，Hb 8.6g/dl，Hct 25％，PLT 14.1×10^4/mm^3
　生化学：GOT 30 IU/L，GPT 25 IU/L，LDH 230 IU/L，ALP：195 IU/L，g-GTP 130 IU/L，LAP 80 IU/L，AMY 135 IU/L，CPK 269 IU/L，CHE 153 IU/L，TP 5.0g/dl，Alb 2.4g/dl，T-Chol 120mg/dl，TG 46mg/dl，T.bil 0.5g/dl，UA 1.0mg/dl，Cre 0.6mg/dl，BUN 14mg/dl，Glu 104mg/dl，Na 135mEq/L，K 3.8mEq/L，Cl 101mEq/L
　血清：CRP 8.2mg/dl
　心電図：異常なし

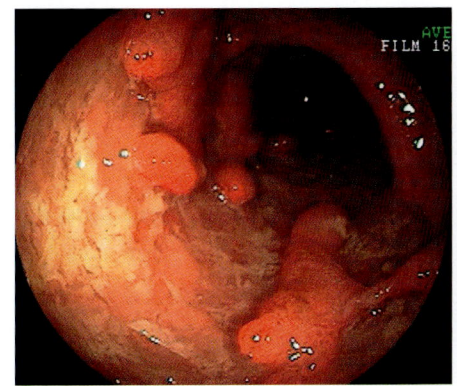

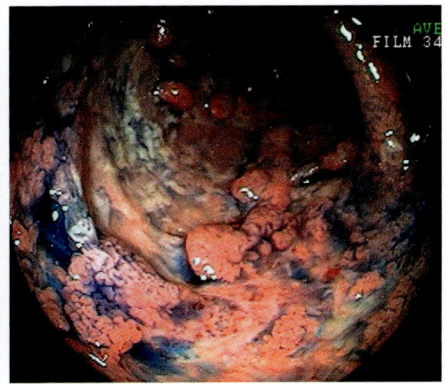

図1　大腸内視鏡像（入院時）

設問

問題1 内視鏡上認められる所見は次のどれか？
(1) アフタ様病変
(2) 輪状潰瘍
(3) 敷石状粘膜
(4) 不規則地図状の深い潰瘍
(5) 炎症性偽ポリープ
(6) 大腸癌

a (1), (2)　b (2), (3)　c (3), (4)　d (4), (5)　e (5), (6)

上記所見は特に直腸からS字状結腸に強く認められた．便培養検査では病原菌を認めず，組織学的には潰瘍・杯細胞の消失と陰窩膿瘍を認めたが，核内封入体は認めなかった．

問題2 入院時の臨床的重症度は以下のどれか？
a. 軽症
b. 中等症
c. 重症
d. 劇症

問題3 本症例の入院後の全身管理法としてとるべきものを選べ．
(1) 中心静脈栄養療法
(2) アルブミン製剤の投与
(3) 広域スペクトル抗生物質の投与
(4) NSAIDsによる解熱
(5) 輸血

a (1), (2), (3)　b (1), (2), (5)　c (1), (4), (5)
d (2), (3), (4)　e (3), (4), (5)

問題4 本例で入院後治療として推奨できるものは以下のどれか？
(1) 6MP経口投与
(2) アザチオプリン経口投与（1～100mg/日）
(3) プレドニゾロン強力静注療法（40～80mg/日）
(4) サイクロスポリンA（4mg/kg/日）の持続静注
(5) 白血球除去療法

a (1), (2), (3)　b (1), (2), (5)　c (1), (4), (5)
d (2), (3), (4)　e (3), (4), (5)

解説編

ステロイド抵抗性の潰瘍性大腸炎について

潰瘍性大腸炎の多くはサラゾピリン，5-ASA (amino salitylic acid)，ステロイド剤により緩解導入や緩解維持が可能である．特にステロイド剤は緩解導入に有効で要する時間も短縮できる．しかしながら，なかにはステロイド投与によっても緩解導入が困難であったり，ステロイド減量中に再燃するステロイド抵抗性の難治性潰瘍性大腸炎もある．

このように厳密な内科治療中にありながら，
　1) 慢性持続
　2) 再燃後6ヵ月以上活動期にある
　3) 頻回に再燃を繰り返す

のいずれかを満たすものは難治性潰瘍性大腸炎と定義される．ステロイド抵抗例の多くは全結腸あるいは左側結腸型で，内視鏡的には深い地図状潰瘍やいわゆる下掘れ潰瘍を認める症例である．このような症例では必然的にステロイド総投与量が多くなり，その副作用が臨床的にしばしば問題となる．副作用軽減のために，欧米ではブデソナイドやベクロメタゾンなど肝臓での代謝が早いステロイド剤が本症に用いられているが，ステロイド抵抗症例では結局のところステロイド以外の他の治療法を選択せざるを得ないが，内科的治療にも奏効せず，緊急・準緊急手術が必要となることも多い（図2）．

白血球系細胞除去療法

潰瘍性大腸炎の病因は未だ不明であるが，病態については免疫学的異常，とくにマクロファージやリンパ球の機能異常による炎症性サイトカインや好中球からの活性酸素やNOなどの関与が明らかにされつつある．このような炎症担当細胞を除去することにより，潰瘍性大腸炎の抗炎症効果を期待する方法が開発された．未だその作用機序のすべてが解明されているわけではなく，原因療法でないため，その効果も一時的ではあるが，緩解導入の促進やステロイド剤の減量など

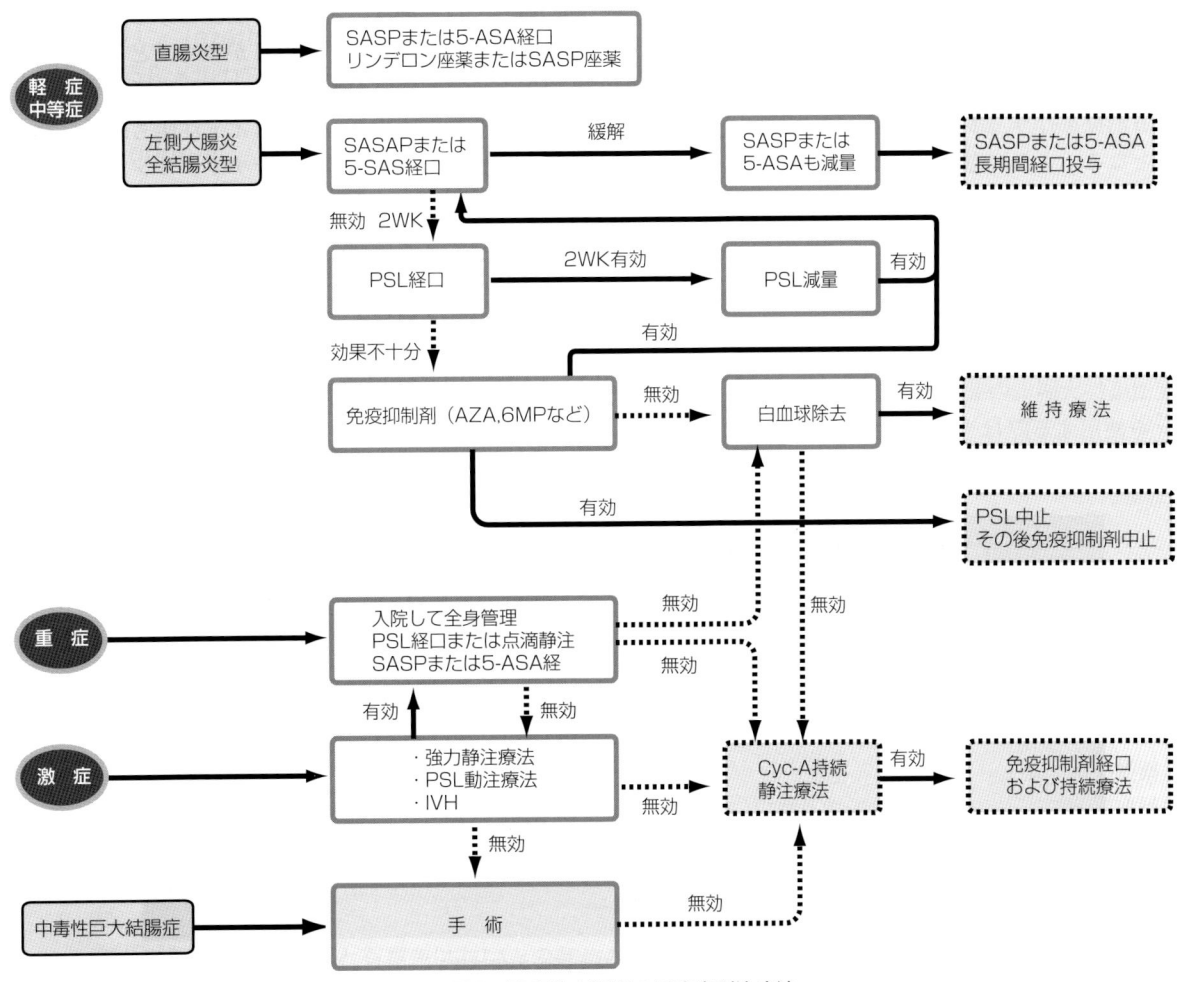

図2 潰瘍性大腸炎の重症度別治療法

有効となる症例も多い．本治療法の無効な場合は他の治療法も考慮すべきで，薬物治療と外科的治療の間を埋める治療法と位置づけられる．白血球系細胞除去療法には現在以下の種類があるが，いずれも週1回4〜5週繰り返して有効性を判定することが多い．

1) ポリエステル線維を用いた白血球系細胞吸着除去療法 (leukocytapheresis：LCAP)

白血球が3μ以下の極細線維に付着する性質を利用し，ポリエステル線維を充満した白血球除去器（セルソーバ：旭メディカル社）の中へ抗凝固した血液を通し，顆粒球・単球をほぼ100％，リンパ球を60％除去する．約1時間で1〜2×10^{10}個の白血球を全般的に除去できるのでleukocytapheresis (LCAP) とよばれ，健康保険の適応になっている．

2) 酢酸セルロースビーズを用いた白血球系細胞吸着除去療法 (granulocytapheresis：GCAP)

酢酸セルロースビーズを充満した顆粒球除去カラム(G-1カラム：日本抗体研究所) に抗凝固した血液を還流し，約60％の顆粒球と単球を吸着・除去する．約1時間で5×10^9個の顆粒球を除去できるがリンパ球除去は有意でなく，顆粒球除去療法（granulocytapheresis：GCAP）と呼ばれている．

3) 遠心分離を用いる白血球系細胞吸着除去療法

遠心分離法により比重の異なる赤血球，白血球（おもにリンパ球），血小板，血漿に分離する方法である．顆粒球成分は核が重いため赤血球層に混入しており，赤血球層を体内に戻すとおもにリンパ球が除去されるので，リンパ球除去療法（centrifugal lymphocytapheresis：C-LCP）と呼ばれ，脱血と返血を同時に連続して行う連続法も開発されている．1×10^{10}個のリンパ球を除去するのに約2時間要する．

表1 潰瘍性大腸炎重症度分類

	重症	中等症	軽症
1) 下痢	6回以上		4回以下
2) 顕血便 (卌)		重症〜軽症の間	(+)〜(−)
3) 発熱 37.5℃			(−)
4) 頻脈 90/分以上			(−)
5) 貧血 Hb10g/dl以下			(−)
6) 赤沈 30mm/hr			正常

ほどで休止し，AZA（1.5〜2mg/kg/日）や6-MP（1.0〜1.5mg/kg/日）の経口投与に切り替える方法が推奨されている．

3. タクロリムス（Tacrolimus；FK-506）

タクロリムスは，現在，各臓器移植の拒絶反応抑制に広く用いられており，重症の潰瘍性大腸炎に対して経口投与でも有用であった報告がある．おもな作用機序はCsAと同じくIL-2産生を主に抑制する．胆汁に依存せず吸収されること，100倍以上の免疫抑制作用を有する点がCsAと異なる．CsA使用例で好発する多毛症，歯肉肥厚，高血圧などは軽度であるが，腎毒性，神経毒性，糖尿病などの副作用は同程度に認める．

4. マイコフェノレート・モフェチール（Mycophenolate mofetil；MMF）

MMFはinosine monophosphate dehydrogenaseを阻害するmycophenoleic acidのエステル型produgであり，リンパ球の増殖を強力に抑制する．TNFには作用しないもののT細胞のIFN-γ産生を抑制し，その効果はMTXより強力である．最近，臓器移植後の拒絶反応の抑制，関節リウマチ，乾癬などの治療に用いられつつある．炎症性腸疾患における有効性についての評価は定まっていないが，preliminary reportでは2g/日の経口投与でクローン病にも潰瘍性大腸炎にも有効であるとの報告がある．また，慢性活動期のクローン病に対して，MMF（15mg/kg）とステロイド併用療法，AZA（2.5mg/kg）とステロイド併用療法の比較を行うと，MMFはAZAと同等の効果を認め，抵抗性や副作用のためAZAを使用できない症例に有用である可能性が示唆された．おもな副作用は骨髄抑制や日和見感染症に加えて胃腸障害の顕著なことが特徴である．

抗サイトカイン療法

潰瘍性大腸炎の病態に関し，臨床的解析あるいはノックアウトマウスモデルより遺伝的因子や環境因子を背景に，腸内細菌をはじめ種々の管腔抗原に対する粘膜免疫寛容の破綻と免疫担当細胞の活性化が起こり，炎症が惹起されることが明らかになってきた．潰瘍性大腸炎においては，IgG分泌細胞のB細胞系増加が認められることや，抗大腸抗体，抗ムチン抗体，抗トロポミオシン抗体など種々の自己抗体が認められることより，Th2型免疫反応が有意と一般にはいわれているが，活動期腸粘膜の局所では実際にはマクロファージやTh1型T細胞により産生される炎症性サイトカインのほとんど（tumor necrosis factor（TNF）-α，IL（interleukin）-1，IL-6，IL8，Interferon（INF）-γなど）が過剰に産生され，局所のTh1/Th2バランスについては一定の見解は得られていない．潰瘍性大腸炎では，これらの組織中の濃度は，活動度と相関することが多く，炎症をよく反映する．さらにWatanabeらは潰瘍性大腸炎患者血清中におけるIL-7活性の増加，患者大腸上皮杯細胞におけるIL-7の減少を認め，さらにIL-7トランスジェニックマウスで潰瘍性大腸炎類似病変を認めることを報告し，潰瘍性大腸炎の病態形成にIL-7が深く関与する可能性を示唆している．近年，遺伝子学的手法を応用した炎症性サイトカインに対する治療法も開発されており，抗TNFα抗体（Infliximab，CDP571），接着因子であるICAM-1のアンチセンス（ISIS-2302），ホーミングに関連する$\alpha 4\beta 7$Integrinを抑制する抗α抗体（Antegren）などが潰瘍性大腸炎の新しい治療として期待される．

［岡崎　和一／河南　智晴／千葉　勉］

疾患 3 若いのに痔？

問題編

症例呈示

症例：17歳　男性
主訴：下痢，発熱
家族歴：特記事項なし
既往歴：なし
現病歴：生来健康であったが，1年前よりときどき下痢をすることがあり，その際には肛門痛を伴っていたが，痔と考え放置していた．2ヵ月前より毎日3〜4行の泥状便を自覚するようになり，この1ヵ月は37.5℃程度の発熱および右下腹部痛がしばしば見られるようになったため外来を受診した．この2ヵ月間で3kgの体重減少もある．
初診時現症：身長170 cm，体重53kg，体温37.0℃，血圧104/56，脈拍90/min，意識清明，結膜に貧血・黄疸認めず，胸部に異常所見なし，腹部：平坦・軟，肝・脾・腎触知せず，右下腹部に圧痛を認めるが筋性防御なし，腫瘤触知せず．下腿浮腫なし．神経学的異常所見なし．肛門部の所見を図1に示す．
初診時検査成績：WBC 9,500/mm³, RBC 492万/mm³, Plt 44.2万/mm³, Hb 12.9g/dl, MCV 80.9fl, MCH 25.9pg, MCHC 32.0g/dl, TP 7.1g/dl, Alb 3.7g/dl, Tcho 141mg/dl, TG 89mg/dl, GOT 23 IU/L（基準値40以下），GPT 25 IU/L（基準値35以下），BUN 35mg/dl, Cre 0.9mg/dl, CRP 35.8μg/ml（基準値3.0以下）
心電図：異常なし
胸部単純X線：異常なし
腹部単純X線：わずかに回腸に小腸ガスを認めるが，ニボー形成はない

設問

問題1 診断のため，当初行うべき検査として適当なものはどれか？
(1) 大腸内視鏡検査
(2) 腹部超音波検査
(3) 腹部CT検査
(4) 肛門部生検
(5) 経口的小腸バリウム造影
a (1),(2),(3)　b (1),(2),(5)　c (1),(3),(4)
d (2),(3),(4)　e (3),(4),(5)

問題2 大腸内視鏡検査を施行したところ，下行結腸（図2），上行結腸（図3）にそれぞれ下図のような所見を認めた．内視鏡上認められる所見は次のどれか？
(1) 縦走潰瘍
(2) アフタ様潰瘍

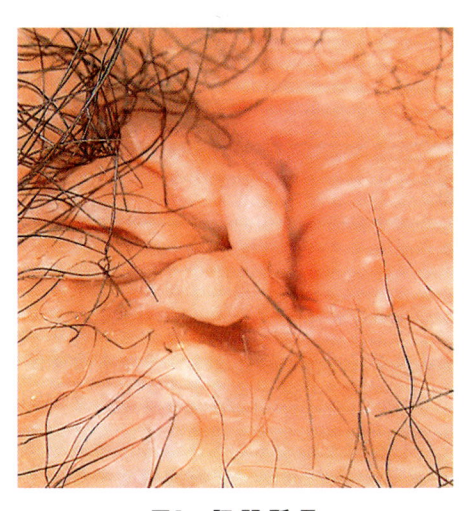

図1　肛門所見
7〜11時方向にskin tagが見られる．

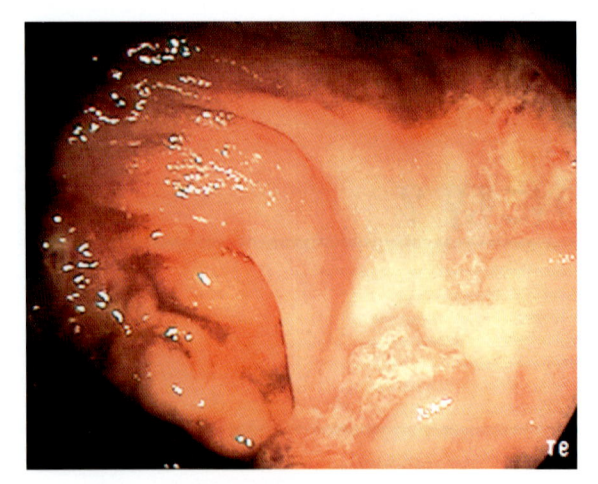

図2　大腸内視鏡所見（上行結腸・盲腸部）

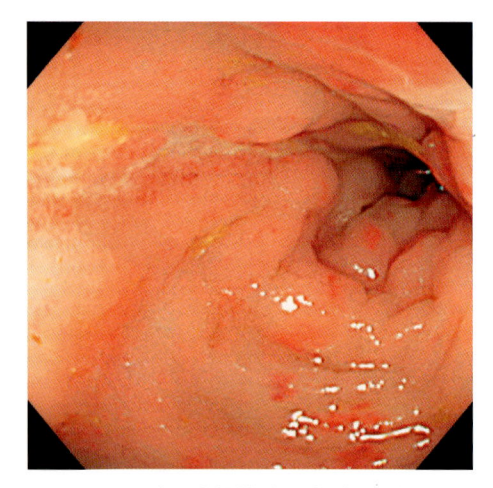

図3　大腸内視鏡所見（下行結腸）

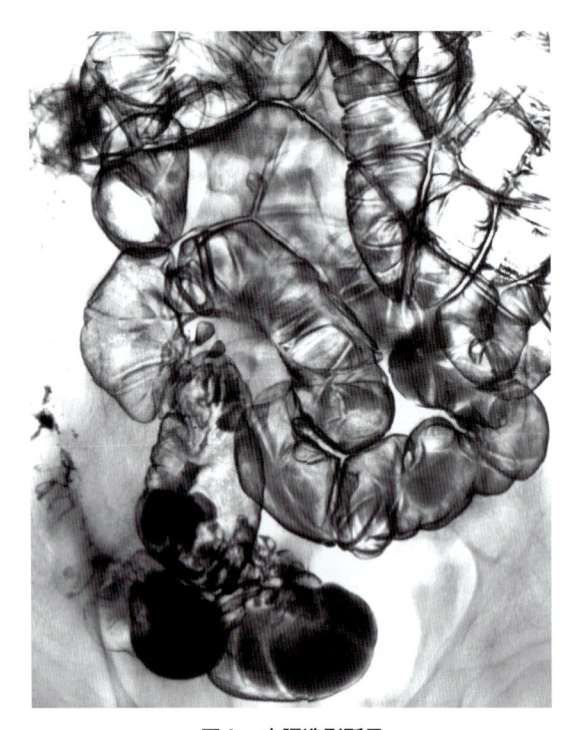

図4　小腸造影所見

(3) 輪状潰瘍
(4) 粘膜のびまん性発赤
(5) 炎症性ポリポーシス

a(1),(2),(3)　b(1),(2),(5)　c(1),(3),(4)
d(2),(3),(4)　e(3),(4),(5)

　大腸内視鏡検査によりクローン病と診断し，入院のうえ小腸造影検査を行ったところ，図4のような所見を認めた．

問題3　この症例に対する緩解導入治療の選択枝として正しいものはどれか？

(1) TPN（total parenteral nutrition）+5ASAの投与
(2) TPN+prednisolone 20mg/dayの注腸投与
(3) TPN+prednisolone 60mg/dayの経静脈投与
(4) 小腸切除
(5) 経腸栄養療法

a(1),(2)　b(1),(5)　c(2),(3)　d(3),(4)　e(4),(5)

解説編

クローン病について

1. 疾患概念

　厚生省難治性炎症性腸管障害調査研究班によって改定案が示されているクローン病の診断基準[1]によれば，クローン病は原因不明で，主として若い成人に見られ，浮腫，線維（筋）症や潰瘍を伴う肉芽腫性炎症性病変からなる疾患で，消化管のどの部位にも病変を形成すると定義されている．原著では回腸末端を侵す（回腸末端炎）と記載されているが，その後口腔から肛門までのあらゆる部位に起こりうることが明らかとなった．消化管以外，特に皮膚にも転移性病変が起こることがあるとされるが，比較的稀である．その臨床像は病変の部位や範囲による．発熱，栄養障害，貧血，関節炎，虹彩炎，肝障害など全身性合併症が起こりう

るとされる．

小児においては，腹部症状を伴わない成長障害で発症することもある．

2. 診　　断
1）臨床所見

クローン病の好発年齢は10代後半から20代である．大多数の症例では，小腸や大腸またはその両者に縦走潰瘍や敷石像などの病変を有する．その臨床像は，おもな病変の存在部位によって異なる．厚生省研究班の病型分類では，縦走潰瘍（longitudinal ulcer），敷石像（fissuring ulcer），狭窄の典型病変の存在部位により，小腸炎型，小腸大腸炎型，大腸炎型に分類される．

（1）小腸大腸型（ileocecal disease）

クローン病において，最も炎症が高頻度に見られる部位は回盲部領域である．患者全体の約40％はこの部位で小腸大腸にまたがる病変を有するとされる．このタイプによくみられる症状は下痢，腹部疝痛，および発熱（low grade fever）である．高熱が続く場合には，腹腔内膿瘍や腹膜炎の存在が考えられる．臨床所見では，右下腹部に圧痛や腫瘤を触知することがある．症状や臨床所見は，急性虫垂炎に類似していることもあり，注意を要する．

（2）小　腸　型（small bowel disease）

小腸に限局した病型を示す症例の頻度は約30％である．この病型では，病変の範囲が広い場合は，小腸吸収面積の減少による吸収不良症候群と脂肪下痢（steatorrhea）がおもな病像となる．低蛋白血症に伴う浮腫を生ずるような場合は，protein-caloric malnutritionが重度であることを示す．しばしば狭窄を形成し小腸の通過障害を生ずる．

（3）大　腸　型（colonic disease）

クローン病の約25％の症例は，大腸に広範に病変を有する病型を示すとされる．大腸炎型のクローン病のおもな症状は下痢と下血である．下血（hematochezia）の頻度は，潰瘍性大腸炎では必発なのに比較して低く，半数以下であるとされている．潰瘍性大腸炎との鑑別は，ほぼ内視鏡検査によって可能であるが，鑑別不能でindeterminate colitisとされる症例も存在する．しかし，indeterminate colitisの症例の大部分は，経過を観察するうちにクローン病の大腸炎型の所見を呈するとの報告もある．この病型の約半数は，大腸の狭窄，瘻孔形成や，肛門病変のために手術適応となるとされる．

2）肛門病変

クローン病の症例では，肛門病変が認められることが多い．クローン病にみられる肛門病変は，痔瘻，および肛門周囲膿瘍，潰瘍（裂肛），および裂肛が治癒した後に生じるskin tag（図1）である．

3）臨床検査
（1）血液検査所見

血清CRP値の上昇は，クローン病の活動性とよく相関するとされる．罹病期間の長い患者では，低蛋白血症（低アルブミン血症），低コレステロール血症，ビタミンB12や葉酸欠乏が現れやすい．下痢によるカリウムの喪失にも注意すべきである．

（2）内視鏡検査

大腸内視鏡検査は，クローン病の腸管病変を評価する際に最も有用であると考えられる．大腸内視鏡検査で認められる異常所見は，縦走潰瘍，敷石像，腸管の狭窄，非連続性または区域性病変（skip lesion），不整型潰瘍，多発アフタで，直腸粘膜は一般に正常（rectal sparing）である．不整型潰瘍やアフタは多発性で，腸管の長軸方向に一致した配列を示すことが多い（図2, 3）．

（3）X線検査所見

小腸病変の評価にはX線検査が不可欠といえる．小腸造影では，腸管膜付側の潰瘍性病変（縦走潰瘍，不整型潰瘍）や狭窄，瘻孔などの所見が非連続性に認められる（図4）．

（4）その他の画像診断

クローン病の病変評価におけるCTスキャンの役割は非常に重要である．特に，症状が急激に悪化している例では必須といえる．

CTでは，
1）腸管壁の肥厚，造影剤によるエンハンスメント
2）腸間膜，後腹膜，大網，直腸周囲脂肪組織の肥厚，不整
3）リンパ節の腫大
4）腸管の狭窄
5）腸管外の滲出液や腹水，瘻孔の存在や膿瘍形成などの所見が容易に得られる．また，胆石，膵炎，水腎症などの腸管外合併症の存在も同時に診断できる．肛門周囲膿瘍や瘻孔の診断にもCTは有用であるとされ，恥骨結合より尾側のスキャンを行うことが重要である．

超音波内視鏡検査も会陰部病変の描出能に優れているとの報告があるが，肛門が狭窄している場合，プローブの挿入が困難な場合もある．

（5）病理組織検査

内視鏡下生検材料では粘膜の炎症所見が検出されやすいが，クローン病の基本的な病理組織像は，腸管壁全層性の炎症像で，組織内に炎症像の不均等分布が認

70　II．疾　患　編

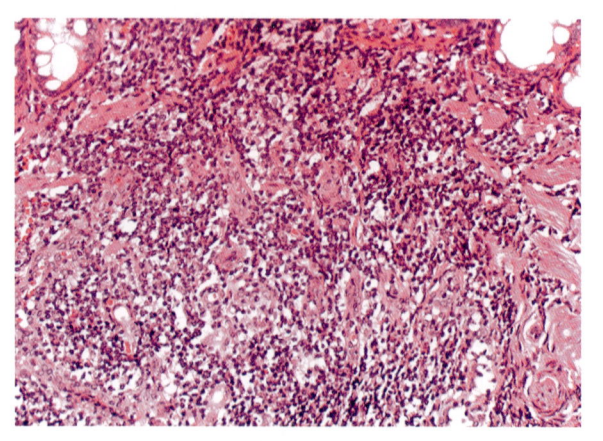

図5　非乾酪性類上皮肉芽腫
中心壊死を伴わない組織球, 多核巨細胞からなる肉芽腫である.

表1　クローン病診断の基準

1. 主要所見
A. 縦走潰瘍
B. 敷石像
C. 非乾酪性類上皮細胞肉芽腫

2. 副所見
a. 縦列する不整型潰瘍またはアフタ
b. 上部消化管と下部消化管の両者に認められる不整型潰瘍またはアフタ

確診例　1　主要所見のAまたはBを有するもの
　　　　2　主要所見のCと副所見のいずれかひとつを有するもの
疑診例　1　副所見のいずれかを有するもの
　　　　2　主要所見のCのみを有するもの
　　　　3　主要所見のAまたはBを有するが, 虚血性大腸炎, 潰瘍性大腸炎と鑑別が出来ないもの

められる. 類上皮細胞, マクロファージ, リンパ球, 多核巨細胞などからなる非乾酪性肉芽腫 (図5) は, クローン病の診断に非常に重要な病変であるが, 常に発見されるとは限らず, 内視鏡生検材料における検出頻度は約30％にすぎないとされる.

3. 診断基準

　厚生省研究班による診断基準[1]を表1に示した. 主要所見の縦走潰瘍は, 潰瘍性大腸炎や虚血性腸炎にみられるものと, 内視鏡やX線所見によって鑑別を行うことが重要である. クローン病にみられる縦走潰瘍は, 周辺に炎症性浮腫によるpseudopolypを伴うことが重要で, 他疾患でこの所見をみることは稀である. また, 敷石像は, 縦走潰瘍とその周辺の小潰瘍との間の大小不同の密集した粘膜隆起によって形成される局面で, 多くの場合狭窄を伴う. 潰瘍性大腸炎でも炎症性ポリープの密集により同様の所見を呈するが, 多くは発赤が強く, その高さが低いとされる.

　また, 副所見の上部・下部消化管の両者に認められる不整型潰瘍, アフタは, 3ヵ月以上の持続を確認することが必要である.

4. 治　　療

　クローン病では, 治療の目的が, 病勢のコントロールとこれによる患者のQOLの向上におかれている. このため, 薬物療法・栄養療法・外科療法を組み合わせて栄養状態を維持し, 症状を抑え, 炎症の再燃・再

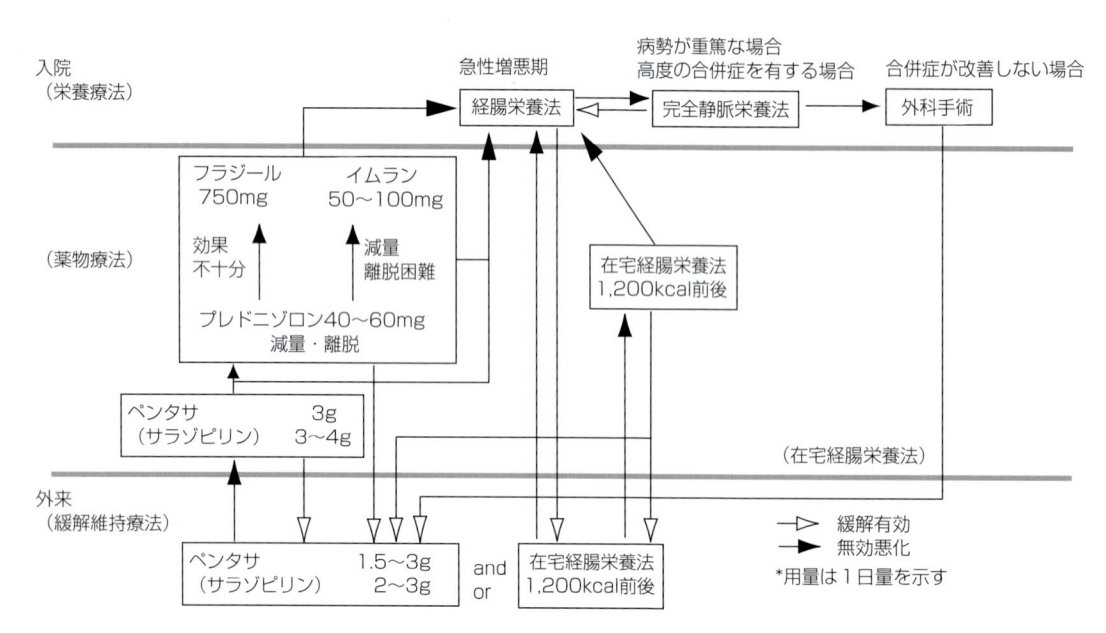

図6　クローン病の治療指針 (樋渡信夫, 1998[2])

表2 IOIBD assessment score の求め方

```
1 ● 腹痛
2 ● 1日6行以上の下痢，あるいは粘血便
3 ● 肛門部病変
4 ● 瘻孔
5 ● その他の合併症
6 ● 腹部腫瘤
7 ● 体重減少
8 ● 38℃以上の発熱
9 ● 腹部圧痛
10 ● 血色素10 g/dl以下
```

発を予防する．治療に際しては，患者の疾患理解度の向上，個々の社会的背景や環境についての考慮も必要である．

現在の研究班治療指針[2]では，CDの治療を，

1) 初診・診断時および急性憎悪期の治療
2) 緩解維持療法および術後再燃防止・再発予防
3) 再燃・再発に対する治療

に項を分割し，具体的に記載している（図6）．また，クローン病においては，活動度や治療に対する反応の客観的評価に活動度指数を用いることが多い．厚生省研究班による活動期および緩解の定義には，IOIBDスコア（表2）が用いられ，IOIBD scoreが2点以下，CRPおよび赤沈値が正常の状態を緩解と定義する．

1) 初診・診断時および急性憎悪期の治療

軽症例を除いて原則として入院させ，絶食のうえ栄養療法を行うのが良いとされる．栄養療法には中心静脈栄養（Total Parenteral Nutrition；TPN），または経腸栄養（Enteral Nutrition；EN）がある．また，軽症例では外来治療で，5-ASA製剤や副腎皮質ホルモン剤の投与から治療を開始しても良いとされる．緩解導入治療はIOIBD assessment score（表2）が0または1，CRP陰性，赤沈正常の緩解基準を満たすまで継続する．この際，関節症状，皮膚症状，眼症状など腸管外合併症を有する症例では，プレドニゾロンを併用しなければ緩解導入できないことが多い．また，栄養療法によっても腸閉塞症状や瘻孔による症状が改善・消失しない症例では外科治療を考慮する．緩解導入を目的とした栄養療法は，4週間程度行えば，上記以外の症例では炎症反応の消失と症状の改善，内視鏡・X線で評価される腸管病変の改善を認める．

2) 緩解維持療法および術後再燃防止・再発予防を目的とした治療

この方法として治療指針では，在宅経腸栄養療法（Home Enteral Nutrition；HEN），およびアミノサリチル酸製剤（ペンタサおよびサラゾピリン）の投与を挙げている．HENは，低脂肪・低残渣食を日中摂取し，夜間に自己挿管したチューブより，成分栄養剤または消化態栄養剤を1,200kcal前後注入する方法である．実際には入院中にHENを前提として，経腸栄養チューブの自己挿管法，栄養剤の調整法，ポンプの使用法，食事の内容などの教育が必要となる．また，入院中に緩解状態となった後，経口摂取を開始すると，腸閉塞症状や瘻孔による症状の再燃する場合は，栄養療法に固執することなく外科治療を考慮すべきである．

3) 再燃・再発に対する治療

外来治療で緩解維持療法中にCRPの陽性化，血沈の上昇がみられ，症状が再出現した場合は，HENを施行している症例では経口摂取を減量または中止し，経腸栄養剤の投与量を増加させるか，あるいは完全経腸栄養に移行する．この方法で再度緩解導入できた場合は元のHENの設定へ徐々に移行する．この他，アミノサリチル酸製剤の増量（ペンタサ3g/day，サラゾピリン3～4g/day）やプレドニゾロンの投与（40～60mg/day），免疫抑制剤（アザチオプリン，6MP，50～100mg/day）の投与，メトロニダゾール（フラジール750mg/day）の投与も推奨される．これらの治療で効果がみられない場合は再入院させ，1)で述べた栄養療法を再度施行するのが確実とされる．しかし，プレドニゾロンの投与や免疫抑制剤の投与に際しては，腹腔内膿瘍など重篤な感染症の有無の確認のための検査や，骨髄抑制や膵炎の発症などの副作用への対処など導入期を入院管理下で行ったほうが安全な場合も多い．

問題の解説および解答

問題 1

本症例では，臨床経過およびskin tagを有する特徴的な肛門部所見によりクローン病が強く疑われる．クローン病の診断には腸管病変の評価が必須であり，そのためには大腸内視鏡検査が最も効果的である．大腸にまったく病変を認めない場合でも，回盲弁を超えて小腸を観察すると病変が認められる場合もある．小腸型の診断には小腸の造影検査が必要であるが，強い狭窄や瘻孔，腹腔内膿瘍の存在する症例ではバリウムの投与により合併症をきたすこともあるので，初期診断としては腹部超音波検査で腹腔内膿瘍や腹水の有無，虫垂の状況などを把握し，鑑別診断を行うとともに，腹部・骨盤腔の造影CT検査によって腹腔内合併症の除外診断を行ってから小腸の造影検査を行うほうがよい．肛門部の生検は，癌の合併の診断には必要である

が，クローン病の診断法としては意義がない．直腸生検では肉芽腫がしばしば検出される．

問題 2

クローン病に見られる大腸の潰瘍性病変は，小さなアフタ様潰瘍から始まり，これが縦走配列して融合し縦走潰瘍となる．クローン病の縦走潰瘍，あるいは地図状潰瘍は，潰瘍の辺縁に正常粘膜におおわれ半球状に隆起した炎症性ポリポーシスを認める．虚血性大腸炎など他の疾患で見られる縦走潰瘍は，潰瘍辺縁の粘膜の隆起を伴わないのが通常で，内視鏡診断上最も重要な鑑別点となる．また，クローン病に見られる不整型・地図状の潰瘍も，よく見ると配列や潰瘍の長軸が，腸管の長軸に一致する縦走傾向を示すことが多い．

問題 3

本症例は小腸造影によって回腸に縦走潰瘍および狭窄を認めるため，小腸・大腸型のクローン病であることが診断できる．このような症例に対する緩解導入治療としては，治療指針では栄養療法と薬剤の組み合わせ治療が推奨されている．したがって，本症例では，TPNまたは経腸栄養と5ASA製剤の投与，ステロイドの経口投与の組み合わせ治療が考えられる．ステロイドの注腸投与は潰瘍性大腸炎でしばしば行われるが，クローン病では適応がない．また，60 mg/dayの比較的大量のステロイド投与も初期治療としては過剰と思われる．外科的治療は，出血・穿孔など緊急の場合以外は内科的治療を行っても経口摂取が可能とならない場合や，口側腸管の拡張を伴う狭窄病変に対して行われる．

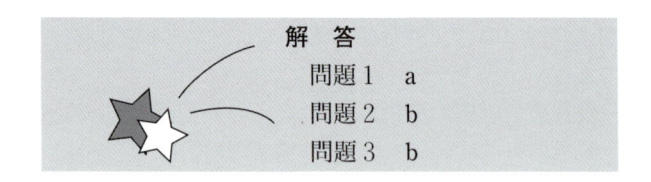

```
解　答
問題1　a
問題2　b
問題3　b
```

レベルアップをめざす方へ

クローン病の診断のコツ

クローン病の診断には腸管病変の評価が不可欠であるが，そのきっかけとなる臨床所見としては，肛門病変の視診や腹部超音波検査，上部消化管内視鏡検査などのスクリーニング検査が時に重要である．肛門部の視診では裂肛潰瘍やskin tag，あるいは肛門周囲膿瘍などの存在が明らかになることがあり，診断のきっかけとなりやすい．また，クローン病ではしばしば胃・十二指腸に病変を形成することが知られている．胃にみられる代表的な病変はアフタ性病変で，この病変を生検すると肉芽腫の検出頻度が高いとされる．また，胃体上部に竹の節状所見（bamboo-joint like appearance）[3]（図7）を認めることがあり，その頻度は約60％以上に及ぶとされる．このような所見を見た場合は小腸・大腸の検索が

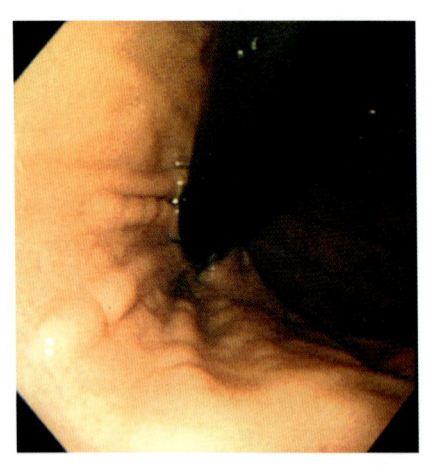

図7　クローン病にみられる胃体上部の竹の節状所見
胃体上部のfoldが横走するびらんのために竹の節状にくびれて見える．

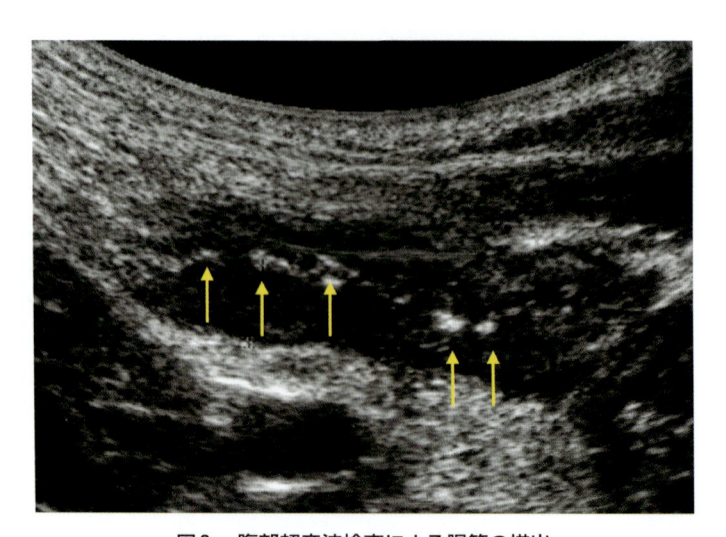

図8　腹部超音波検査による腸管の描出
クローン病．下行結腸．図の矢印の部の高エコー像が潰瘍エコーである

必要である．腹部超音波検査では，回盲部，および下行結腸の描出は比較的容易で，この部の壁の肥厚や潰瘍エコーの存在（図8）が見られれば，炎症性腸疾患の存在を強く疑うことができる．

一方，小腸病変の診断に必須な小腸造影法は，術者の経験・技術に依存する部分が大きく，被検者の苦痛も伴う場合が多い．筆者らの施設では，大腸内視鏡検査に引き続いて施行できる，内視鏡的逆行性小腸造影法（endoscopic retrograde ileography；ERIG）法[4]を施行することが多い．この方法では，大腸内視鏡検査に引き続き，回腸約1〜1.5mの範囲を二重造影で描出可能である．クローン病の症例では，この範囲の遠位回腸に病変を形成することが多いことから，病変の存在診断および経時変化を検討する際に有用である（図9）．

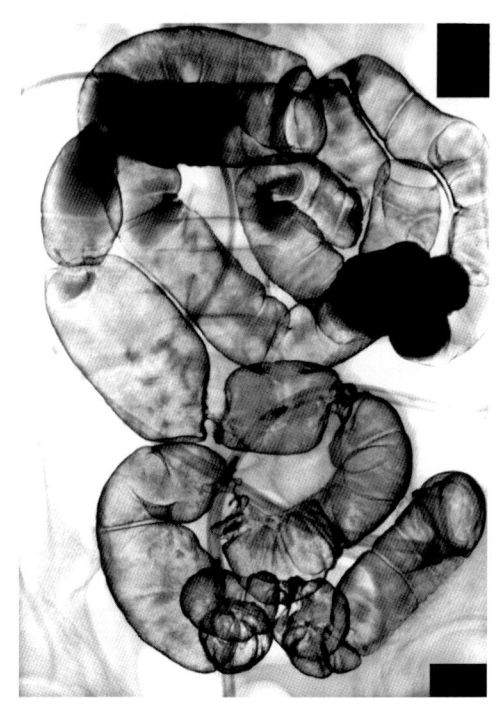

図9　ERIGによる病変の描出
回腸の数ヵ所の狭窄が明確に描出されている．

●文　献●

1）八尾恒良：診断基準（改定案），厚生省特定疾患難治性炎症性腸管障害調査研究班　平成6年度報告書，pp63-66，1995
2）樋渡信夫：クローン病治療指針改定案，厚生省特定疾患難治性炎症性腸管障害調査研究班　平成9年度報告書，pp104-107，1998
3）Yokota K, Saito Y, Einami K, et al : A bamboo joint-like appearance of the gastric body and cardia : possible association with Crohn's disease. Gastrointest Endosc 46 : 268-272, 1997
4）Taruishi M, Saito Y, Watari J, et al : Balloon-occluded endoscopic retrograde ileography. Radiology 214 : 908-911, 2000

［蘆田　知史／高後　裕］

74 Ⅱ. 疾患編

疾患 4 サイトカイン療法って何？

問題編

症例呈示

症例：28歳　男性
主訴：肛門痛
家族歴：特記事項なし
既往歴：特記事項なし
現病歴：下痢，血便を主訴として近医を受診．潰瘍性大腸炎の診断で，サラゾピリン内服を開始したが改善せず．当院紹介受診．
　下部消化管内視鏡施行．大腸型クローン病と診断．ペンタサ内服，エレンタール経管栄養を開始し炎症改善したが，肛門部痛，右臀部発赤，外瘻出現．プレドニン内服開始したが改善せず．外科的に瘻孔閉鎖術を行い一時改善したが，ふたたび外瘻増悪．抗TNFα療法目的で入院となる．
　入院時現症：身長168cm，体重43kg，体温37.1℃，血圧112/68，脈拍97回/min，意識清明，表在リンパ節触知せず，眼瞼結膜貧血あり，眼球結膜黄染なし，心音・呼吸音異常なし，腹部平坦・軟・圧痛なし，肝腎脾触知せず，神経学的所見異常なし．
　入院時の検査所見を以下に示す．
検査所見：
検尿：蛋白（－），糖（－）
検便：ヒトヘモグロビン（3＋）
赤沈：1時間値21mm
末血：WBC 5,400/ml（Stab 20％，Seg 53％，Lym 16％，Mo 8％，Eo 3％），RBC 461万/μl，Hb 13.7g/dl，MCV 90.7fl，MCH 29.7pg，MCHC 32.8％，Plt 30.8万/μl
生化学：GOT 14 IU/ml，GPT 10 IU/ml，LDH 163 IU/ml，TP 6.6g/dl，Alb 3.5g/dl，BUN 11mg/dl，Cr 0.6mg/dl，Na 140Eq/l，K 4.2Eq/l，Cl 03Eq/l，T.Chol 81mg/dl，TG 38mg/dl
血清：CRP 0.4

　抗TNFα療法前下部消化管内視鏡検査を以下に示す（図1）．

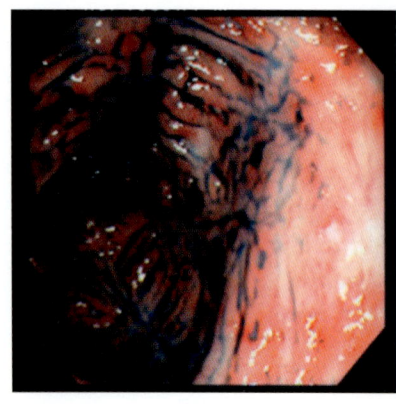

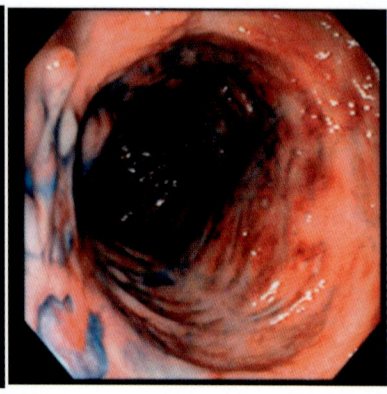

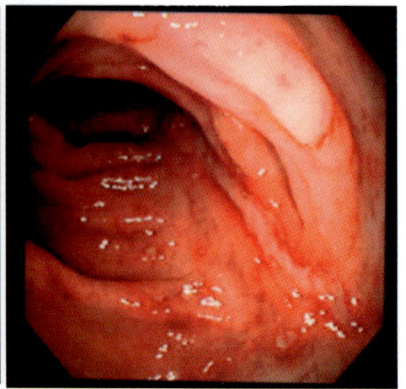

図1　抗TNFα療法前下部消化管内視鏡検査

設　問

問題1　内視鏡上認められる所見は次のどれか？
(1) 縦走潰瘍
(2) 敷石様所見
(3) 地図状潰瘍
(4) アフタ様潰瘍
(5) 内腔狭窄
a (1), (2)　b (2), (3)　c (3), (4)　d (4), (5)

問題2　抗TNFα療法の禁忌は？
(1) 発熱時
(2) 肺結核治療中
(3) 腸管狭窄
(4) 痔瘻
(5) 下血時
a (1), (2)　b (2), (3)　c (3), (4)　d (4), (5)

抗TNFα療法後下部消化管内視鏡検査を以下に示す（図2）.

問題3　今後の方針について正しいものを選べ.
(1) 内視鏡的に改善を認めたので，内服治療は中止する.
(2) 抗TNFα療法を追加する.
(3) プレドニンを減量する.
(4) 今後も厳密な食事療法が必要である.
(5) 内視鏡的に改善を認めないため，内服を増量する.
a (1), (2)　b (2), (3)　c (3), (4)　d (4), (5)

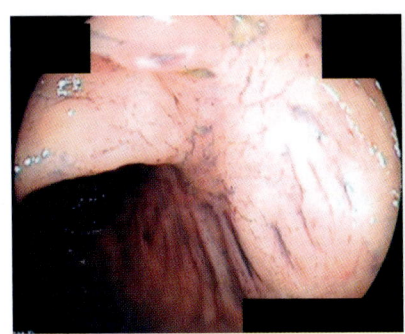

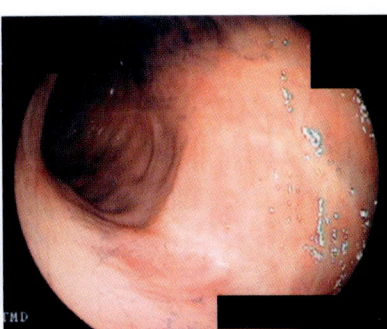

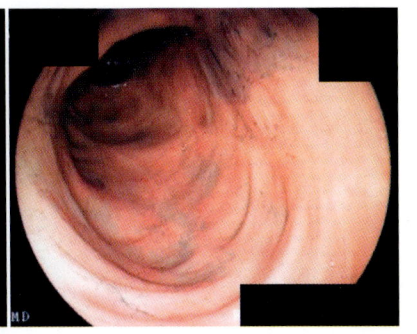

図2　抗TNFα療法後下部消化管内視鏡検査

解 説 編

抗TNFα療法について

クローン病は炎症性腸疾患の一つで，病因として，何らかの免疫異常が考えられているが未だ不明で，寛解と増悪を繰り返す難治性疾患である．しかし，最近の研究成果から，炎症性サイトカイン（TNF-α，IL-6，IL-12，IL-18）が重要であることが分かってきた．この炎症性サイトカインをコントロールすることが新しい治療方法として注目されてきている.

特にTNFαは，複雑に絡み合ったサイトカインネットワークのなかでも比較的上流部に位置し，IL-1，IL-6，IL-8をはじめとする各種サイトカインの産生を司るため，抗TNFα抗体の開発は治療につながるものと期待された（図3）.

抗TNFαモノクローナル抗体は，1975年にマウスモノクローナル抗体が開発された．しかし，マウスモノクローナル抗体は，ヒトにとっては異物であり，副作用のアナフィラキシー症状が強く出た．このため，マウス抗体のV領域をヒト抗体C領域に結合したヒト/マウスキメラ抗体が開発され，抗原性を低減させることに成功した．Infliximabは，このような経緯で開発され，TNFαに対してきわめて強い結合活性を有する．また，この他にも人が95％，マウスが5％のヒト化モノクローナル抗体CDR571抗体，100％ヒト由来であるetanerceptなどがある.

Infliximabは1998年には米国で，2000年にはヨーロッパで，2002年には日本で，クローン病に対する治療薬として承認された．作用機序として考えられるのは，

　1）可溶性TNFαに結合し中和する
　2）標的細胞のTNFαに結合し，標的細胞に結合し

76 II. 疾患編

キメラモノクローナル抗体　　ヒト化モノクローナル抗体　　TNF-α受容体融合蛋白
　　（infliximab）　　　　　　　　（CDP571抗体）　　　　　　　（etanercept）
　　　　　　　　　　　　　　　　　相補性決定部位　　　　　TNF-α受容体

■：マウス由来抗体成分　　□：ヒト由来抗体成分

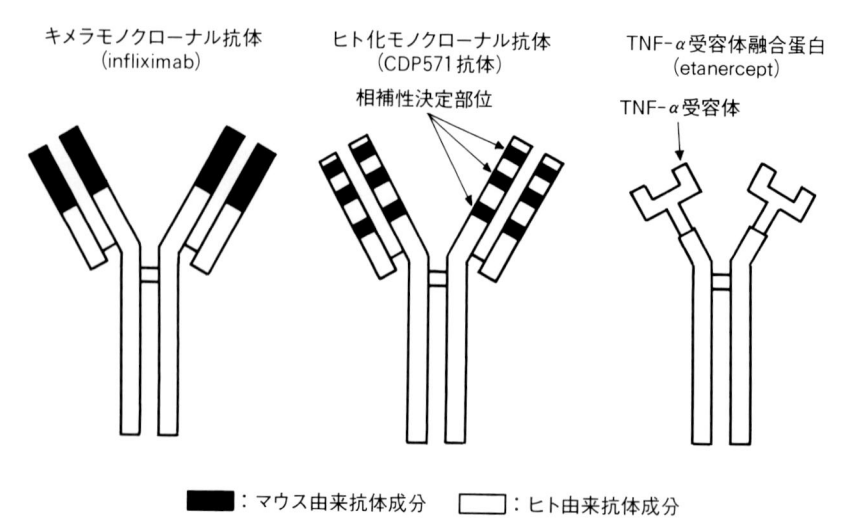

図3　抗TNFα抗体の分子構造

TNFα産生細胞　　　　TNFα作用細胞

TNFα
抗TNFα抗体

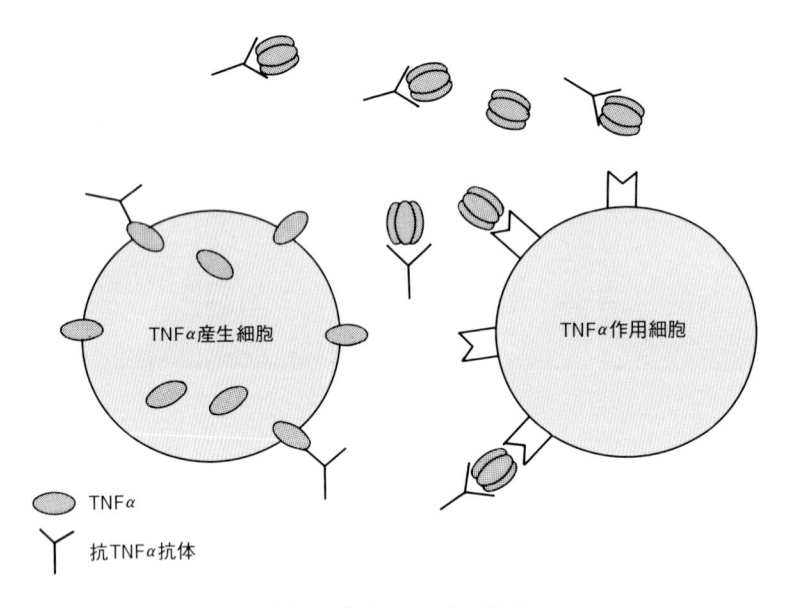

図4　Infliximabの作用機序

たTNFαを解離する

3）膜型TNFαに結合し，マクロファージなどのTNFα産生細胞を傷害する

などが考えられている（図4）．

臨床応用としては，1993年にオランダでステロイド抵抗性の大腸型クローン病の12歳の少女にInfliximabが投与された[1]．2回静脈内投与で劇的な効果を認めた．次に1995年にはVan Dullemenらが，ステロイド抵抗性の活動性クローン病患者10人中8人に10mg/kg，2人に20mg/kgのInfliximabを1回静脈内投与を行った[2]．結果は，投与8例にCDAIの正常化，内視鏡的にも改善を認めた．

1997年にはTarganらが，既存治療で効果不十分な中等度から重度の活動性クローン病患者にプラセボ，5mg/kg，10mg/kg，20mg/kgのInfliximabを1回静脈内投与を行った[3]．その結果，プラセボ群に比し，いずれの投与群においても高い改善率と寛解率を認めた．

1999年にはPresentらが，外瘻に対する二重盲検比較試験を行った[4]．患者にプラセボ，5mg/kg，10mg/kgのInfliximabを3回静脈内投与し，その閉鎖率について比較検討したところ，50％の閉鎖，全外瘻閉鎖率はプラセボ群に比し，いずれの投与群においても有意に高いことが示された（図5，6）．

副作用としては，投与時反応と遅発性過敏症があり，投与時反応としては，頭痛，嘔気，呼吸困難，血圧変動などが認められる．また，遅発性過敏症としては，筋肉痛，発疹，発熱などの症状が認められる．また，

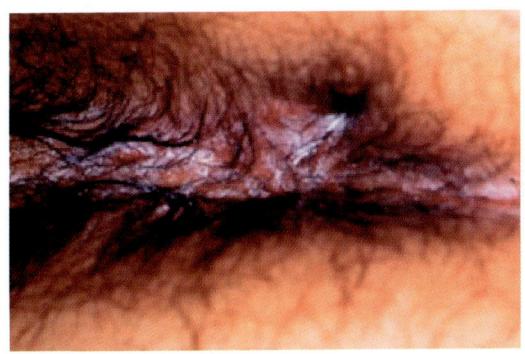

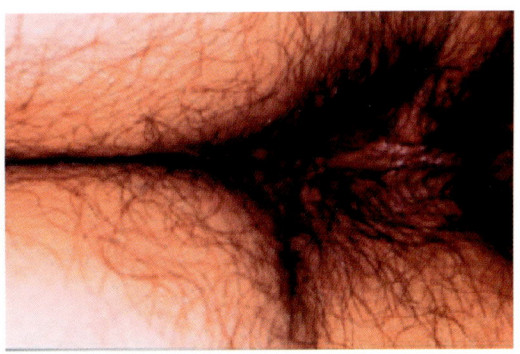

図5　Infliximab 投与前後の痔瘻

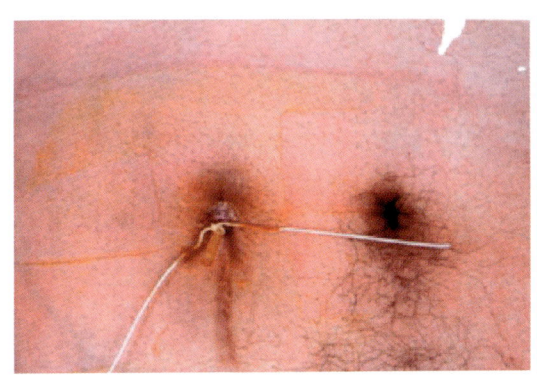

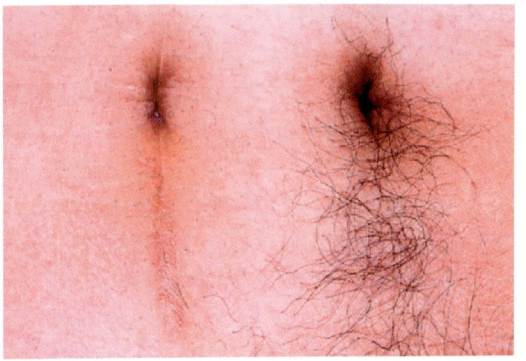

図6　Infliximab 投与前後の外瘻

敗血症，真菌感染症を含む日和見感染などの致死的な感染症が報告されている．また，播種性結核および肺外結核を含む結核が発症し，死亡例も報告されている．また，脱髄疾患の悪化も報告されている．

問題の解説および解答

問題　1

クローン病の確診としては，1）縦走潰瘍または敷石像を有するもの，2）縦列する不整形潰瘍またはアフタ＋肉芽腫，3）上部消化管と下部消化管の両者に認める不整形潰瘍またはアフタ＋肉芽腫である．

本症例でも縦走潰瘍，敷石様所見を認める（図7）．

問題　2

Infliximab 使用禁忌は，1）重篤な感染症の患者（症状を悪化させる恐れがある），2）活動性結核患者（症状を悪化させる恐れがある），3）本剤の成分またはマウス由来蛋白質に対する過敏症の既往のある患者，4）脱髄疾患およびその既往のある患者，5）NYHA心機能分類 III～IV度のうっ血性心不全の患者，である．また，腸管狭窄患者は，潰瘍治療中に狭窄がよりひど

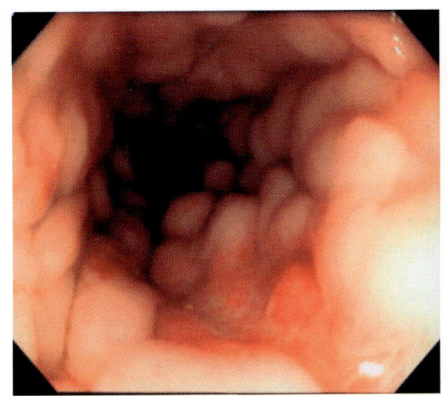

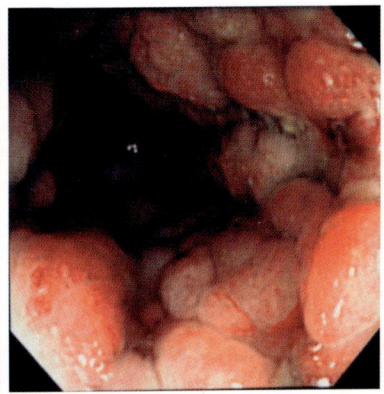

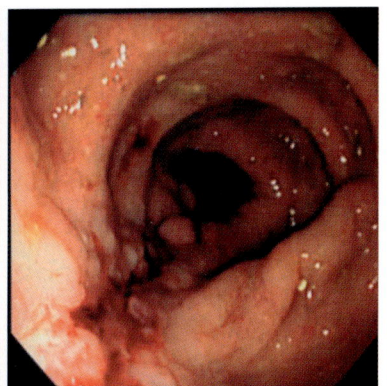

図7　クローン病患者における縦走潰瘍，敷石像

78　II. 疾患編

くなる可能性がある．
　よって，肺結核治療中，腸管狭窄は禁忌となる．単なる発熱だけでは，Infliximab使用禁忌とはならない．

問題 3

　本症例は，Infliximab使用後，クローン病の著明な改善を認めた．内視鏡的にも改善を認めており，ステロイド30mgの内服を継続していたが，ステロイドの減量は可能である．しかし，抗TNFα療法の持続効果は4ヵ月ほどであり，他の薬剤の中止はしない．
　また，本患者は外瘻を有しており，あと2回の追加（計3回）が必要である．また，Infliximabの追加投与により，寛解維持が単回投与より有意に改善するとの報告もあり，Infliximabの追加は必要である．

●レベルアップをめざす方へ

抗IL-6レセプター抗体

　本稿では，抗TNFα（Infliximab）を中心として，サイトカイン療法について述べてきたが，これほど強力に硬化のあるInfliximabでも寛解維持できる症例は40～50％ほどである．このため，さらなる治療薬の開発が求められており，その一つがIL-6シグナルを標的とした治療薬である．

　IL-6は，単球，マクロファージに由来する炎症性サイトカインとされ，腸管局所においても大量に産生される．サイトカインは，普通，サイトカイン受容体を介して刺激が伝達される．しかし，IL-6は，受容体を持たない細胞でも可溶性IL-6Rと複合体を作り，細胞膜上のgp130分子と結合することによりシグナルを伝達する．そして，ヒト型抗IL-6受容体モノクローナル抗体は，膜型IL-6R，可溶性IL-6Rともに結合し，IL-6の結合を阻害する（図8）．

　Yamamotoらは，マウス大腸炎モデルを使い，抗IL-6受容体モノクローナル抗体を投与することによって，体重減少や組織学的，肉眼的に大腸炎の発症を有意に抑えることを示した[5]．この治験に基づき，クローン病に対する多施設二重盲検臨床試験が開始されている．

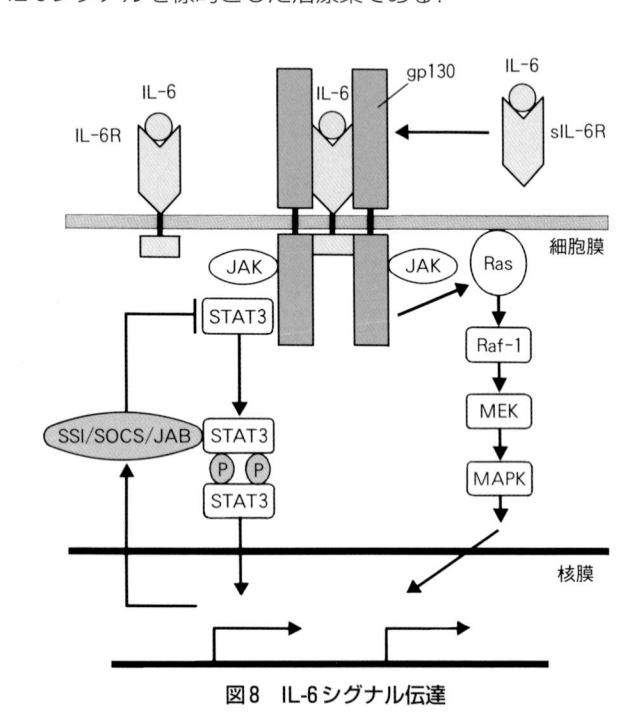

図8　IL-6シグナル伝達

●文　献●

1) Derkx B, Taminiau J, Redema S, et al : Tumour-necrosis-factor antibody treatment in Crohn's disease. Lancet 342 : 173-174, 1993
2) van Dullemen HM, van Deventer SJ, Hommes DW, et al : Treatment of Crohn's disease with anti-tumor necrosis factor chimeric monoclonal antibody (cA2). Gastroenterology 109 : 129-135, 1995
3) Targan SR, Hanauer SB, van Deventer SJ, et al : A short-term study of chimeric monoclonal antibody cA2 to tumor necrosis factor alpha for Crohn's disease. Crohn's Disease cA2 Study Group. N Engl J Med 337 : 1029-1035, 1997
4) Present DH, Rutgeerts P, Targan S, et al : Infliximab for the treatment of fistulas in patients with Crohn's disease. N Engl J Med 340 : 1398-1405, 1999
5) Yamamoto M, Yoshizaki K, Kishimoto T, et al : IL-6 is required for thr development of Th1 cell-mediated murine colitis. J Immunol 164 : 4878-4882, 2000

［戸塚　輝治／渡辺　守］

疾患 5 大腸の潰瘍だけど，ステロイド使用する？

問題編

症例呈示

症例：71歳　男性
主訴：便潜血反応陽性
家族歴：特記事項なし
既往歴：胆石，胆嚢胞
現病歴：生来健康であったが約2年前に夕食後に悸肋部痛を来たし，腹部Echo，腹部CT検査により φ3～4mm大の胆石と胆嚢胞を指摘され通院治療を受けていた．便通異常や腹痛などはみられなかったが，便秘傾向（1行/1～2日）と時々腹部膨満感を来たした．Screaning検査を目的とした便潜血反応検査にて陽性を指摘された．
初診時現症：身長167cm，体重54kg，体温37.2℃，血圧128/74，脈拍68/min，意識清明，表在リンパ節触知せず，眼瞼結膜貧血なし，眼球結膜黄疸なし，心音・呼吸音異常なし，腹部平坦・軟，肝・脾触知せず，右下腹部に軽度の圧痛あり，筋性防御なし，腹痛触知せず，下腿浮腫なし，神経学的所見異常なし．
検査所見：
検尿：蛋白（－），糖（－）
検便：ヒトヘモグロビン（3＋）
赤沈：一時間値23mm，2時間値50mm
赤血：WBC 6,200/ml，RBC 405万/μl，Hb 13.7g/dl，Ht 39.2％，MCV 97fl，MCH 33.8pg，MCHC 34.9g/dl，Pet 18.0万/μl
生化学：AST 38 IU/L，ALT 29 IU/L，LDH 337 IU/ml，T.P. 6.9g/dl，BUN 13mg/dl，CRE 0.7mg/dl，Na 142mEg/l，K 3.8mEg/l，Cl 107mEg/l，BIL-T 0.3μg/dl，BS 167mg/dl
血清：CRP 0.8mg/dl

心電図：異常なし
胸部レントゲン：右肺尖部に小陰影あり
腹部レントゲン：異常なし
便潜血反応陽性に対するscreeningを目的として注腸造影検査，大腸内視鏡検査を行った．

設問

問題1 診断のため，当初行うべき検査は下記のうちどれか？
(1) 大腸内視鏡検査
(2) ツベルクリン反応
(3) 腹部MRI
(4) ガリウムシンチ
(5) 血中CEA値測定

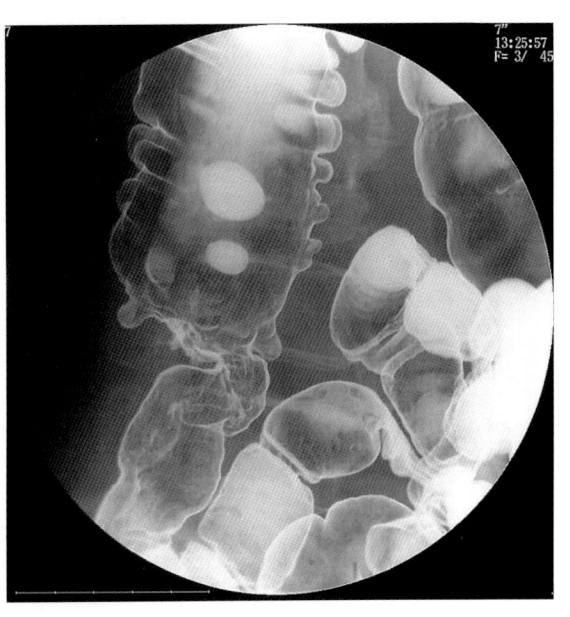

図1　注腸造影検査像（1）

80　Ⅱ．疾患編

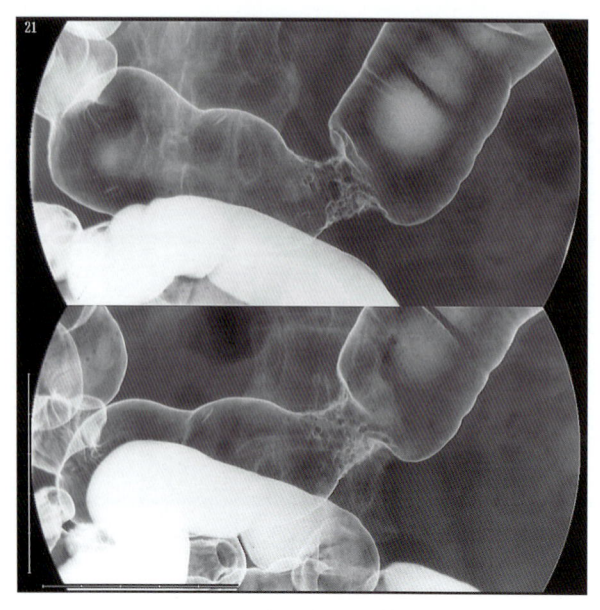

図2　注腸造影像（2）

a(1),(2)　　b(2),(3)　　c(3),(4)　　d(4),(5)　　e(1),(5)

問題2　注腸造影検査像で認められる所見はどれか？
　　　　（図1，2）
(1) 上行盲腸部の褊側性変形
(2) 盲腸の変形・短縮
(3) 横行結腸の狭窄と潰瘍瘢痕帯
(4) びらん性病変
(5) 縦走潰瘍
a(1),(2)　　b(2),(3)　　c(3),(4)　　d(3),(5)　　e(1),(5)

問題3　大腸内視像で認められる所見はどれか？
(1) 輪状潰瘍
(2) 敷石様所見
(3) 地図状潰瘍
(4) 潰瘍瘢痕萎縮帯
(5) びまん性潰瘍
a(1),(2)　　b(2),(3)　　c(1),(4)　　d(3),(5)　　e(4),(5)

問題4　本症例に対する治療方針として正しいものを選べ．
(1) ステロイドホルモン20mg経口投与
(2) イソニアド（100mg）6錠とリファジン（150mg）3錠の経口投与
(3) ステロイドホルモン40～80mg静脈投与
(4) エタンブトール（250mg）3錠
(5) 抗生物質の投与
a(1),(2)　　b(2),(3)　　c(2),(4)　　d(3),(4)　　e(1),(5)

問題5　本症例に認められる可能性のある合併症はどれか？
(1) 関節炎
(2) 硬化性胆管炎
(3) 腸閉塞
(4) 腹膜炎
(5) 虹彩炎
a(1),(2)　　b(1),(3)　　c(3),(4)　　d(3),(5)　　e(4),(5)

問題6　本症例の病理組織学的に特徴のある所見はどれか？
(1) 浮腫性変化
(2) ランゲルハンス型巨細胞
(3) 乾酪性肉芽腫
(4) ibromuscular obliterance
(5) 毛細血管の増生・拡張
a(1),(2)　　b(1),(4)　　c(2),(3)　　d(3),(4)　　e(4),(5)

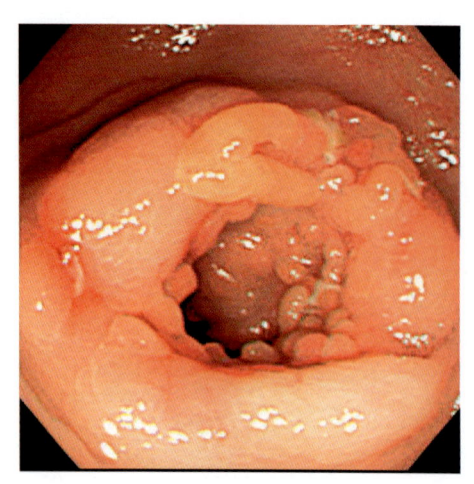

図3　大腸内視鏡像（1）

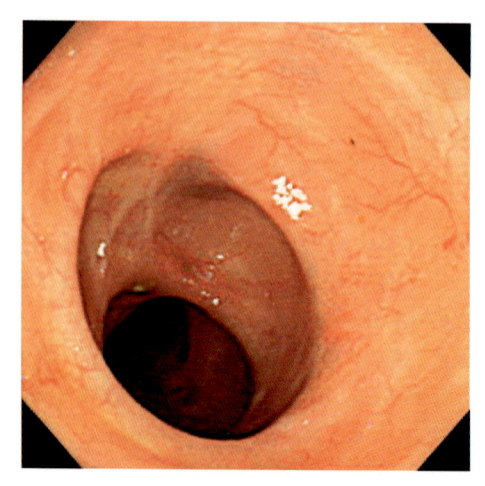

図4　大腸内視鏡像（2）

解 説 編

🌀 腸結核について

はじめに

近年,結核の罹患率は増加しており,それに伴い肺外結核としての腸結核も増加している.肺結核を伴わない一次性腸結核が増加していること,Crohn病(CD)や潰瘍性大腸炎(UC)の診断基準に"腸結核を除外する"とするただし書きがあり,適正な治療を行う意味も含め(腸結核に対してステロイドは禁忌)腸結核の正確な臨床診断が要求されている.

1. 概　念

本症は結核菌の感染による腸の炎症性疾患である.本症は,肺結核の病巣から排出された菌が喀痰の嚥下による,いわゆる管内性転移により腸に感染する二次性腸結核と,肺結核に続発しない直接的に腸管に感染する一次性腸結核に分けられる.そして,前者は続発性腸結核,後者は弧在性腸結核とも分類される.その他に粟粒結核からの血行性播種や隣接する結核病巣からの直接的進展などの感染経路があるが稀とされる.

2. 臨床症状

肺結核は呼吸器症状としての咳嗽,喀痰の排出,胸痛,血痰,また全身症状としての微熱,全身倦怠感,体重減少などの比較的特異な臨床症状をきたすが,腸結核では特異的な臨床症状に乏しく,他の腸の炎症性疾患としての臨床症状の域を出ない.また,腸結核の病変部位,病変の形態を含めた活動性,経過年数により臨床症状を異にするため,余計に臨床症状が普遍的となる.

通常,腸結核の症状としては便秘傾向が多く,とくに,好発部位としての回盲部に病変が存在する場合は便通異常としての便秘を呈することが多い.一方,その他の結腸に病変が存在する場合には下痢の傾向となる.ただ,回盲部の病変においても白苔を有する活動性の潰瘍が多く存在する場合には,下痢,右下腹部痛などの他に微熱,時には血便をきたす.

自然経過中に腸病変が瘢痕化した場合や治療により奏効し急速に瘢痕化や短縮をきたした場合には,便秘,腹痛,腹部膨満感,腹鳴を生じ,いわゆる腸狭窄をきたし,さらには,悪心,嘔吐など腸閉塞症状を呈する.

これらの便通異常に関わる症状は,第一にCrohn病の臨床症状と類似し鑑別を要するが,便秘と下痢,腹痛に関しては過敏性腸症候群も考慮すべきである[1)～3)].

腸結核の合併症としては,腸出血,腸狭窄,腹腔内膿瘍,腹膜炎,痔瘻などがあり,とくに大腸癌が注意を要する.

八尾らは同部位腸結核合併大腸癌は,1)女性に多い,2)盲腸,上行結腸に多い,3)病理組織学的には浸潤発育を示すものが多い,4)分化型癌だが粘液産生を伴うものが多い,などと報告した[4)5)].

その後,八尾ら[6)]は,本邦における61例の結核関連大腸癌を検討し,

1)乾酪性肉芽腫を認めない陳旧性結核関連大腸癌が増加している.

2)病変部別頻度は盲腸41例(67.2%),上行結腸42例(68.9%),横行結腸9例(14.8%),下行結腸1例(1.6%),直腸1例(1.6%)である.

3)肉眼型では5型20例(33.3%),周提の低い2型16例(26.7%),3型11例(18.3%),1型7例(11.7%),粘膜内癌3例(5.0%)であり,通常の大腸癌にみられる2型は2例(3.3%)と少ない.

4)組織型では,高分化腺癌42例(68.9%),中分化腺癌11例(18.0%),低分化腺癌3例(4.9%),粘液癌または粘液成分を有している癌26例(42.6%)である.と詳細に報告している.

一方,鈴木ら[7)]は病理剖検輯報の記載から検討し,腸結核80症例中3例(3.8%)に大腸癌合併がみられたと述べている.

3. 診　断

血液検査では赤沈値の亢進,CRP増加などがみられるが,白血球数は正常である.ツベルクリン(PPD)は結核菌の菌体成分や分泌蛋白などの成分を含有しており,ツベルクリン反応は結核に感染したヒトではPPDに対する遅延型皮膚反応として発赤や硬結を生じる.多くは陽性を呈するが,陰性例も10%以上にみられる.

結核菌の証明は,糞便や生検組織の抗酸菌塗抹染色法,培養法,ならびに生化学的検査により同定される.培養法では結核菌の発育速度が遅いために長時間を要し,かつ陽性率も低い.一方,遺伝子学的検出方法であるPCR法は特異度が98%,感度が約70%であり,

迅速に判明される．ただ，感度が低いことより補助検査として位置づけられる[1) 3)]．

腸結核の診断基準には，主として活動性の腸結核を対象としたPaustianら[8)]の提唱があるが，腸管壁や所属リンパ節からの結核菌や乾酪性肉芽腫の証明を診断基準としており，非手術例におけるこれらの証明はほぼ不可能といえる．これに対して，八尾[4)]は腸結核を疑う所見として，

1) 臨床症状として，抗結核薬による臨床症状の急速な改善，炎症所見の急速な消褪
2) X線所見として，回盲部変形，対称性変形，とくに輪状狭窄，瘢痕帯の存在
3) 切除標本肉眼所見として，輪状，帯状潰瘍，瘢痕帯の存在
4) 病理組織学的所見として，
 a) 腸壁またはリンパ節の大型，融合性の非乾酪性肉芽腫，リンパ節の硬化性肉芽腫
 b) リンパ節のランゲルハンス型巨細胞，大型線維化または硝子化結節，石灰化巣，などをあげ，内科的治療を主体とする今日の腸結核の診断基準に適合されている．

1) X線診断

白壁ら[9)]はX線像による形態学的追求により本症に特徴的なX線所見として帯状潰瘍と潰瘍瘢痕を含む萎縮帯をあげている．そして，潰瘍，潰瘍瘢痕，炎症性ポリープ，線状潰瘍，帯状潰瘍など点と線の要素は面としての潰瘍瘢痕を含む萎縮帯の要素のなかに含まれるとしている．さらに変形の要素が加わる．

潰瘍の形態で臨床的に対象となるのは，黒丸[10)]のⅢ～Ⅷ型であり，この中Ⅳ型の帯状潰瘍，帯状潰瘍瘢痕は特徴的所見といえる．その他にⅢ型の比較的小さい潰瘍やⅦ型の不整形潰瘍などが混在して散在性にみられることが多い．通常，潰瘍は周辺が不整な帯状潰瘍で周堤を有する深堀れ傾向が強い．

潰瘍瘢痕を伴った萎縮帯は腸結核に特徴的であり，X線像上縮緬状模様を呈し，これらの中に帯状潰瘍，偽ポリープが存在すればより腸結核と考えられる．

大腸にみられる変形にはハウストラ消失，短縮，狭小化，狭窄，偽憩室様変形がみられる．とくに盲腸においてはこれらの変形所見が重要で短縮や偽憩室様変形，さらに回盲弁の開大を伴う．

2) 内視像診断

不整な周堤を伴った輪状潰瘍，帯状潰瘍を伴い狭窄（両側のことが多い）を来たす．辺縁または周堤は発赤を欠き，潰瘍はぶ厚く，白黄色の白苔で被われる．比較的小型の類円形の小潰瘍や不整潰瘍もほぼ同様の辺縁性状を呈する．

これらの潰瘍の治癒，あるいは治癒過程では縦走性の多発性瘢痕となり数条の粘膜ヒダの集中や散在性に小ポリープがみられる．

潰瘍瘢痕部は血管透見を欠き，黄色調を呈し，幅広い瘢痕帯はCFによる送気伸展によっても変形を伴う．

また，盲腸における潰瘍瘢痕は太い数条の粘膜ヒダを伴って狭小化し，瘢痕ヒダ間は多発性偽憩室を呈する．

潰瘍の頻度について五十嵐ら[11)]は不整びらん型88％，輪状潰瘍69％，不整潰瘍63％，アフタ様びらん型44％であると報告している．

3) 肉眼所見

腸結核の肉眼所見は黒丸により8型に分類されている[10)]．

Ⅰ型：初期の病変で粟粒～麻実大の結核結節．
Ⅱ型：結核結節の壊死物質が粘膜を破って腸腔に排出され，小潰瘍を形成したもの．
Ⅲ型：Ⅱ型がやや大きくなり，アズキ大または扁豆大となったもの．
Ⅳ型：腸管の横軸方向の潰瘍で，輪状または帯状潰瘍といわれるものである（A：長径2cm以下のもの，B：2cm以上のもの）．
Ⅴ型：縦軸方向の潰瘍（A：長径2cm以下のもの，B：2cm以上のもの）
Ⅵ型：円形または類円形の潰瘍で，扁豆大以上のもの．
Ⅶ型：不整形潰瘍で扁豆大以上のもの．
Ⅷ型：潰瘍が互いに融合し，広範な潰瘍となったもの．

4) 病理組織学的所見

岩下ら[12)]は潰瘍は比較的浅い潰瘍（Ul-Ⅱ相当）であるが，一部にUl-ⅢやUl-Ⅴを伴うこともあると述べている．腸壁から浸入した結核菌（Mycobacterium tuberculosis）は粘膜内のリンパ濾胞に入り，マクロファージ系細胞に貪食され増殖する．（個体がアレル

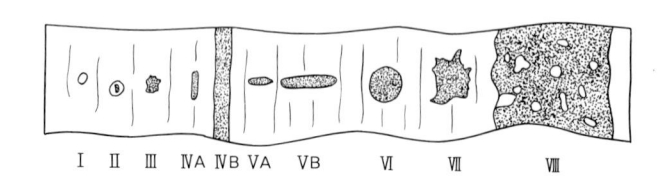

Ⅰ　Ⅱ　Ⅲ　ⅣA ⅣB ⅤA　ⅤB　　Ⅵ　　Ⅶ　　　Ⅷ

ギー反応を獲得すると）中心部は壊死状態に至り乾酪化する．病巣周囲のマクロファージは刺激されて類上皮細胞やランゲルハンス型巨細胞となり，これを中心にしてリンパ球が浸潤して肉芽腫が形成される．開放性潰瘍期には腸壁や所属リンパ節に乾酪性肉芽腫や結核菌が証明されるとしている．

しかし，治療症例においては乾酪性肉芽腫を見い出すことは困難とされる．

中心に膿瘍を含有する大型肉芽腫，非乾酪性肉芽腫，小型肉芽腫，硬化型肉芽腫が混在することが腸結核の特徴であると述べている．

通常，組織学的に結核菌の検出率は38％であり，他方，乾酪性肉芽腫は60～68％と検出率は高いとされている．

4. 治療

一般的に腸結核は抗結核療に奏効するとされ，急速な治療過程を介して強い瘢痕狭窄をきたす症例もある．

治療は，1) イソニコチン酸ヒドラジド（INH），リファンピシン（RFP），硫酸ストレプトマイシン〔(SM) またはエタンブトール（EB）〕を主体に最初の2ヵ月間はピラジナミド（PZA）を併用し6ヵ月間投与，2) INH，RFP，SM（またはEB）を6ヵ月間投与，さらに3～6ヵ月間INH，RFPを継続する方法が行われている．

処方例；Iscotin錠(100mg)3～4錠朝食後，Rifampicin (150mg)3c朝食前，Ethambutol(250mg)3錠朝食後

欧米では薬剤耐性の結核菌の発生が問題視されているが，本邦でも近年INH，RFPの両者に耐性を示す多剤耐性結核菌の出現が指摘されている．

阿部13)は，初回治療例でINH，RFP，SM，EBの4剤のいずれかの1剤に耐性を示したのは10.2％，多剤耐性結核は0.8％にみられ，また再治療症例においては，42.4％はいずれか1剤に耐性を，19.7％は多剤耐性を示したとされ注意を喚起している．

なお，Iscotinにおける肝障害，末梢神経炎，RFPの胃腸障害，肝機能障害，皮膚発疹，EBの視神経障害などの副作用に注意を要する．

レベルアップをめざす方へ

腸結核

腸結核の診断の基本は，画像診断と結核菌の証明にある．便培養などで結核菌が証明され，画像診断上も腸結核としての特徴を備えている場合は問題がない．しかしながら，画像診断上腸結核を疑うが，典型像とは言えない場合でかつ結核菌が証明されない場合が問題である．このような場合には，結核菌検出のための補助診断が有用である14)．具体的には，結核菌のDNAを検出する遺伝子診断や，結核菌に対する血中検出などの方法がある．

遺伝子診断は，DNA中にそれぞれの細菌の特徴的な塩基配列を証明するものであり，主として16SリボゾームRNA中の一定の保存された遺伝子配列を検出する．具体的には，ハイブリダイゼーション法とPCR法がある．ハイブリダイゼーション法は，目的とするDNA（あるいはRNA）に相補的な塩基配列を持つcDNAをあらかじめ合成しておき，特異的に結合した二重鎖の塩基をRIやジゴキシゲニンなどの非RI法により認識するものである．特異性が高いが，材料となるDNAやRNAが大量に必要である．実験手技が煩雑で熟練が必要である．一方，PCR法は目的とする塩基の両端(3'側と5'側の両方の塩基配列(15-25bps程度が多い)に相補的なcDNAをプライマーとして，遺伝子増幅法で増感するものである．高感度であり，特異度も十分高いが，ハイブリダイゼーション法ほどではなく，時にcontaminationや非特異反応が問題となる15)．便を材料とした場合，便中の阻害剤などの影響・結核菌量の差のためか，BALなどを材料としたのに比して感度が上がらないことがある．状況によってはnested PCRなどでさらに感度を上げることが可能である．また，ヒト型菌の診断には，MBP-17抗原などヒト型菌特異遺伝子の検出が有効である．

さらに，診断困難例では，結核菌に特異的な（たとえばCord Factorの主成分である，TDM (Trehalose dimycolateなど)物質に対する血中抗体の測定が有用なことがある16)．

●文　　献●

1) 朝倉　均ほか：感染症－腸結核．炎症性腸疾患．MEDICAL VIEW，2001
2) 西俣嘉人ほか：腸結核．炎症性腸疾患の臨床，日本メディカルセンター，2001
3) 松川正明ほか：消化管結核．胃と腸 37：371-378, 2002
4) 八尾恒良ほか：腸結核と大腸癌．胃と腸 22：765-780, 1987
5) 八尾恒良ほか：最近の腸結核－10年間の本邦報告例の解析－．胃と腸 30：485-490, 1995
6) 八尾恒良ほか：本邦の報告例からみた腸結核関連大腸癌．胃と腸 37：1036-1046, 2002
7) 鈴木弘文ほか：腸結核の臨床と問題点－千葉県内医療機関のアンケート調査から－．日本大腸肛門病会誌 55：430-435, 2002
8) Paustian FF, et al : Intestinal tuberculosis. In : Bockus Gastroenterology（Ed, Berk JE）, 4th ed, Vol 3, pp2018-2036, WB Saunders, Philadelphia, 1985
9) 白壁彦夫ほか：大腸結核のX線診断．胃と腸 12：1597-1622, 1977
10) 黒丸五郎：腸結核の病理．結核新書 12，医学書院，東京，1952
11) 五十嵐正広ほか：大腸結核のX線および内視鏡診断．胃と腸 30：515-524, 1995
12) 岩下明徳ほか：腸結核．Frontiers in Gastroenterology 6：46-50, 2001
13) 阿部千代治：入院時薬剤耐性に関する研究．結核　75：263, 2000
14) 松本誉之，小林絢三：腸結核診断の現状．血清診断および生物学的診断．胃と腸 80：491-409, 1995
15) Garg SK, et al : Diagnosis of tuberculosis ; Avaiable technologies, limitations, and possibilities. J Clin Lab Anal 17 : 155-163, 2003
16) Kashima K, et al : Diagnosis of intestinal diagnosis from ulcerative colitis and Crohn's disease. Dig Dis Sci 40 : 2630-2634, 1995

［北野　厚生／中村　志郎／渡辺　芳久／押谷　伸英／松本　誉之］

疾患 6 小腸潰瘍 クローン病でいいの？

問 題 編

症例呈示

症例：24歳　男性
主訴：右下腹部痛
家族歴：特記事項なし
既往歴：特記事項なし
現病歴：約6ヵ月前より右下腹部痛と1日3～4行の軟便が出現するようになった．また，この頃から口内炎を繰り返すようになり，8kgの体重減少も認めた．1週間前より38℃前後の発熱と血便がみられるようになり外来を受診した．
初診時現症：身長182cm，体重62kg，体温38.2℃，血圧104/58，脈拍76回/min，意識清明，表在性リンパ節触知せず，眼瞼結膜 貧血あり，眼球結膜 黄疸なし，口腔内にアフタを認める，心音・呼吸音 異常なし，腹部 平坦・軟，肝・脾・腎触知せず，右下腹部に圧痛あり，腫瘤触知せず，陰部に潰瘍，下腿伸側に有痛性の紅斑をみる．神経学的所見 異常なし

受診時の検査所見を以下に示す．
検査所見：
検尿：蛋白（-），糖（-）
検便：ヒトヘモグロビン（+），培養では病原性細菌を認めない
赤沈：1時間値56mm
末血：WBC 13,400/ml（Neu 85％，Eo 2％，Ly 10％，Mo 3％），RBC 315×10^4/μl，Hb 8.4g/dl，Ht 25.5％，Plt 42.5×10^4/μl
生化学：GOT 12 IU/ml，GPT 12 IU/ml，LDH 225 IU/ml，T.P. 5.8 g/dl，Alb 3.1 g/dl，BUN 18 mg/dl，Cr 0.7 mg/dl，Na 140 mEq/l，K 4.0 mEq/l，Cl 102 mEq/l，Fe 12 μg/dl，TIBC 428 μg/dl，UIBC 416 μg/dl
血清：CRP 9.8 mg/dl
心電図：異常なし
胸部レントゲン：異常なし
腹部レントゲン：異常なし

設 問

問題1 診断のため，当初行うべき検査として適当なものは下記のうちどれか？

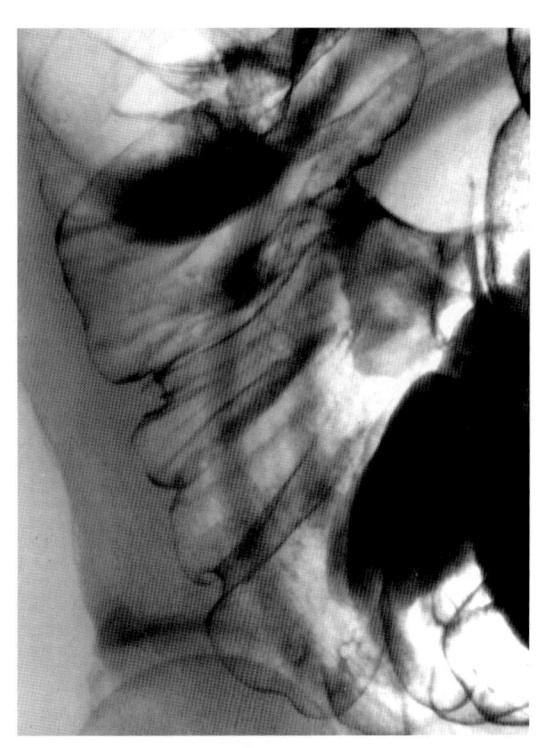

図1　入院時の注腸X線像

(1) ガリウムシンチ
(2) ツベルクリン反応
(3) 皮膚の針反応
(4) 眼病変の検査
(5) 注腸造影

a(1),(2),(3)　b(1),(2),(5)　c(1),(4),(5)
d(2),(3),(4)　e(3),(4),(5)

眼科的には異常を認めなかったが，注腸造影を行ったところ回盲部に次のような画像が得られた（図1）．

問題2　注腸造影上認められる所見は次のどれか？
a. 敷石像
b. 鉛管像
c. 深い打ち抜き様の潰瘍
d. 拇指圧痕像
e. 輪状潰瘍

問題3　この患者の治療としてまず考えるものはどれか？
(1) 手術（回盲部切除術）
(2) サラゾスルファピリジンの経口投与
(3) プレドニゾロンの投与
(4) 広域抗生物質の投与
(5) 抗結核薬の投与

a(1),(2)　b(2),(3)　c(3),(4)　d(4),(5)　e(1),(5)

問題4　この症例に認められる可能性のある皮膚合併症はどれか？
(1) 口唇，頬粘膜，手指の色素沈着
(2) 結節性紅斑
(3) 皮下の血栓性静脈炎
(4) café au lait spots
(5) 壊疽性膿皮症

a(1),(2)　b(2),(3)　c(3),(4)　d(4),(5)　e(1),(5)

解説編

腸管ベーチェット病について

1. 疾患概念・症候

ベーチェット病は，口腔粘膜の再発性アフタ性潰瘍，皮膚症状，眼症状，外陰部潰瘍を主症状とし，急性炎症発作を反復しつつ慢性の経過をとる全身性の炎症性疾患である．ベーチェット病では食道から直腸まで全消化管に潰瘍性病変を生じ得るが，回盲部に深い下掘れ傾向を示す潰瘍が合併することが多い．消化管病変が臨床症状の主体となる場合には腸管ベーチェット病と呼ばれる．

腸管ベーチェット病の症状としては腹痛が最も多く，下痢，下血，腹部腫瘤，発熱などもみられる．腹痛は病変が回盲部に好発することから右下腹部痛が圧倒的に多く，急性虫垂炎と鑑別が困難な場合があるので注意が必要である．腸管ベーチェット病では口腔内アフタはほとんどの患者でみられるが，四つの主症状が揃っている完全型は少なく，不全型や疑診例が多い[1]．

2. 診　　断

ベーチェット病の診断は臨床症状の組み合わせに基づいて行われ，本邦では1987年に改訂された厚生省ベーチェット病調査研究班の診断基準が一般的に用いられている（表1）．消化管，血管，中枢神経の病変が主体をなすものは重篤化しやすいことから，特殊病型にあげられている．また，1990年にInternational Study Groupによりベーチェット病の国際診断基準が提唱されたが，ここでは口腔粘膜の再発性アフタ性潰瘍が診断に際しての必須項目として最重要視されている[2]．ベーチェット病の消化器症状の出現頻度は約15％と報告されており[3]，本疾患の患者を診察する際には，消化管病変の合併を念頭に置いて検査を進めることが大切である．

ベーチェット病の臨床症状の特徴として，軽い外傷や刺激を受けた局所に強い炎症が誘発されたり，気温や気圧の変化など全身的な刺激が病勢に影響を与えたりすることがあげられる．また，本疾患では急性炎症を繰り返すことが多く，出没を繰り返す症状は診察時に直接確認できないこともあり注意が必要である．問診においてはこれらの点に留意し，個々の症状の有無および変化，さらには悪化時の誘因について詳細に聴取することが重要である．

1）臨床検査所見

皮膚の針反応は，前腕屈側の皮膚を21G注射針で穿刺し，24〜48時間後に径2mm以上の発赤または膿疱が見られた場合，陽性と判定する．針反応はベーチェット病に特異性が高いがすべての患者にみられるわけではなく，陽性率は約40％であると報告されて

表1 ベーチェット病の診断基準（厚生省特定疾患ベーチェット病調査研究班，1987年）

1．主症状	3．病型診断の基準
(1) 口腔粘膜の再発性アフタ性潰瘍 (2) 皮膚症状 　a．結節性紅斑 　b．皮下の血栓性静脈炎 　c．毛囊炎様皮疹，痤瘡様皮疹 　参考所見：皮膚の被刺激性亢進 (3) 眼症状 　a．虹彩毛様体炎 　b．網膜ブドウ膜炎（網脈絡膜炎） 　c．以下の所見があればa, bに準じる． 　　a, bを経過したと思われる虹彩後癒着，水晶体上色素沈着，網脈絡萎縮，視神経萎縮，併発白内障，続発緑内障，眼球癆 (4) 外陰部潰瘍	(1) 完全型 　経過中に4主症状が出現したもの (2) 不全型 　a．経過中に3主症状，あるいは2主症状と2副症状が出現したもの 　b．経過中に定型的眼症状とその他の1主症状，あるいは2副症状が出現したもの (3) 疑い 　主症状の一部が出没するが，不全型の条件を満たさないもの，および定型的な副症状が反復あるいは増悪するもの (4) 特殊病型 　a．腸管(型)ベーチェット病 　b．血管(型)ベーチェット病 　c．神経(型)ベーチェット病
2．副症状	4．参考となる検査所見
(1) 変形や硬直を伴わない関節炎 (2) 副睾丸炎 (3) 回盲部潰瘍で代表される消化器病変 (4) 血管病変 (5) 中等度以上の中枢神経病変	(1) 皮膚の針反応 (2) 炎症反応 　赤血球沈降速度の亢進，血清CRPの陽性化，末梢血白血球数の増加 (3) HLA-B51(B5)の陽性

おり[3]，病期の進展とともに陽性化することが多い．わが国のベーチェット病患者のHLA-B51保有率は55％であり，健常人の約10〜15％に比べて高頻度に認められる[3]．ベーチェット病では病勢の活動期にしばしば血清IgD増加が認められるが，この現象はほぼIgD骨髄腫と本疾患に限られるので診断の参考になる．また，血液検査による炎症反応（白血球数増加，CRP陽性，血沈亢進）や便潜血陽性などの異常所見がみられるが，疾患特異的な異常検査所見はなく，複数の検査成績や身体所見，臨床経過を含めた総合的な診断が必要である．

2) 消化管X線造影と内視鏡検査

ベーチェット病の消化管病変は回腸末端〜盲腸に好発し，円型ないし類円型，境界明瞭，打ち抜き様の深掘れ傾向の強い深い潰瘍が典型的である．潰瘍は多発例が多いが単発例もみられる．消化管造影検査で大きなニッシェを認める（図2）以外に，他の部位の消化管や膀胱，子宮などの臓器あるいは皮膚との間に瘻孔が見られる場合もある．内視鏡検査では，初期病変として大きさが1〜3mmの多発するアフタ性潰瘍がみられるが（図3），病変が進行した例では，辺縁が明瞭で，類円型の深掘れ傾向を示す打ち抜き様の潰瘍を認めることが多い（図4）．また，消化管病変は回盲部以外にも食道から直腸まで消化管のどの部位にも発生する可能性があるが，回盲部以外ではアフタ性潰瘍が多く，深い潰瘍は少ない．回盲部の潰瘍は，病理組織学的には慢性活動性の非特異性炎症所見を示すUl-IVの潰瘍であり，潰瘍底にはリンパ球，形質細胞の浸潤と血管増生がみられ，周辺にはリンパ球集簇からなる全層性炎症がみられる場合が多い[4]．

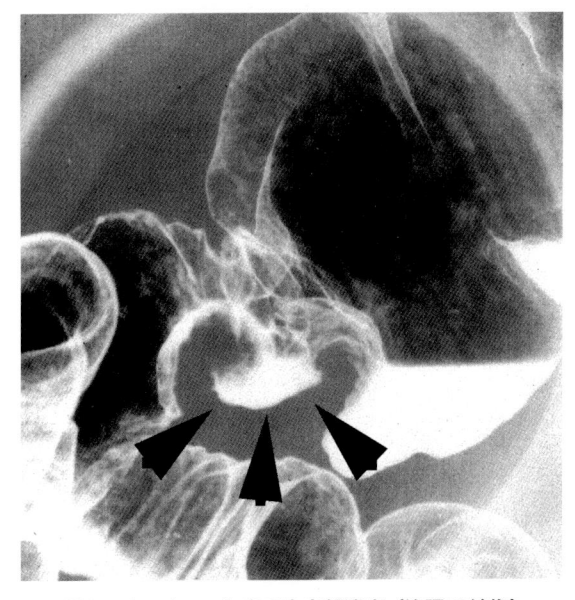

図2 ベーチェット病の吻合部潰瘍（注腸X線像）
腸穿孔のため回盲部切除術を行ったが，手術後5年目に吻合部に再発した潰瘍性病変である．矢印の部位にカラーボタン様の大きなバリウムの溜まり像（ニッシェ）を認める．

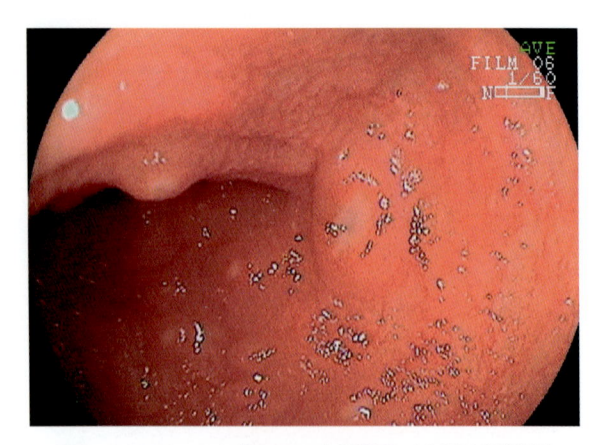

図3 ベーチェット病のアフタ性潰瘍（大腸内視鏡像）
終末回腸にアフタ性潰瘍を認める．

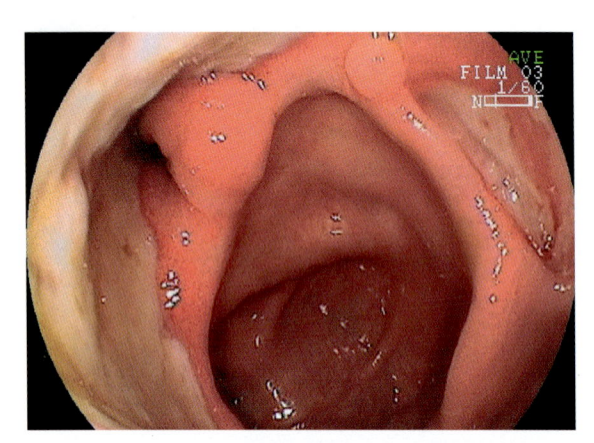

図4 ベーチェット病の回盲部潰瘍（大腸内視鏡像）
回盲部に境界明瞭で深い打ち抜き様の潰瘍を認める．

3. 治　療

現時点では腸管ベーチェット病に対して下記のような治療が試みられている．

1）栄養療法
中心静脈栄養，成分栄養剤，半消化体栄養剤や低脂肪低残渣食を用いて腸管の安静をはかる．

2）薬物療法

（1）急性期治療

a．軽症：軽症例では5-アミノサリチル酸製剤としてサラゾスルファピリジン（2～4g/日），メサラジン（1.5～3g/日）などが用いられる．

b．中等症ないし重症例：中等症ないし重症例には副腎皮質ステロイド（プレドニゾロン，30～60mg/日）を短期間使用する．ステロイドの長期投与は，消化管穿孔の誘因となったり眼症状を悪化させることがあり，注意が必要である．ステロイドでも十分なコントロールが得られない場合は，免疫抑制剤であるシクロスポリン（3～10mg/kg/日）を用いる．シクロスポリンは腎障害・中枢神経障害などの副作用があり，投与に際してはトラフ値が50～200ng/mlになるように投与量を調整する．ただ，本剤はベーチェット病の中枢神経症状を悪化させる可能性があるので，神経ベーチェット病では禁忌となる．

（2）慢性期治療

薬物療法としては，前述の5-アミノサリチル酸製剤を用いる．また，ベーチェット病の病因の一つにあげられている顆粒球の機能亢進に対して抑制作用を有するコルヒチン（0.5～1.0mg/日）や，免疫抑制剤であるアザチオプリン（50mg/日），6-MP（30mg/日）を使用する．これらの薬剤はある期間投与しないと症状の軽減が得られないという特徴がある．

3）手術療法

本疾患に伴う穿孔，大量出血，腸閉塞，腸管周囲膿瘍などは外科的手術の適応になる．外科的切除に伴う合併症として再穿孔や縫合不全を起こすことがあり，術前より術後3日までの4日間ステロイドのミニパルス静注療法（プレドニゾロン30mg/日など）を行う場合もある．本疾患は術後に再発しやすく，外科的治療による根治は一般に期待できないと考えられている．

4. 予　後

本疾患は慢性に経過し，遷延化することが多い．病初期にみられるアフタや浅い潰瘍に対しては，栄養療法や薬物療法によって治癒することが多い．しかし，一方で深い潰瘍を形成したものは難治性である．ベーチェット病の潰瘍は穿孔・穿通を起こしやすく，その頻度は50％前後と報告されており[1]，手術が必要となる症例が多い．また，術後に腸管皮膚瘻を形成したり，吻合部や吻合部近傍に病変が再発（図2）することも多く，再手術が必要となる頻度が高い．一部の症例では切除を繰り返し短腸症候群になることもある．

ベーチェット病では発症当初からその全主症状を備えていることは稀であり，通常は長期にわたる経過中に徐々に主症状や副症状が出現してくるものが多く，慎重に経過を観察する必要がある．一般に，本症の病勢は発病3～7年で極期に達し，その後は病状の悪化の程度と頻度はともに減少し，10年以上経過すると緩解状態の患者が多くなる傾向にある．しかし，腸管ベーチェット病は穿孔や大量出血をきたすこともあり，他のタイプのベーチェット病に比較して予後は不良であると考えられている．

5. 類縁疾患

1）単純性潰瘍

回盲弁近傍の境界明瞭で，円型ないし卵円型の深掘

れ傾向が強い打ち抜き様潰瘍を特徴とし，潰瘍は深発例が多い．ベーチェット病の腸潰瘍と単純性潰瘍との区別は病理形態学的には不可能であり[4]，両疾患は本質的に同一であるという見解がある[5]．しかし，一方で単純性潰瘍の病変は回盲部，特に盲腸に限局しているが，ベーチェット病の潰瘍は他の消化管にも発生し多発することなどから，両者は別の疾患であるという考えもある[6)7]．現時点では，ベーチェット病と単純性潰瘍の鑑別はベーチェット病の診断基準に基づいて行われており，単純性潰瘍は回盲部に定型的潰瘍を認めるが，ベーチェット病に特徴的にみられる臨床症状は示さないものと考えるのが一般的である．

2）膠原病に伴う潰瘍

全身性エリテマトーデス，結節性動脈周囲炎，関節リウマチなどの膠原病では消化管に多発性潰瘍を認めることがある．潰瘍は浅いものが多いが，ときに深掘れの潰瘍を認めることもある．膠原病では消化管病変の合併頻度は高く，潰瘍性病変は消化管のいずれの部位にも認められ，しばしば消化器症状の原因となる．これらの病変は膠原病の血管炎に基づくものと，ステロイドあるいは非ステロイド系抗炎症薬によって誘発されるものとがあると考えられている．

6. 患者指導

ベーチェット病患者では，急に体を冷やしたり過労が重なると症状が再発・増悪する傾向がある．患者には寒冷・気圧の変化・月経・ストレス・外傷・感染が本疾患の増悪因子であることを理解させることが大切である．齲歯やその他の感染巣がある場合は必ずその治療を行わせる．食事については脂肪や線維の多いものや刺激物の摂取を控えるようにする．本疾患は慢性の経過をたどることが多いため，根気よく治療を継続するように指導することが大切である．

● 問題の解説および解答

問題 1

本患者では腹部症状の他，体重減少，発熱，口腔内アフタ様潰瘍，陰部潰瘍，下腿伸側の有痛性紅斑（結節性紅斑）を認めており，ベーチェット病に伴う消化管病変の存在が容易に類推される．ベーチェット病の主症状は，1）口腔粘膜の再発性アフタ性潰瘍，2）皮膚症状，3）眼症状，4）外陰部潰瘍の4つであるが，腸管ベーチェット病ではすべての基準を満たす完全型よりも，眼症状を欠いた不全型のほうが多くみられる．皮膚の針反応はすべての患者にみられるわけではないが，陽性であればベーチェット病の診断に役立つ．

問題 2

ベーチェット病の消化管病変は，回腸末端〜盲腸に好発する円型，ないし類円型の深い打ち抜き様の潰瘍が典型的である．なお，敷石像はCrohn病に，鉛管像は潰瘍性大腸炎に，拇指圧痕像は虚血性大腸炎急性期に，輪状潰瘍は腸結核にそれぞれ特徴的なX線所見である．

問題 3

腸管ベーチェット病には，栄養療法（完全静脈栄養，成分栄養，半消化態栄養）と薬物療法による保存的治療が優先される．薬物療法としては潰瘍性大腸炎やCrohn病と同様に5-アミノサリチル酸製剤が用いられ，症状のコントロールが困難な時にはステロイド剤が使用される．しかし，眼病変はステロイド剤で悪化することがあり，注意が必要である．腸管ベーチェット病は内科治療が原則とされているが，穿孔・出血・狭窄・膿瘍形成などを合併した場合は外科的切除が必要となる．しかし，術後の再発率は高く，頻回の手術のため短腸症候群を起こす症例もある．

問題 4

ベーチェット病の四大主症状の一つである皮膚症状には，結節性紅斑，皮下の血栓性静脈炎，毛囊炎様皮疹，座瘡様皮疹がみられる．結節性紅斑は硬結を伴うやや隆起した有痛性紅斑で四肢伸側に好発する．皮下の血栓性静脈炎は再燃性で，遊走性血栓性静脈炎の形をとる．口唇，頬粘膜，手指の色素沈着はPeutz-Jeghers症候群に，café au lait spotsはvon Recklinghauzen病にそれぞれ特徴的な皮膚所見である．壊疽性膿皮症は四肢や臀部に好発し，膿疱や穿掘性の皮膚潰瘍を生ずる難治性の疾患であり，潰瘍性大腸炎やCrohn病などの炎症性腸疾患や大動脈炎症候群などに合併することが多い．

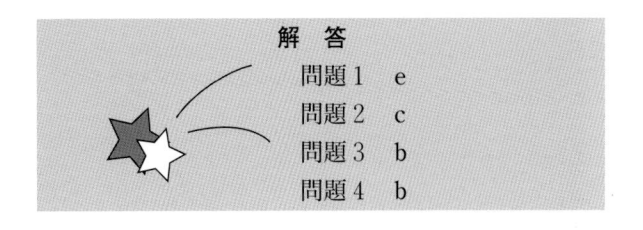

解 答

問題 1　e
問題 2　c
問題 3　b
問題 4　b

レベルアップをめざす方へ

疫　学

ベーチェット病はトルコ，中東，中国，日本を結ぶシルクロードに沿った地域に多く，欧米では少ない．本邦の患者数は1991年の全国疫学調査では18,400人と推定されており[3]，世界で最も多い患者数を有する．性別は男女比は0.96とほぼ同数であり，20歳台から40歳台に好発する．ベーチェット病における消化管病変の出現頻度は約15％であり[3]，病悩期間の長い患者にも出現することがある．消化管病変が症状の主体をなす腸管ベーチェット病の頻度は，ベーチェット病全体の約4％であるが[3]，診断後の20年間における消化管病変の累積出現率は20％にもなり稀ではない[8]．

病　因

ベーチェット病は，HLA-B51に代表される遺伝的素因に細菌感染などの環境因子が組み合わさって発症に至ると考えられているが，その詳細はいまだ明らかではない．最近，その病態形成に熱ショック蛋白（HSP）の関与が注目されている．HSPは原核細胞から哺乳類まで分子構造が保存された強い免疫原性を持つ分子であり，感染病原体が侵入すると抗HSP免疫応答が活性化される．一方，感染ストレスにより宿主細胞にHSP蛋白が誘導され，分子擬態に基づき交差反応を起こし，自己免疫応答が惹起される．この免疫応答のなかで産生されるTh1型サイトカインと炎症性サイトカインは，顆粒球や内皮細胞の活性化を促し，組織障害，血管炎の形成に働くと考えられている．その抗原としての特性から，病原微生物のHSPに刺激されたリンパ球は，感染ストレスにより自己のHSPに対して交差反応を起こし，自己免疫応答を惹起すると考えられている[9]．

新しい治療法

ベーチェット病の炎症局所の病変形成に顆粒球と血小板の機能亢進が重要であり，その成因として単核球からのサイトカインの関与が指摘されている．この観点から，T細胞におけるインターロイキン-2産生を抑制するシクロスポリンが治療に用いられている．また，ベーチェット病における免疫応答はクローン病や関節リウマチと同様にTh1優位であり[10]，さらに，単球におけるTNF-α産生の亢進がみられることから[11]，thalidomideやpentoxifyllineなども使用されている[12]〜[15]．最近，クローン病や関節リウマチの治療に用いられる抗TNF-α抗体の有用性も報告されている[16]〜[19]．今後，従来の治療が奏効しない難治性の腸管ベーチェット病への効果が期待される．

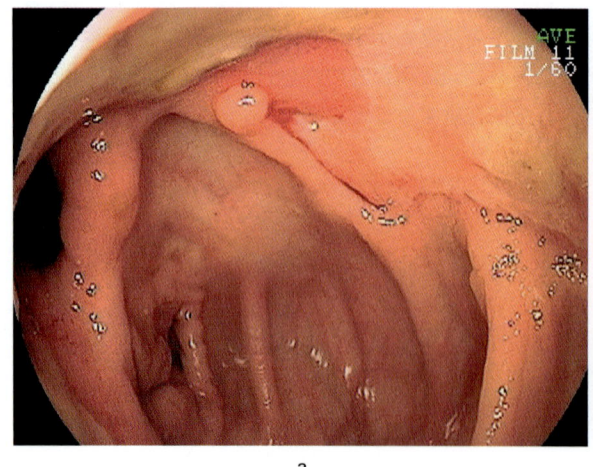

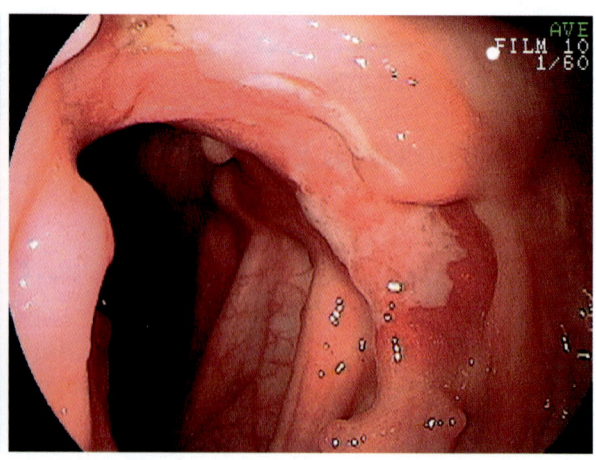

図5　エタノール撒布症例

ベーチェット病の回盲部の難治性潰瘍（a）に対し，純エタノール10mlを撒布したところ，潰瘍の縮小を認めた（b）．一過性の腹痛以外には重篤な副作用は認めなかった．

腸管ベーチェット病および単純潰瘍に対する局所療法として，内視鏡下のエタノール撒布が試みられている．Matsukawaら[20]は，術後に吻合部近傍に再発した4例の腸管ベーチェット病および単純潰瘍症例に対して，内視鏡下に撒布チューブを用いて潰瘍病変全体に純エタノールを撒布したところ，臨床症状の改善と潰瘍の縮小ないし瘢痕化が得られたと報告している．今後，エタノール散布の有用性については多数例の検討が必要と考えられる．図5に内視鏡下のエタノール散布が有用であった自験例を提示する．

● 文　　献 ●

1) 馬場正三ほか：Simple ulcerとBehçet病の腸病変．医学のあゆみ 147：459-463, 1988
2) International Study Group for Behçet's disease：Criteria for diagnosis of Behçet's disease. Lancet 335：1078-1080, 1990
3) 中江公裕ほか：ベーチェット病患者全国疫学調査成績（第2報）．厚生省特定疾患ベーチェット病調査研究班　平成4年度研究業績，pp63-82, 1993
4) 渡辺英伸：非腫瘍性疾患の病理．病理と臨床 2：1219-1230, 1984
5) 飯田三雄ほか：腸型Behçet病および単純性潰瘍の経過－X線像の推移を中心として．胃と腸 27：287-302, 1992
6) 多田正大ほか：腸型Behçet病とsimple ulcerの臨床経過-疾病史からみた腸型Behçet病とsimple ulcerの異同．胃と腸 27：313-318, 1992
7) 押谷伸英ほか：腸管ベーチェット病および単純性潰瘍の臨床的検討．日本大腸肛門病会誌 53：116-122, 2000
8) 田中千絵ほか：厚生省特定疾患ベーチェット病調査研究班　平成7年度研究業績pp98-99, 1996
9) 坂根　剛ほか：ベーチェット病の免疫異常．Modern Physician 20：47-51, 2000
10) Emmi L, Brugnolo F, Salvati G, et al：Immunopathological aspects of Behçet's disease（editorial）. Clin Exp Rheumatol 13：687-691, 1995
11) Mege JL, Dilsen N, Sanguedolce V, et al：Overproduction of monocyte derived tumor necrosis factor alpha, interleukin (IL)-6, IL-8 and increased neutrophil superoxide generation in Behçet's disease. A comparative study with familial Mediterranean fever and healthy subjects. J Rheumatol 20：1544-1549, 1993
12) Zabel P, Schade FU, Schlaak M：Inhibition of endogenous TNF formation by pentoxifylline. Immunobiology 187：447-463, 1993
13) McHugh SM, Rowland TL：Thalidomide and derivatives：immunological investigations of tumour necrosis factor-alpha（TNF-alpha）inhibition suggest drugs capable of selective gene regulation. Clin Exp Immunol 110：151-154, 1997
14) Yasui K, Ohta K, Kobayashi M, et al：Successful treatment of Behçet disease with pentoxifylline. Ann Intern Med 124：891-893, 1996
15) Hamuryudan V, Mat C, Saip S, et al：Thalidomide in the treatment of the mucocutaneous lesions of the Behcet syndrome. A randomized, double-blind, placebo-controlled trial. Ann Inter Med 128：443-450, 1998
16) Present DH, Rutgeerts P, Targan S, et al：Infliximab for the treatment of fistulas in patients with Crohn's disease. N Engl J Med 340：1398-1405, 1999
17) Elliott MJ, Maini RN, Feldmann M, et al：Repeated therapy with monoclonal antibody to tumor necrosis factor alpha（cA2）in patients with rheumatoid arthritis. Lancet 344：1125-1127, 1994
18) Hassard PV, Binder SW, Nelson V, et al：Anti-tumor necrosis factor monoclonal antibody therapy for gastrointestinal Behçet's disease: a case report. Gastroenterology 120：995-999, 2001
19) Travis SP, Czajkowski M, McGovern DP, et al：Treatment of intestinal Behçet's syndrome with chimeric tumour necrosis factor alpha antibody. Gut 49：725-728, 2001
20) Matsukawa M, Yamasaki T, Kouda T, et al：Endoscopic therapy with absolute ethanol for postoperative recurrent ulcers in intestinal Behçet's disease and simple ulcers. J Gastroenterol 36：255-258, 2001

［楠神　和男／西尾　雄司／後藤　秀実］

疾患 7 大腸ポリープは全部取るの？

問題編

症例呈示

症例：54歳　男性，事務系会社員
主訴：便潜血反応陽性
家族歴：父；大腸癌，兄；大腸ポリープ
既往歴：なし
現病歴：生来健康であったが，家族歴もあり気にしていた．会社の検診で55歳以上の項目に新たに追加された便潜血反応を希望して受検したところ，陽性を指摘されて急いで来院した．便通は概して1日1回であったが，ときに便秘して2〜3日出ないこともあった．飲酒の翌日は下痢となることが多かった．血便に気づいたことはない．
初診時現症：身長174cm，体重72kgで肥満傾向にある他，身体所見に異常なし．
外来時一般検査：検診時の検査結果を持参したため実施しなかった．中性脂肪，γGTP，UAの軽度上昇を示していたが，その他に異常値はなかった．

設問

問題1　当初行うべき検査はどれか？
a. 便潜血反応再検
b. 注腸造影
c. 肛門鏡
d. 大腸鏡
e. 血中CEA値測定

大腸鏡を施行したところ，挿入時に直腸中部に次のような所見が存在した（図1）．

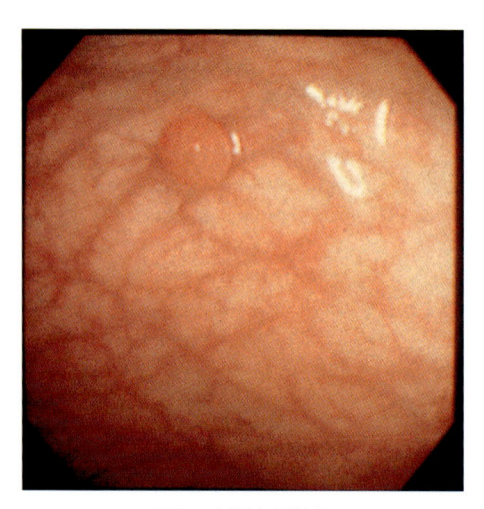

図1　大腸内視鏡像

問題2　内視鏡診断は何か？
a. 炎症性ポリープ
b. 若年性ポリープ
c. 過形成性ポリープ
d. 腺腫
e. 微小癌

問題3　生体内で鑑別するのに有用な手法は何か？
a. 鉗子による圧迫
b. 色素によるコントラスト法
c. 色素による染色法
d. 拡大観察
e. 内視鏡的超音波診断法（EUS）

問題4　過形成性ポリープの拡大観察による腺管開口部所見は何か？
a. 均等円形
b. 星芒状

c. 管状（またはスリット状）
d. 脳回溝状
e. 不揃不整形

問題5 過形成性ポリープの治療方針について正しいのはどれか？

a. 放置してよい
b. 毎年経過をみる
c. 増大傾向を示したら摘除する
d. 1cm以上の場合は摘除する
e. すべて摘除する

解説編

大腸ポリープの定義と分類

ポリープは限局性の管腔内突出物に対する形態学的総称であり，その組織学的性状を示すものではない．

消化器領域では，胆嚢ポリープはしばしば遭遇するし，耳鼻科的には鼻ポリープ（鼻茸），喉頭ポリープ（謡人結節）も多い．その他，心臓，子宮，膀胱などにも指摘されている．

大腸のポリープは良性，上皮性であることが前提であり，組織学的にはMorsonの分類[1]に従うことが多い．すなわち，腫瘍性，炎症性，若年性，その他である．その分類を尊重しながら，国内ではその他のなかから過形成性を分離して5群に分類することが多い．したがって，その他のなかには藤沼らのmucosal polys[2]など少数の病態のみが残ることになる．

診　断

1. 腫瘍性ポリープ

腫瘍性は腺腫であり，腺管腺腫と繊毛腺腫，さらにはそれらの併存型とがあるが，まれに過形成性腺管の性状を示しながら腫瘍性変化を伴った鋸歯状腺腫を含むこともある．腺腫は加齢とともに高率に出現し，小さいうちは丘状，半球状を呈するが，大きくなると球状（亜有茎），有茎となる．増大とともに赤色調が目立ち，ときに乳頭状の増殖から顆粒状，結節状の表面を呈し，1cm以上では癌巣の併存する可能性が高くなる．崩れ，平坦化など不均等性を示す場合には，それ以下でも癌巣を考慮すべきである．

拡大観察により腺管開口部が管状（長円形，スリット状），脳回溝状の所見があれば腺管腺腫と考えてよい．この所見は拡大観察をしなくても近接観察でも可能である．ただ小型円形を呈する時は拡大しないとむずかしい．乳頭状発育を伴っているときは，通常観察でも想定しうる．

最も確実な方法は組織学的診断であるが，生検は全体像を表さないのに加えて，表面型では粘膜下層の線維化を招き，以後の内視鏡摘除の際に局注しても十分挙上しない可能性があり，また有茎性では狙撃性が落ちるので好ましくない．結局，すべてを摘除して診断が完結することになり，内視鏡診断に厳密さが求められることになる．

2. 炎症性ポリープ

潰瘍性大腸炎，腸結核，クローン病など広範または深い潰瘍性変化に伴って出現するポリープであり，脱落を免れた粘膜やその直下の粘膜下層が修復の過程で周辺の新生粘膜より挙上して隆起を形成するものであり，一般的に炎症が緩解状態にある時には2〜3mm程度で，つやつやして周囲と同色調であるが，つららのように粘膜垂を構成することがある．また，ときとして修復の過程が過剰に反応して大きな隆起を形成することもある．炎症の活動状態にある時には脱落してしまうこともあり，活動度によって形態を変える．

炎症の既往が判明している場合には診断は容易であるし，周辺に炎症所見が残存している時も概して診断は可能である．ただ腺腫が合併することもあるので，表面構造の観察努力は必要である．拡大観察では正常粘膜に近似して腺管開口部は円形でほぼ規則正しく配列している．

3. 若年性ポリープ

幼少時に突然の血便をもたらして両親を驚かせるが，成人にもときに存在する．幼少時の場合は半球状から有茎まで多様で，5mmくらいのものもあるが概して大きく，管腔を占居するように存在することもある．赤色調が強く，ときに暗赤色でさえある．拡大観察では腺管開口部は円形だが疎である点が特徴的である．ときには広範のびらんに対応する無構造所見を呈するが，概して均一である．

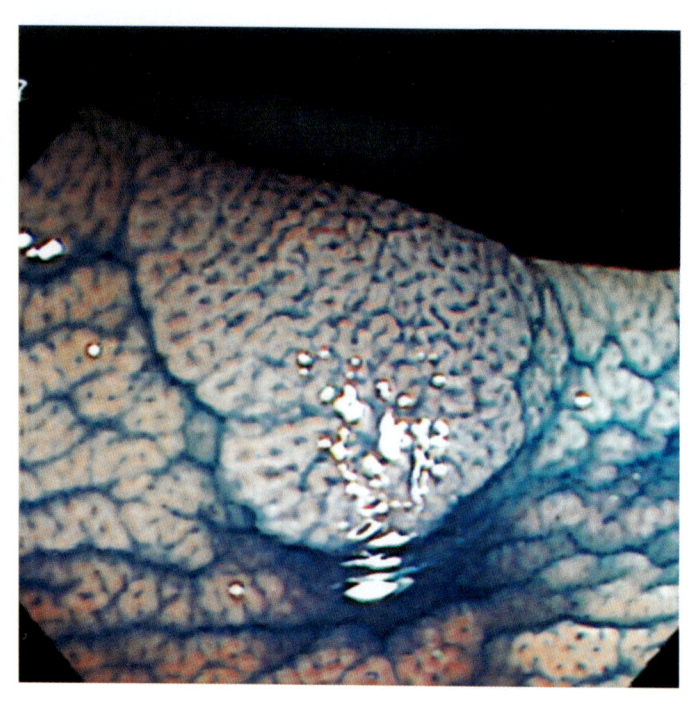

図2 過形成性ポリープ
腺管開口部は星芒状である.

4. 過形成性ポリープ

直腸S状結腸下部に加齢とともに好発する2mm前後の白色調丘状をなす．送気により伸展して，ときには存在すら不明となる．そのため，スコープ挿入時に気づいても抜去時には指摘できないこともある．稀に大きくなり，多様な形状を示し，色調も赤味を帯びる．

拡大観察では腺管開口部は星芒状である（図2）．

治　　療

治療は原則的には非腫瘍は通過障害，易出血性，腸重積の誘因などが考慮されない限り不要である．腺腫にしても5mm未満の腺腫はきわめて緩徐にしか発育しないことから，2～3年毎，ときには5年毎の観察で増大傾向があった時に内視鏡的治療を考慮すればよい．ただ，前述のように，腫瘍・非腫瘍の鑑別はほぼ可能であるが，拡大観察を用いても100％の信頼がおけないこと，腫瘍では良・悪性，ことにm癌（粘膜層内に留まる癌）やsm1癌（粘膜下層を3等分して，その最表層まで浸潤した癌）との鑑別がむずかしいことなどから，少しでも悪性所見が疑われたり，発育促進があったり，表面形状に顕著な変化がみられたら，治療を考慮して対策を講じるべきである．

内視鏡治療の手技の選択に関しては，腺腫，m癌，sm1癌を対象として手技の選択の概略はあるが，局在など不安定要因が多い．

問題の解説および解答

問題 1

大腸癌が近親者や仲間に多いと，便通を気にかけ検診に積極的に参加して，何か指摘されると来院される方が多い．便潜血反応は免疫法であるから消化管（ことに大腸からの）出血が存在したことが濃厚である．したがって，再検することは無意味であるし，CEAをスクリーニングに用いることも好ましくない．肛門鏡では観察する範囲は限られているし，注腸造影は存在すら指摘できないこともあるし，病変が疑われれば内視鏡をすすめなければならない．したがって，頭初より大腸鏡が行われるべきである．

問題 2

内視鏡像は近接した微小ポリープが示されている．くびれがあるように見えるし，わずか赤味を帯びている．均等に膨張性発育をし，表面は平滑に見える．したがって，腺腫と考えてよいと思う．癌を示唆する所見はない．また，少なくとも周辺の血管像に炎症所見はない．成人型の若年性ポリープ，過形成性ポリープも否定できない．

問題 3

質的に診断するには色素が有用なこともある．しかし，境界は明瞭であるし，色素を用いたことによる利点はないように思われる．ただ，拡大観察を助ける意味では有用である．腺管開口部の形状が唯一高率に組織学的背景を示唆するので，拡大または近接観察が必要となる．鉗子による圧迫もEUSもこの場合は意味はない．解答はd．そのためにbまたはcは意義がある．

問題 4

腺管開口部は正常像では円形を呈し規則正しく配列している．過形成はそれが偽足を伸ばしたように星芒状を呈する．不揃不整形は癌の所見である．

問題 5

基本的には放置してよい．経過中に急に増大するようであったり，形状が著しく変った場合には腫瘍性変化の混在を考慮すべきであり，崩れのような所見は癌巣をも考慮して摘除すべきかどうか検討が必要である．

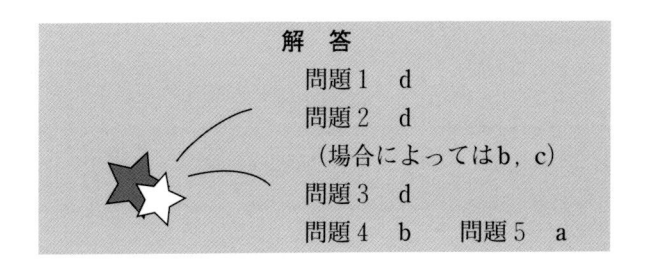

解 答

問題1 d
問題2 d
　（場合によってはb, c）
問題3 d
問題4 b　　問題5 a

レベルアップをめざす方へ

過形成性ポリープは前述のように高齢者の下部大腸に2mm前後の白色調丘状隆起としてよく存在する．一般的には複数であることが多く，内腔があまり伸展してない挿入時にみつかる．

しかし，ときには大きくなって球状（亜有茎），有茎となることもあるし，表面型腫瘍のように陥凹を伴っていることもある．顆粒集簇型を呈していることもある．すなわち，腺腫が示しそうな形態のほとんどが存在する．色調も赤味が強いこともあり，透明感が失われているものもあり，通常観察では識別しえないこともある．おまけに腺腫との混合型もあり，診断も単純ではない．

拡大観察は腺管の開口部形態を明瞭にしうる点から，組織学的な背景を高率に推測できる点で優れている．日常の大腸内視鏡にズーム式スコープを用いていれば，いつでも必要に応じて拡大視が可能だが，スコープ軸が標準機よりもやや硬い分だけ，ループを形成して挿入する術者には扱いにくいであろう．引き戻し時計回転操作に慣れる必要がある．ただ，最近のスコープは近接観察の精度が上っているから，拡大機能をもったスコープに及ばないとしても，予測は可能である．ことに淡く染色した状態での観察が有用であり，メチレン青またはクリスタル紫を用いるとよい．

治療は原則として10mmを超えるものは癌巣の併存を考慮して内視鏡的摘除の適応と考えてよい．その際，癌巣を疑うなら進達度診断をするために内視鏡的超音波断層法（EUS）がなされるとよい．第1・2層のみの変化か第3層の微小な変化を示す場合を除いては内視鏡的摘除の適応とならない．

ポリープだからといってすべて摘除する必要はなく，明らかに癌またはその存在が濃厚なものに限定されるべきである．そのために精度の高い診断は重要であり，無用の摘除が濫発されてはならない．

● 文　献 ●

1) Morson BC : Colorectal Polyps, 222-226, Harvey Miller, London, 1998, Gastrointestinal pathology, Blackwell,
2) 藤沼澄夫, 酒井義浩, 佐藤正弘ほか：大腸mucosal polypの検討, Prog Dig Endosc 34 : 176-179, 1989
3) 酒井義浩, 佐竹義治, 工藤進英：早期大腸癌内視鏡治療ガイドライン, 日本消化器内視鏡学会（編), 270-281 第2版, 医学書院, 東京, 2003

［酒井　義浩］

疾患 8 大腸にポリープが沢山あると言われた…

問題編

症例呈示

症例：26歳　女性
主訴：血便
家族歴：父親が大腸癌で死亡
既往歴：20歳時に背部の小腫瘤を切除
現病歴：生来健康であったが，1年前にはじめて排便時に新鮮血が付着するのに気付いた．痔と思い放置していたが，その後も数回同様の血便があったので心配となり，近医を受診した．大腸内視鏡検査および注腸造影にて，大腸ポリポーシスを指摘され（図1, 2），精査・治療の目的で当科に入院した．

入院時現症：身長158cm，体重49kg，体温36.5℃，血圧104/62mmHg，脈拍64回/分，眼瞼結膜　軽度貧血状，眼球粘膜　黄疸なし，表在性リンパ節触知せず，心音・呼吸音　異常なし，腹部　平坦・軟，肝・脾・腎触知せず，腫瘤触知せず，下腿浮腫なし，神経学的所見　異常なし

入院時の検査所見を以下に示す．
検査所見：
検尿：蛋白（−），糖（−）
検便：化学法（+），免疫法（+）
血沈：1時間値 8mm
検血：WBC 6,100/μl，RBC 472万/μl，Hb 10.1g/dl，MCV 71.2fl，MCH 21.4pg，MCHC 30.1g/dl，Plt 19.4万/μl

図1　注腸造影所見
大腸全体に無数の透亮像を認める．

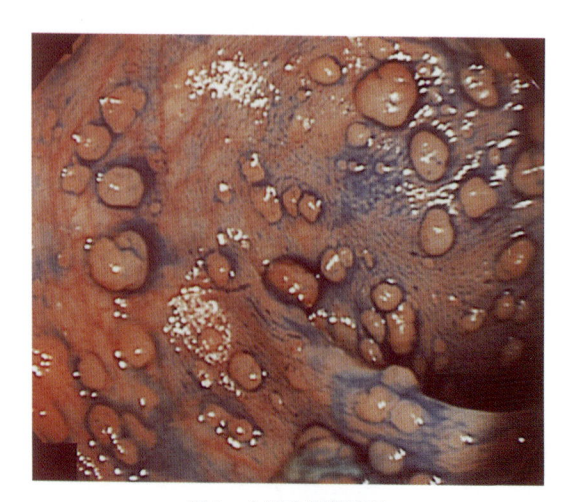

図2　大腸内視鏡所見
大腸全体に大小不同の隆起が多発している．

血液生化学：T.P. 6.7g/dl, Abl 4.3g/dl, AST 17U/l, ALT 13U/l, LDH 287U/l, BUN 9mg/dl, Cr 0.5mg/dl, Na 139mEq/l, K 3.7mEq/l, Cl 103mEq/l, T. Chol 153mg/dl, TG 134mg/dl, Fe 30 μg/dl
血清学：CRP 0.2mg/dl
心電図：異常なし
胸部単純X線検査：異常なし
腹部単純X線検査：異常なし

近医で施行された注腸造影および大腸内視鏡検査では，大腸全体にわたって多数の無茎隆起が認められた．

設 問

問題1 注腸造影（図1）および大腸内視鏡検査（図2）にて，大腸全体にわたって多数のポリープが認められたが，この所見から最も考えられるポリープの組織像は次のうちどれか？
a．過誤腫性ポリープ
b．腺腫性ポリープ
c．過形成性ポリープ
d．炎症性ポリープ
e．リンパ濾胞性ポリープ

問題2 この症例に認められる可能性のある合併病変はどれか？
(1) 十二指腸腺腫
(2) デスモイド腫瘍
(3) 骨腫
(4) 口唇の色素斑
(5) 四肢の角化性丘疹
a(1),(2),(3)　b(1),(2),(5)　c(1),(4),(5)
d(2),(3),(4)　e(3),(4),(5)

大腸ポリープの組織像は腺管腺腫であり，家族性大

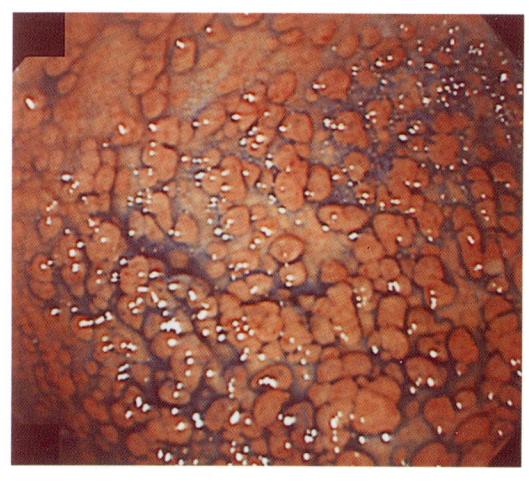

図3 胃内視鏡所見
胃体部に無数の小隆起が多発している．

腸腺腫症と診断した．X線および内視鏡上大腸癌の合併は認められなかった．合併病変の検索のため上部消化管内視鏡検査を施行したところ，胃体部に次のような所見を認めた（図3）．

問題3 胃ポリープの組織像は次のうちどれか？
a．腺腫
b．癌
c．過形成性ポリープ
d．胃底腺ポリープ
e．粘膜下腫瘍

問題4 大腸ポリポーシスの治療方針として最も適切なのはどれか？
a．内視鏡的切除術
b．抗癌剤
c．非ステロイド系抗炎症剤
d．大腸切除術
e．経過観察

解 説 編

大腸ポリポーシスの概念と分類

大腸ポリポーシスとは，ポリープが大腸全体に多数存在する状態に加え，大腸以外の消化管や全身臓器にも異常を伴いやすい病態と定義される．したがって，消化管ポリポーシスあるいはポリポーシス症候群とも呼ばれ，組織学的に性質の異なる種々の疾患が含まれる．通常，大腸ポリポーシスは，Morsonら[1]の分類に準じて，表1のごとく分類されることが多い．また，腫瘍性および過誤腫性ポリポーシスに分類される疾患は，いずれも全消化管性，好発癌性，遺伝性という特

表1 大腸ポリープ・ポリポーシスの分類

	単発，複数	ポリポーシス
腫瘍性	腺腫 　腺管腺腫 　腺管絨毛腺腫 　絨毛腺腫 　（鋸歯状腺腫）	家族性大腸腺腫症 　（Gardner症候群を含む） Turcot症候群
過誤腫性	Peutz-Jeghers型ポリープ 若年性ポリープ	Peutz-Jeghers症候群 若年性ポリポーシス Cowden病 結節性硬化症
炎症性	炎症性ポリープ 良性リンパ濾胞性ポリープ	炎症性ポリポーシス 良性リンパ濾胞性ポリポーシス
その他	過形成性ポリープ colonic mucosubmucosal elongated polyp	過形成性ポリポーシス Cronkhite-Canada症候群

（Morsonらの分類を改変）

表2 遺伝性消化管ポリポーシスの特徴

種類	大腸ポリープ 組織像	大腸ポリープ 密度	上部消化管病変	消化管外病変	癌化	遺伝形式	遺伝子異常
家族性大腸腺腫症 （Gardner症候群）	腺腫	びまん性	胃・十二指腸・小腸	骨腫，軟部腫瘍	大腸（100%）	常染色体優性	5q・APC
Turcot症候群	腺腫	散在性	胃・十二指腸・小腸	脳腫瘍	大腸（100%）	常染色体劣性	5q・APC MMR遺伝子
Peutz-Jeghers症候群	過誤腫	散在性	胃・十二指腸・小腸	色素斑	多臓器（やや高い）	常染色体優性	19p・STK11
若年性ポリポーシス	過誤腫	散在性	胃・十二指腸・小腸	奇形	大腸（やや高い）	遺伝性（形式不明）	10q・JP1 18q・SMAD4
Cowden病	過誤腫 過形成	散在性 （直腸に密）	食道・胃・十二指腸・小腸	皮膚・粘膜の過形成	多臓器（やや高い）	常染色体優性	10q・PTEN
結節性硬化症	過誤腫	散在性 （直腸に密）	食道・胃・十二指腸・小腸	皮膚・粘膜の過誤腫	不明	常染色体優性	9q・TSC1 16p・TSC2

（飯田三雄，2001[2]）

徴を有しており，臨床上きわめて重要であるので，まとめて遺伝性消化管ポリポーシスと呼ばれる[2]（表2）．

家族性大腸腺腫症（FAP）について

1. 疾患概念・病因

家族性大腸腺腫症は大腸全域に多数（100個以上）の腺腫（大腸腺腫症）が発生し，放置すれば大部分が癌化する常染色体優性の遺伝性疾患である．一方，大腸腺腫症に骨腫あるいは軟部腫瘍を合併する症例はGardner症候群と呼ばれ，大腸腺腫症のみを有する症例とは別個の疾患として取り扱われてきた．しかし，1991年両疾患で同一の病因遺伝子（APC遺伝子）が第5染色体長腕上（5q21-22）に発見され，両疾患は同一疾患とみなされている[3]．

2. 病態

1）大腸病変

大腸ポリープは大部分が5mm以下の腺管腺腫で，その形態は無茎性から有茎性のものまである．腺腫の分布密度によって密生型（図1）と非密生型に分けられるが，通常これは家系によって規定されている．大腸癌の合併は20歳を過ぎる頃から急増する．

2）大腸外病変

胃病変は，胃底腺ポリポーシス（図3），腺腫，癌，カルチノイドの順に多いが，前二者がその大部分を占める．十二指腸病変は大部分腺腫であるが，稀に癌も合併する．通常，十二指腸腺腫は8mm以下の多発小隆起として認められる（図4）が，陥凹型病変，亜有茎性隆起，結節集簇様病変としてみられることもある．好発部位は，十二指腸第二部とくに乳頭部である．また，小腸腺腫が空腸上部と回腸末端に好発する．さらに，消化管外病変として，骨腫，軟部腫瘍，網膜色素

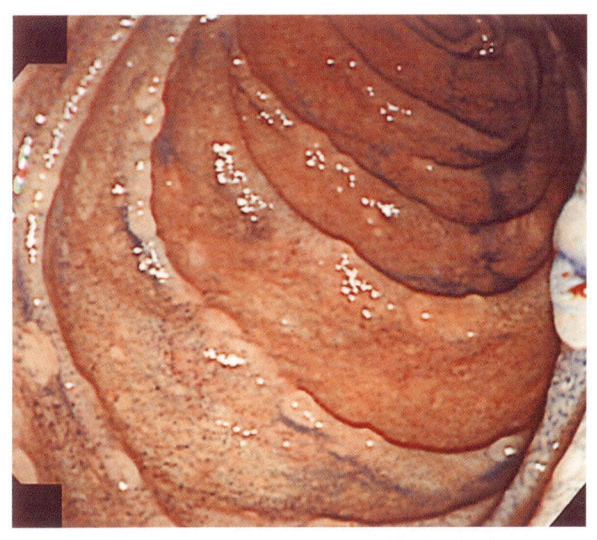

図4 家族性大腸腺腫症の十二指腸内視鏡所見
十二指腸第二部に白色調の小隆起が多発している．

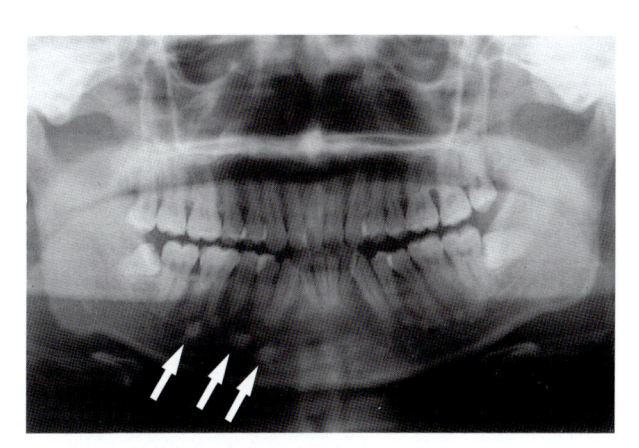

図5 家族性大腸腺腫症の顎骨パントモグラフィー所見
下顎に多数の類円形不透過像（骨腫）がみられる（矢印）．

表3 大腸外腫瘍状病変の頻度と性状（自験73例）

部　位	性　状	症例数〔%〕	
胃（n=73）	胃底腺ポリポーシス	35[48]	
	腺　腫	28[38]	54[74]
	癌	5[7]	
十二指腸（n=69）	腺　腫	61[88]	61[88]
	癌	2[3]	
十二指腸乳頭部（n=63）	腺　腫	35[56]	36[57]
	癌	1[2]	
空　腸（n=42）	腺　腫	21[50]	26[62]
	ポリープ	5[12]	
回　腸（n=42）	腺　腫	8[19]	
骨（n=70）	骨　腫	56[80]	
軟部組織（n=73）	表皮嚢胞	15[21]	
	線維腫	5[7]	
	線維脂肪腫	1[1]	27[37]
	脂肪腫	3[4]	
	デスモイド腫瘍	8[11]	
眼（n=40）	網膜色素上皮肥大	22[55]	
甲状腺（n=73）	腺　腫	3[4]	6[8]
	癌	3[4]	
その他（n=73）	膵　癌	1[1]	
	肝細胞芽腫	1[1]	

（飯田三雄，2000[4]）

上皮過形成，甲状腺腫瘍などの腫瘍状病変が高率に合併する（表3）[4]．とくに骨腫は下顎に好発し，パントモグラフィーによって径2mm以上の類円形あるいはびまん性のX線不透過像として認められる（図5）．

3. 症候・診断・鑑別診断

発端者は血便，下痢，腹痛などの症状で来院するが，その半数以上は，すでに進行癌を伴っている．したがって，発端者を中心として家系図を作製し，無症状のうちに早期発見することが大切である．

診断は，注腸造影および大腸内視鏡検査・生検によって，大腸全体に少なくとも100個以上の腺腫を確認することによってなされる．さらに，上部消化管X線および内視鏡検査，全身骨X線検査，顎骨パントモグラフィー，眼底検査などによって上述した種々の大腸外腫瘍状病変の発見に努める．

表1，2に挙げた種々の消化管ポリポーシスとの鑑別が必要であるが，消化管病変の分布や性状，ポリープの生検組織所見，消化管外の臨床徴候などを考慮すれば，鑑別可能となる．

4. 治　療

大腸切除術が第一選択の治療である．術式として，直腸癌のない患者に対しては，結腸全摘兼回腸直腸吻合術あるいは機能温存的大腸全摘兼回腸肛門（管）吻合術が選択されるが，前者では術後残存直腸を定期的（6ヵ月ごと）に内視鏡で経過観察する必要がある．下部直腸に浸潤癌を認める症例では全結腸直腸切除兼回腸人工肛門造設術を施行する．

上部消化管病変は，長期経過観察ではほとんど不変であり，癌化も認めないことより，予防的手術の必要はなく，側視型内視鏡を用いた定期的検査のみで十分である．また，デスモイド腫瘍は局所切除後に再発を繰り返し，腹腔内病変では腸閉塞，瘻孔，膿瘍などの

合併症をきたし致死的となる場合もある．外科的治療が困難な症例に対しては，種々の保存的治療（非ステロイド系抗炎症剤，抗ホルモン剤，放射線療法，化学療法など）が行われるが，抵抗性を示すことが多い．

なお，FAPは原因遺伝子が特定された遺伝性疾患であるので，婚姻，妊娠，分娩などについてカウンセリングが必要である．

問題の解説および解答

問題 1

大腸ポリポーシスは，ポリープの組織像によって腫瘍性，過誤腫性，炎症性，その他の4群に分類される（表1）．腫瘍性ポリポーシスには家族性大腸腺腫症とTurcot症候群が含まれるが，前者の腺腫は全大腸にびまん性に分布するのに対し，後者の大腸腺腫は数が少なく（20～100個），大型のものを混在する．過誤腫性ポリポーシスには，Peutz-Jeghers症候群，若年性ポリポーシス，Cowden病，結節性硬化症が含まれるが，いずれも散在性に分布し，後二者のポリープ分布は直腸で密な傾向がある．過形成性ポリポーシスは過形成性ポリープが大腸全域に散在性に多発する疾患で，きわめて稀である．炎症性ポリポーシスは潰瘍性大腸炎，Crohn病，腸結核などの炎症性疾患の治癒期に認められるが，X線上ハウストラの消失と管腔狭小化を伴う．リンパ濾胞性ポリポーシスでは粘膜固有層や粘膜下層のリンパ濾胞がびまん性に腫大するため，内視鏡上個々のポリープは粘膜下腫瘍の様相を呈する．

問題 2

FAPは種々の上部消化管病変と消化管外病変を伴う全身性疾患である．胃病変の大部分は，胃底腺領域に多発する胃底腺ポリープと，幽門腺領域に発生する腺腫から成る．十二指腸病変は本症の約90％に認められ，大部分は腺腫である．また，種々の消化管外腫瘍状病変が合併するが，骨腫が最も高頻度に認められる．体表の軟部腫瘍も高率に合併するが，とくに腸間膜に発生したデスモイド腫瘍は切除後の再発が多く，しばしば保存的治療にも抵抗性を示す（表3）．一方，過誤腫性ポリポーシスでは，色素斑，奇形，皮膚・粘膜の過形成などの消化管外病変が認められる（表2）．

問題 3

FAPでは，約70％の頻度で胃病変の合併を認める．その内訳は，胃底腺ポリポーシス約50％，腺腫約40％，癌5～10％である（表3）．胃底腺ポリープは，胃底腺粘膜に発生する径8mm以下の半球状隆起で多発する．組織学的には正常胃底腺の過形成と小囊胞から成る．腺腫は幽門腺粘膜に発生し，径13mm以下の半球状ないし平盤状隆起で，多発傾向を有し，隆起中央に陥凹を伴うことが多い．また，胃癌の多くはIIc型早期胃癌（高分化腺癌）として胃角から前庭部に認められる．

問題 4

FAPの大腸病変に対する治療の原則は，大腸癌予防のため大腸粘膜を完全に切除することである．予防的手術は遅くとも20歳台前半までに行うべきである．本例は28歳の密生型症例であり，直腸には明らかな癌を認めないので，機能温存的大腸全摘兼回腸肛門（管）吻合術を行うのが最も適切である．

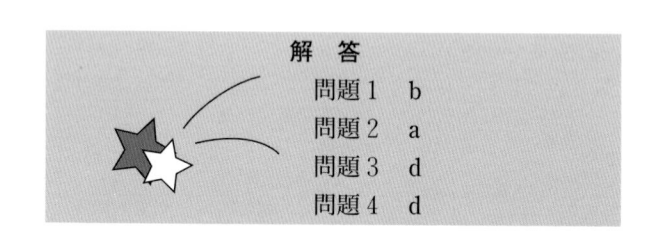

解　答

問題1　b
問題2　a
問題3　d
問題4　d

レベルアップをめざす方へ

臨床徴候とAPC遺伝子の関係

従来，FAPの診断基準として大腸腺腫数100個以上が重視されてきた．しかし，APC遺伝子の単離[3]後にAPC遺伝子変異を認め，大腸腺腫数が100個以下にとどまる家系の存在が報告された[5]．これらの家系は，腺腫数が少ないことや大腸癌が高齢で発生するという臨床的特徴に加えて，APC遺伝子の変異がN末端あるいはC末端に偏在することが判明し，attenuated FAP（AFAP）と呼称され，FAPと区別して取り扱うべきだと考えられている．

近年，FAPの臨床徴候とAPC遺伝子の関係が明らかとなってきた[6]．すなわち，APC蛋白の機能異常がβ-catenin，E-cadherinなどの関係蛋白との相互作用により，臓器特異的に腫瘍性病変の発生に関

与する可能性が示唆されている．現在までに，密生型FAP[7]やAFAP[8]，網膜色素上皮過形成[6]，デスモイド腫瘍[9]，十二指腸病変[10]などの臨床徴候とAPC遺伝子変異の関連性が報告されている．今後，FAPにおける遺伝子診断は，大腸病変や大腸外病変に対する管理・治療方針の決定に有用な情報をもたらすことが期待される．

非ステロイド系抗炎症剤（NSAID）による予防的治療

FAP患者にNSAIDを投与すると，大腸腺腫が縮小ないし減少することが報告されている[11,12]．とくにスリンダクやインドメサシンの有用性が注目されており，これらの薬剤はcyclooxygenase-2 (COX-2) の抑制を介した細胞増殖抑制ないしアポトーシス誘導によって腺腫の縮小効果を示すと考えられている．また，最近，COX-2選択的阻害剤を用いた二重盲検試験にて十二指腸腺腫に対する有意の抑制効果が報告されている[13]．しかし，長期投与の有用性や癌発生に対する予防効果は不明であり，今後の検討課題である．

●文　献●

1) Morson BC, Dawson IMP : Gastrointestinal pathology, p517, Blackwell Scientific Publications, 1972
2) 飯田三雄：大腸ポリープ・ポリポーシス―概念と分類　図説消化器病シリーズ―大腸癌，大腸ポリープ（飯田三雄編），p151，メジカルビュー社，東京，2001
3) Nishisho I, Nakamura Y, Miyoshi Y, et al : Mutations of chromosome 5q21 gene in FAP and colorectal cancer patients. Science 253 : 665-669, 1991
4) 飯田三雄，小堀陽一郎，水野亮，ほか：家族性大腸腺腫症の大腸外腫瘍状病変．胃と腸 35 : 327-336, 2000
5) Spirio L, Olschwang S, Groden J, et al : Alleles of the APC gene: an attenuated form of familial polyposis. Cell 75 : 951-957, 1993
6) Wallis YL, Morton DG, McKeown CM, et al : Molecular analysis of the APC gene in 205 families : extended genotype-phenotype correlations in FAP and evidence for the role of APC amino acid changes in colorectal cancer predisposition. J Med Genet 36 : 14-20, 1999
7) Ficari F, cama A, Valanzano R, et al : APC gene mutations and colorectal adenomatosis in familial adenomatous polyposis. Br J Cancer 82 : 348-353, 2000
8) Soravia C, Berk T, Madlensky L, et al : Genotype-phenotype correlations in attenuated adenomatous polyposis coli. Am J Hum Genet 62 : 1290-1301, 1998
9) Caspari R, Olschwang S, Friedl W, et al : Familial adenomatous polyposis : desmoid tumors and lack of ophthalmic lesions (CHRPE) associated with APC mutations beyond codon 1444. Hum Mol Genet 4 : 337-340, 1995
10) Matsumoto T, Iida M, Kobori Y, et al : Genetic predisposition to clinical manifestations in familial adenomatous polyposis with special reference to duodenal lesions. Am J Gastroenterol 97 : 180-185, 2002
11) Hirota C, Iida M, Aoyagi K, et al : Effect of indomethacin suppositories on rectal polyposis in patients with familial adenomatous polyposis. Cancer 78 : 1660-1665, 1996
12) Cruz-Correa M, Hylind LM, Romans KE, et al : Long-term treatment with sulindac in familial adenomatous polyposis : a prospective cohort study. Gastroenterology 122 : 641-645, 2002
13) Phillips RKS, Wallace MH, Lynch PM, et al : A randomised, double blind, placebo controlled study ofcelecoxib, a selective cyclooxygenase 2 inhibitor, on duodenal polyposis in familial adenomatous polyposis. Gut 50 : 857-860, 2002

［飯田　三雄］

疾患 9 内視鏡治療はどこまでできる？

問題編

症例呈示

症例：49歳　男性
主訴：便潜血反応陽性
家族歴：特記事項なし
既往歴：特記事項なし
現病歴：生来健康であったが，会社検診の便潜血検査が陽性となり，精査目的にて大腸内視鏡検査を施行することとなった．
初診時現症：身長166cm，体重88kg，眼瞼結膜 貧血なし，腹部 平坦・軟，腫瘤触知せず．
大腸内視鏡検査を施行したところ，S状結腸に次のような病変を認め，インジゴカルミン色素を撒布した．（図1-1，1-2）．

設問

問題1 肉眼形態分類は次のどれか？
a. Ip　　c. IIc
b. Isp　 d. LST

インジゴカルミンとクリスタルバイオレットの撒布後に，拡大内視鏡にてpit pattern診断を行った（図2-1，2-2）．

問題2 この症例のpit pattern分類は？
a. I型　　d. IV型
b. II型　 e. VI型
c. IIIs型　f. VN型

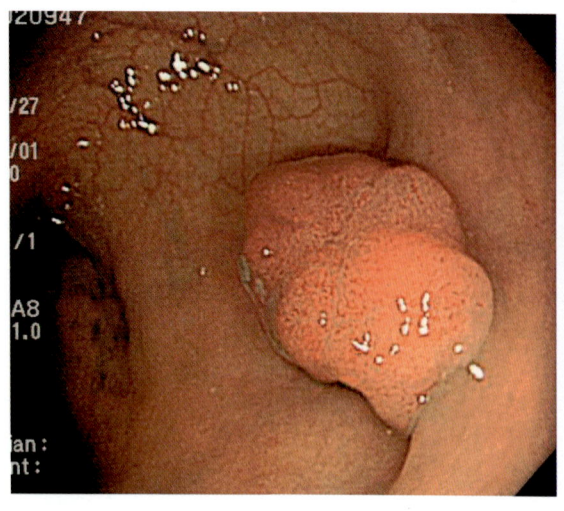

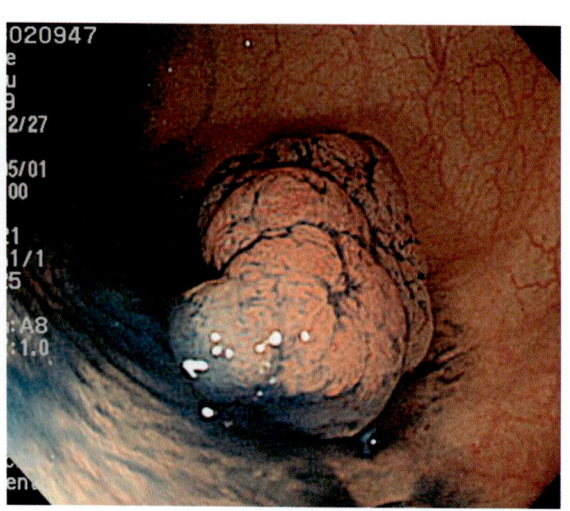

図1-1　　　　　　　　　　図1-2
図1　大腸内視鏡所見

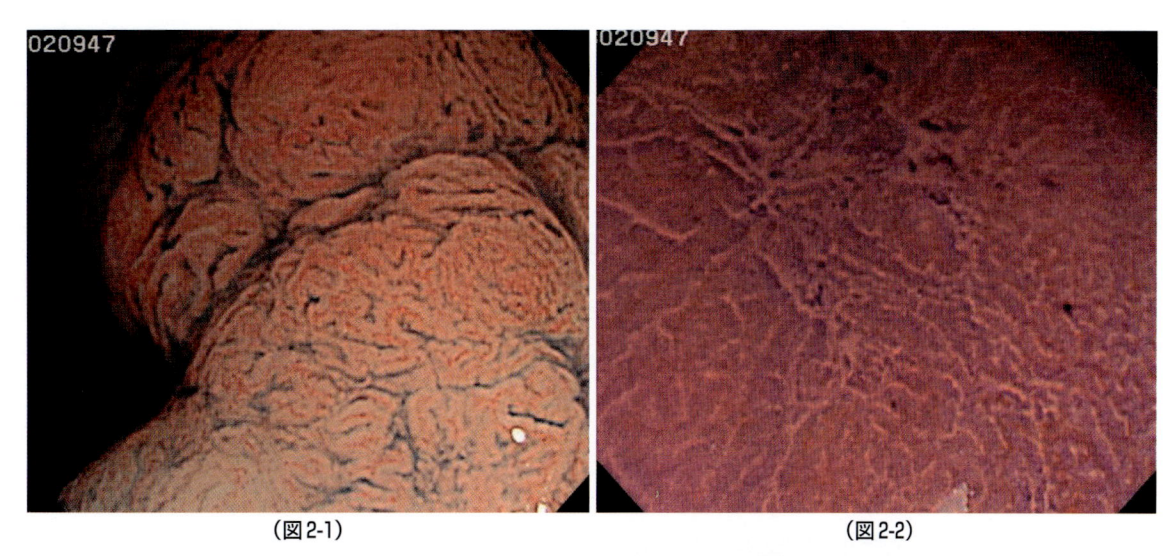

(図2-1)　　　　　　　　　　　　　　　(図2-2)

図2　拡大内視鏡による pit pattern 診断

問題3 この病変の予測される組織診断は？
a. カルチノイド　　　d. 早期大腸癌
b. 過形成性ポリープ　e. 進行大腸癌
c. adenoma

問題4 治療方針は？
a. 経過観察　　　　　c. 内視鏡的粘膜切除術
b. ポリペクトミー　　d. 外科的手術

この病変の病理組織像を示す（図3）．

問題5 今後の方針は？
a. 経過観察
b. 内視鏡的追加治療
c. 外科的追加手術

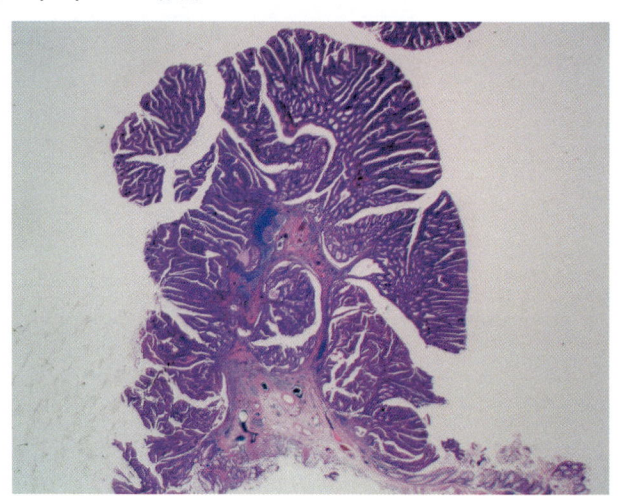

図3　病理組織所見

解説編

● 早期大腸癌の内視鏡診断と治療

　早期大腸癌の診断には，1）癌の存在診断，2）質的診断（病変が癌か否か），3）量的診断（癌の深達度について）という側面がある．内視鏡検査はこれらのすべてを精度よく行えるという意味で大腸癌診断の中心をなしている．
　われわれは，後述する pit pattern 診断を生体内で行うため，オリンパス光学と共同で開発した拡大観察機能をもつ内視鏡を使用している．拡大倍率100倍までの観察が可能な CF-240ZI をルーチンに使用しているが，最近さらに高画質で多機能となった CF-260ZI も発売され，使用している．
　早期大腸癌について，当施設では，発育進展様式を念頭に置いた新たな肉眼形態分類を実際の臨床の場で使用している（図4）．内視鏡の通常観察に加え，インジゴカルミンやクリスタルバイオレットなどの色素を撒布して腫瘍の大きさ，範囲を同定し，陥凹局面の有無などを詳細に観察することによって病変の発育進展や悪性度が予測でき，臨床上有用である．
　pit pattern 診断は，粘膜表面に現れた腺管の構造異

104　Ⅱ．疾患編

図4　われわれが使用している肉眼形態分類

図5　pit pattern 分類

型や露出した粘膜下組織の程度などをとらえ，Ⅰ〜Ⅴ型（図5）にパターン化したものである．

2001年4月から2002年3月までに当消化器センターにて，最新の拡大内視鏡をルーチンに使用してpit pattern分類を行い，内視鏡的または外科的に切除されて病理組織学的に評価が可能であった大腸腫瘍性1296病変について，pit patternと組織診断について検討した（表1）．

本症例は，隆起型大腸腫瘍性病変に典型的なⅢL型pitが，大小不同，配列の乱れ，形態の不整をきたしたV$_I$（irregular）型pitであり，粘膜内癌・sm微小浸潤癌が予測される．sm深部浸潤以深癌の指標であるV$_N$

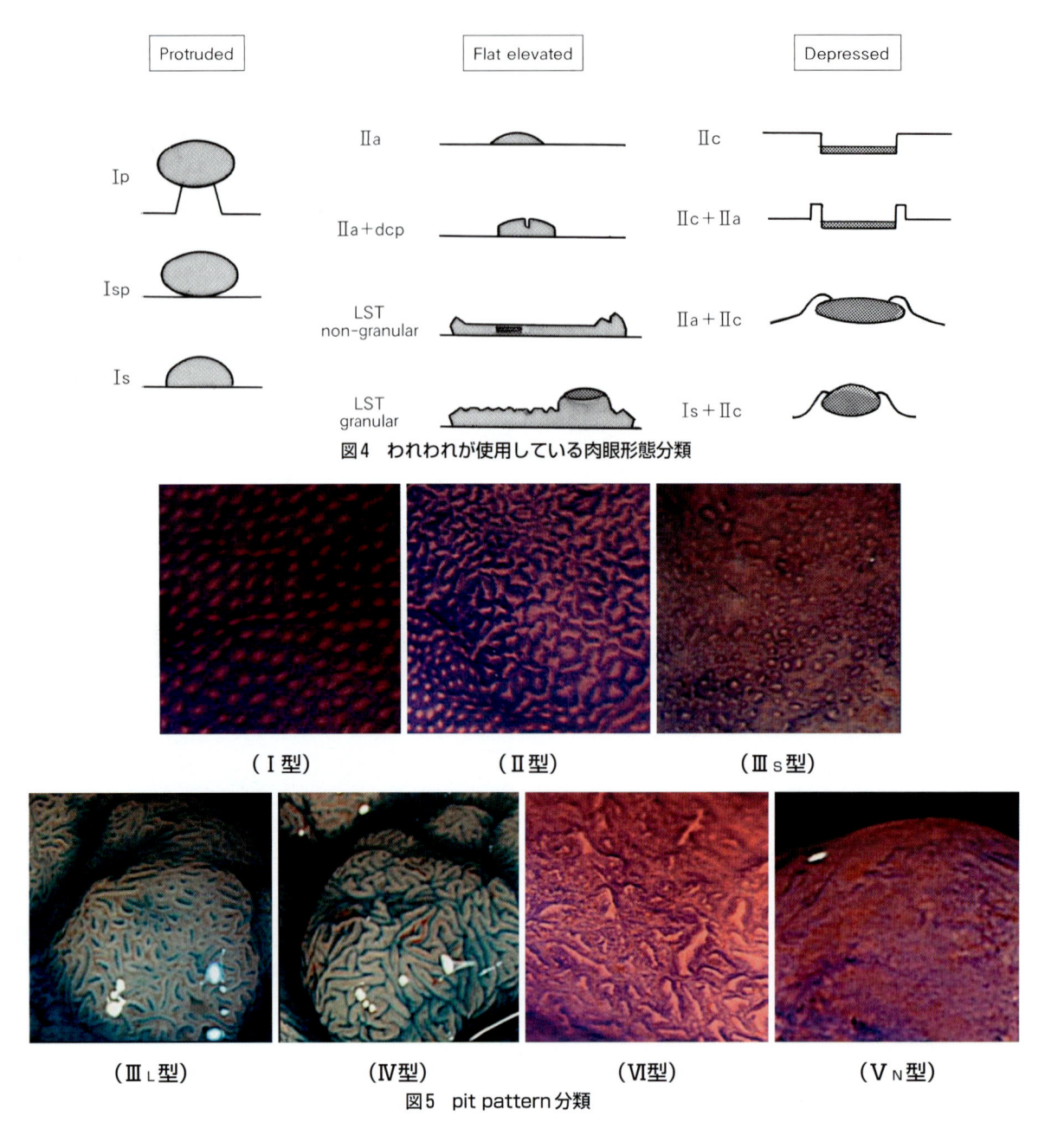

表1　pit patternと病理組織診断

	adenoma		cancer		total
	mild-mod	severe	m	sm	
Ⅲs	6 (50%)	1 (8.3%)	4 (33.3%)	1 (8.3%)	12
ⅢL	750 (84.6%)	56 (6.3%)	77 (8.7%)	4 (0.4%)	887
Ⅳ	133 (53.2%)	24 (9.6%)	86 (34.4%)	7 (2.8%)	250
V$_I$	16 (15.5%)	4 (3.9%)	56 (34.4%)	27 (26.2%)	103
V$_N$	0	0	3 (6.5%)	41 (93.5%)	44
total	905	85	226	80	1,296

（昭和大学横浜市北部病院）

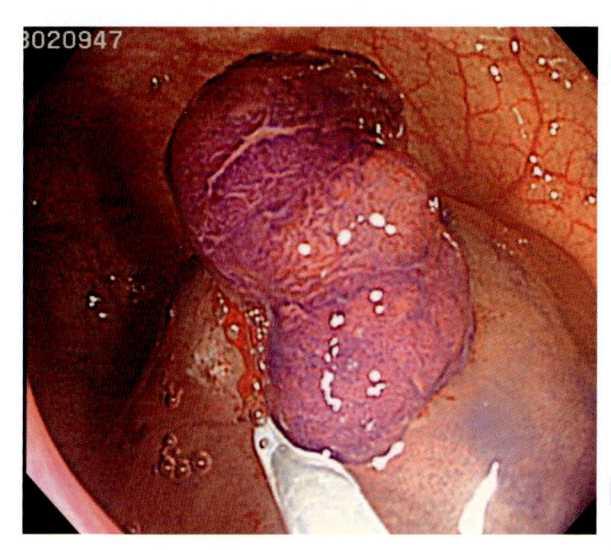

図6 内視鏡的粘膜切除術（EMR）

（non-structural）を認めず，内視鏡治療の適応と考えられる．

本症例に対して，内視鏡的粘膜切除術（Endoscopic Mucosal Resection：EMR）を施行した．EMRは，生理食塩水などを病変の粘膜下に注入し，病変が頂部に位置するように人工的隆起を形成する．その後，正常粘膜にスネアをかけて固有筋層を巻き込まないように絞扼し切除する．sm高度浸潤癌や進行癌の場合は，粘膜下に局注を試みても周囲の正常粘膜のみ挙上され，病変自体は浮き上がらず相対的に陥凹を形成し，宇野らによりnon-lifting signと表現される．本症例non-lifting sign（−）であった（図6）．

深達度診断からみた内視鏡治療の適応と限界

早期大腸癌は，病理組織学的に粘膜内癌と癌浸潤が粘膜下層（submucosa）にとどまる病変（sm浸潤癌）をさす．粘膜内癌の転移はきわめて稀である．sm浸潤癌の場合，遠隔転移は稀だが，浸潤の程度に応じてリンパ節転移の危険性が増大する．多施設アンケートの分析による大腸sm浸潤癌のリンパ節転移は，外科的切除1,806例中153例に認められ，その陽性率は8.5%であった．粘膜下層を3等分し，上から順にsm_1，sm_2，sm_3に分類した相対的分類では，それぞれ3.2%，11.0%，12.0%のリンパ節転移率と報告されている[1]．sm_1癌は，sm_2・sm_3癌に比べて，リンパ節転移率および遠隔転移率ともに明らかに低く，一般的に，脈管侵襲陰性の粘膜内癌・sm_1癌にはポリペクトミーやEMRを，$sm_{2,3}$癌にはリンパ節郭清を含めた鏡視下手術などを選択する．大腸癌取り扱い規約に基づく追加腸切除の適応条件は，1）明らかな脈管内癌浸潤，2）低分化腺癌あるいは未分化癌，3）断端近傍までのmassiveな癌浸潤，の1項目以上の存在を挙げている[2]．

本症例の病理組織学的診断は，17×10×10mm，well differentiated adenocarcinoma with adenoma component，sm2実測値5,000μm，ly0，v0，cut end−であった．比較的粘膜内病変を残しながら腫瘍腺管がsm深部浸潤しており，リンパ節郭清を含んだ外科的追加手術の適応である．後日，腹腔鏡補助下S状結腸切除術を行なった．

表2 肉眼形態別のpit patternと病理組織診断

隆起型：Is, Isp, Ip

	adenoma mild-mod	adenoma severe	cancer m	cancer sm	total
III_L	462 (83.8%)	40 (7.3%)	48 (8.7%)	1 (0.2%)	551
IV	116 (54.7%)	19 (9.0%)	71 (33.5%)	6 (2.8%)	212
V_I	12 (18.0%)	1 (1.5%)	33 (49.5%)	21 (31.4%)	67
V_N	0	0	2 (11.1%)	16 (88.9%)	18
total	590	60	154	44	848

（平坦型：IIa, IIa+dep, LST）

	adenoma mild-mod	adenoma severe	cancer m	cancer sm	total
III_L	286 (85.6%)	16 (4.8%)	29 (8.7%)	3 (0.9%)	334
IV	17 (44.7%)	5 (13.2%)	15 (39.5%)	1 (2.6%)	38
V_I	4 (12.1%)	2 (6.1%)	22 (66.7%)	5 (15.1%)	33
V_N	0	0	1 (10%)	9 (90%)	10
total	307	23	67	18	415

（陥凹型：IIc, IIc+IIa, IIa+IIc, Is+IIc）

	adenoma mild-mod	adenoma severe	cancer m	cancer sm	total
III_S	6 (50%)	1 (8.3%)	4 (33.3%)	1 (8.3%)	12
III_L	2 (100%)	0	0	0	2
V_I	0	1 (33.3%)	1 (33.3%)	1 (33.3%)	3
V_N	0	0	0	16 (100%)	16
total	8	2	5	18	33

（昭和大学横浜市北部病院）

表3 LST亜分類と担癌率およびsm癌率　　　　　　　　（ ）：sm癌

腫瘍径 (mm)		10～19	20～29	30～	計	担癌率	sm癌率
顆粒型	顆粒均一型	109 (0)	33 (0)	25 (1)	167 (1)	34.7%	0.6%
	結節混在型	40 (2)	37 (9)	34 (15)	111 (26)	64.8%	23.4%
非顆粒型	flat elevated	167 (5)	31 (5)	10 (4)	208 (14)	32.7%	6.7%
	Pseudo-depressed	43 (3)	19 (9)	1 (0)	63 (12)	61.9%	19.0%

pit patternと病理組織診断には高い相関性を認めるが，肉眼形態により正診率が異なることが詳細な検討により分かってきた．平坦陥凹型病変と比較して，隆起型病変の正診率は若干低くなるといえる（表2）．本症例も，内視鏡処置前に粘膜内癌・sm微小浸潤癌と予測していたが，実際にはsm深部浸潤をきたしていた．

大きさからみた内視鏡治療の適応と限界

内視鏡治療は一括切除が望ましいが，病変の大きさによる内視鏡治療の技術的な限界がある．自験例での肉眼型Is，Isp，LSTの一括切除率の検討では，腫瘍径15～19mmでは81.5％であったが，20～24mm，25～mmではそれぞれ54.2％，8.3％で腫瘍径の増大とともに低下した．内視鏡的一括切除が期待される病変の腫瘍径は20mmと考えられた．当然，内視鏡医の技量や被検者の条件，処置具の制限などの影響を受けるが他施設の報告も同様であった[3]．

大腸癌取り扱い規約による表面型腫瘍のなかで，工藤らのいう側方発育腫瘍（laterally spreading tumor：LST）は，丈が低いため比較的発見がむずかしいが，大きさの割に深達度は浅く，腺腫や粘膜内癌である病変が多く含まれ，内視鏡的分割粘膜切除術（endoscpic piecemeal mucosal resection：EPMR）の良い適応である（表3）．EPMRは，癌の最深部を確実に切除すること，側方断端の遺残を避けることを念頭に置いて計画的に分割切除を行う．EPMRを行った際の局所遺残再発率は一般的に10～20数％と報告され，比較的高い値である[4)5)]．しかし，大腸腺腫あるいは粘膜内癌の場合，遺残再発をきたしても大部分は内視鏡治療で十分対処できることから，分割切除を容認する立場が多い．

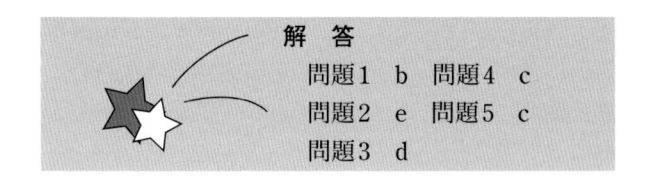

解答
問題1　b　　問題4　c
問題2　e　　問題5　c
問題3　d

レベルアップをめざす方へ

早期大腸癌の内視鏡診断

大腸癌診断の今後の展望としてカプセル内視鏡やエンドマイクロスコープや3 D-CTなどが期待されている．当消化器センターで試験をおこなっているLCM（Laser-scanning Confocal Microscopy）は，レーザーを応用し無固定無染色の生体組織の細胞構造をミクロンレベルの解像度で観察することを目的にしている．現在，内視鏡の生検チャンネルを通るプローブタイプや専用機などの開発もすすんでいる．内視鏡観察下に病理組織診断までが可能になる時代が到来するのは遠くないと考えている．

深達度診断からみた内視鏡治療の適応と限界

内視鏡治療後の標本では固有筋層を欠くため相対的なｓｍ浸潤度判定が困難であるといった問題がある．これに対し，粘膜筋板から癌浸潤最深部までの距離を実測した絶対値分類は，より客観的な判定が可能である．しかし，絶対値分類の場合も，粘膜筋板が消失した病変については基準線が不明瞭となることや肉眼型によっては粘膜下層の距離が大きく異なってしまうなどの問題がある．そこで，大腸癌研究会が主体となって多施設によるｓｍ浸潤度の詳細な再検討がおこなわれている．

大きさからみた内視鏡治療の適応と限界

　分割切除の場合,切片の病理組織学的再構築が難しいことなどから一括切除を目指した治療上の工夫をしている施設もある.具体的には,①粘膜下層への局注液に,ヒアルロン酸などを使用して病変の膨隆を長く維持する.②スネアの滑りやずれを防止する工夫が図られたオリンパス社製(スパイラル)やボストン社製(Captivator)などのスネアを使用する.③細径スネアなどで病変周囲の正常粘膜を全周性に切開した後,スネアをかけてEMRを行うなどの工夫が図られている.

　近年は,腫瘍径の大きな病変に対して細径スネア[6],Hooking knifeやIT knifeなどを用いた切開剥離法による一括切除が報告されている.しかし,大腸における切開剥離法は,操作が困難で時間がかかり,偶発症の問題が指摘されており,これらの課題の克服が期待される.

●文　献●

1) 小平　進,八尾恒良,中村恭一ほか:sm癌細分類からみた転移陽性大腸sm癌の実態—アンケート調査集計報告.胃と腸 29:1137-1142, 1994
2) 大腸癌研究会(編).大腸癌取り扱い規約,第6版,pp34-35,金原出版,東京,1998
3) 浜本順博,平田一郎,森川浩志ほか:局所遺残からみた適応と限界 (1) 大腸腫瘍に対する内視鏡的粘膜切除術の適応と限界.早期大腸癌 12:631-637, 1998
4) 松永厚生,野村美樹子,内海　潔ほか:大腸癌の治療—内視鏡治療の現況—.臨床雑誌内科 91:855-859, 2003
5) 五十嵐正広,横山　薫,高橋裕之ほか:局所遺残からみた適応と限界.早期大腸癌 12:639-645, 1998
6) 榎本祥太郎(東京大学 消化器内科),矢作直久,藤城光弘ほか:内視鏡の器械と技術 内視鏡的に一括切除しえた径50mm早期大腸癌の1例.Progress of Digestive Endoscopy 60:22-24, 2002

　　　　　　　　　　　　　　　　　　　　　　　　　　　　　　　　　　　　[梅里　和哉/工藤　進英]

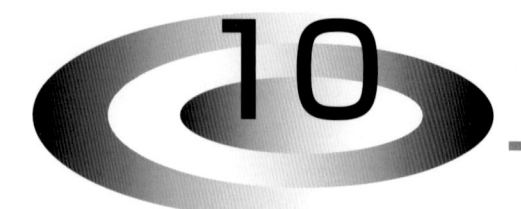

疾患 10 腹満と下痢が続くけど…

問題編

症例呈示

症例：74歳　女性
主訴：腹満
既往歴：60歳時より高血圧（内服中）
家族歴：特記すべきことなし
現病歴：半年前より腹が張るようになり，徐々に下痢が頻回となった．体重も半年間で5kg減少したため，通院中の近医に相談した．紹介され，当院外来受診となった．
初診時現症：身長146cm，体重45kg，体温36.7℃，血圧142/70mmHg，脈拍73/min，意識清明，表在リンパ節触知せず，眼瞼結膜 貧血あり，眼球結膜 黄疸なし，心音・呼吸音 異常なし，腹部 右側腹部に弾性軟，可動性良好な腫瘤を触知，肝・脾・腎触知せず，右側腹部に圧痛あり，筋性防御なし，下腿浮腫なし，直腸指診 腫瘤性病変を触知せず

受診時の検査所見を以下に示す．
検尿：蛋白（−），糖（−）
検便：ヒトヘモグロビン（3+）
末血：WBC 4,700/μl，RBC 243万/μl，Hb 6.4g/dl，MCV 81.9fl，MCH 26.3pg，MCHC 32.2g/dl，Plt 45.4万/μl
生化学：AST 15 IU/ml，ALT 17 IU/ml，LDH 175 IU/l，TP 7.1g/dl，Alb 2.6g/dl，BUN 8mg/dl，Cr 0.52mg/dl，Na 134mEq/l，K 4.5mEq/l，Cl 100mEq/l，T.Chol 155mg/dl，TG 74mg/dl
血清：CRP 0.2mg/dl
心電図：異常なし
胸部X線写真：異常なし

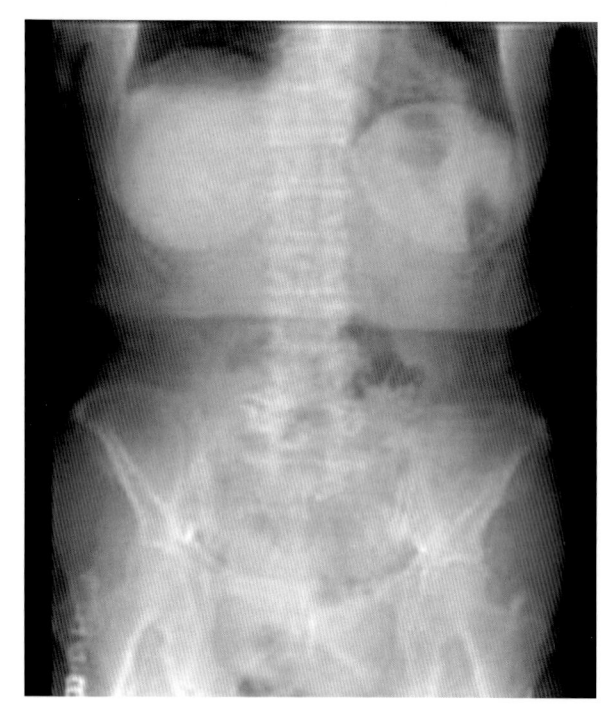

図1　入院時腹部X線写真

入院時の腹部X線写真では，上のような画像が得られた（図1）．

設問

問題1　診断のため，行うべき検査は下記のうちどれか？
(1) 大腸内視鏡検査
(2) X線注腸造影検査
(3) 血中CEA測定
(4) ガリウムシンチ検査
(5) 便培養検査

a (1), (2), (3)　　b (1), (2), (5)　　c (1), (4), (5)
d (2), (3), (4)　　e (3), (4), (5)

　亜腸閉塞症状を認めたために入院とし，大腸内視鏡検査を施行したところ，横行結腸に図2のような画像が得られた．

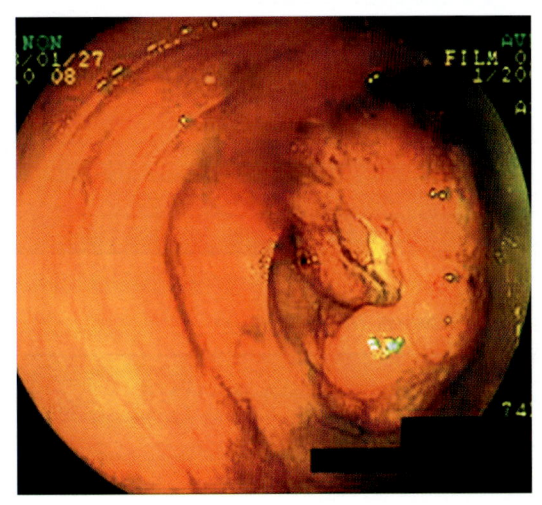

図2　入院時の大腸内視鏡検査所見

問題2　内視鏡所見より考えられる疾患は次のどれか？
a．悪性リンパ腫　　d．潰瘍性大腸炎
b．感染性腸炎　　　e．大腸癌
c．Crohn病

問題3　次に行う検査として正しいものを選べ．
(1) 腹部超音波検査
(2) 腹部CT検査
(3) 腹部MRI検査
(4) 胸部CT検査
(5) PET
a (1), (2)　b (1), (5)　c (2), (3)　d (3), (4)　e (4), (5)

　諸検査にて，他臓器に病変を認めなかった．

問題4　本症例の治療方針として正しいものを選べ．
a．ステロイド療法　　d．放射線療法
b．化学療法　　　　　e．抗生剤投与
c．手術

解説編

進行大腸癌について

1．疾患概念・症状

　大腸癌は大腸腫瘍のなかで最も頻度が高い．組織学的には腺癌が多く，未分化癌，硬癌は少ない．占拠部位は，直腸，S状結腸に多く，盲腸，上行結腸にも比較的多い．本邦では，大腸癌取扱い規約に従って，壁深達度・リンパ節転移・腹膜播種性転移・肝転移・腹腔外遠隔他臓器転移，の各項目より総合して臨床的病期を決定している（表1～6）．ここでいう進行大腸癌とは，術前の壁深達度診断が固有筋層以深のものを指

表1　腫瘍の壁深達度

肉眼的壁深達度	組織学的壁深達度	漿膜を有する部分
M	m	癌が粘膜にとどまり，粘膜下層に及んでいない．
SM	sm	癌が粘膜下層にとどまり，固有筋層に及んでいない．
MP	mp	癌が固有筋層にとどまり，これを越えていない．
SS	ss	癌が固有筋層を越えているが，漿膜表面に出ていない．
SE	se	癌が漿膜表面に露出している．
Si	si	癌が直接他臓器に浸潤している．

肉眼的壁深達度	組織学的壁深達度	漿膜を有しない部分
M	m	癌が粘膜内にとどまり，粘膜下層に及んでいない．
SM	sm	癌が粘膜下層にとどまり，固有筋層に及んでいない．
MP	mp	癌が固有筋層にとどまり，これを越えていない．
A1	a1	癌が固有筋層を越えているが，さらに深くは浸潤していない．
A2	a2	癌が筋層を越えてさらに深く浸潤しているが，他臓器に浸潤していない．
Ai	ai	癌が直接他臓器に浸潤している．

表2 リンパ節転移

	肉眼的所見による分類	組織学的所見による分類
リンパ節転移を認めない	N(−)	n(−)
第1群リンパ節に転移を認める．	N₁(+)	n₁(+)
第2群リンパ節に転移を認める．	N₂(+)	n₂(+)
第3群リンパ節に転移を認める．	N₃(+)	n₃(+)
第4群リンパ節に転移を認める．	N₄(+)	n₄(+)

表3 腹膜播種性転移

- P₀：播種性転移を認めない．
- P₁：近接腹膜にのみ播種性転移を認める（合併切除可能なもの）．
- P₂：遠隔腹膜に少数の転移を認める．
- P₃：遠隔腹膜に多数の転移を認める．

表4 肝転移

- H₀：肝転移を認めない．
- H₁：一葉のみに転移を認める．
- H₂：両葉に少数散在性（4個以内）に転移を認める．
- H₃：両葉にわたり多数散在性（5個以上）に転移を認める．

表5 肝以外の遠隔他臓器転移

- M(−)：遠隔他臓器転移が認められないもの
- M(+)：遠隔他臓器転移が認められるもの

表6 臨床的病期分類（clinical stage）

Stage	項目	壁深達度	リンパ節転移	腹膜転移	肝転移	腹腔外遠隔他臓器転移
0		M	N(−)	P₀	H₀	M(−)
I		SM, MP	N(−)	P₀	H₀	M(−)
II		SS, SE, A₁, A₂	N(−)	P₀	H₀	M(−)
III	a	Si, Ai	N₁(+)	P₀	H₀	M(−)
III	b	壁深達度に関係なく	N₂(+) N₃(+)	P₀	H₀	M(−)
IV		壁深達度に関係なく	N₄(+)	P₁以上	H₁以上	M(+)

組織学的病期（histological stage）については，壁深達度ならびにリンパ節転移で用いられている英大文字を小文字で表記する．

表7 Dukes分類

- A……癌腫が腸壁内に限局するもの．
- B……癌腫が腸壁を貫いて浸潤するが，リンパ節転移のないもの．
- C……リンパ節転移のあるもの．
- D……遠隔転移（H, M, P, N₄）が認められるもの．

す．国際的な進行度分類としては，Dukesの分類（表7）が広く用いられている．

主要症状は占拠部位により異なる．右半結腸では便が液状で腸内腔が広いため狭窄症はなく，また血便に気づくことも少なく，相当進行してから発見されることが多い．腫瘍の触知，原因不明の貧血・腹痛などの主訴が診断への糸口となる．

S状結腸や直腸では，硬便で内腔が狭いため早期に狭窄症状を呈することが多く，血便も気づかれやすい．

2. 診　断

1）臨床検査所見

原因不明または出血に伴う貧血，閉塞性大腸炎・膿瘍・穿孔を合併した場合は，炎症所見を認める．

腫瘍マーカー：一般には再発のバイオマーカーとして用いられる．診断において，腫瘍マーカーが高値の場合には肝転移，肺転移などを疑う．代表的な大腸癌の腫瘍マーカーは，CEA（carcinoembryonic antigen），CA19-9，NCC-ST-439，CA72-4，CYFRA21-2など．

2）下部消化管造影（注腸造影），内視鏡検査

注腸造影検査：現在では内視鏡検査が一般化したため，注腸造影の役割は全大腸内視鏡検査不能例のスクリーニングと，手術を前提とした位置確認である．

進行癌の所見としては"apple core sign"が有名であるが，正面像では透亮像・中心陥凹・ひだ集中，側面像では陰影欠損・変形，管腔の所見では狭小化・壁硬化・辺縁不整が代表的である．

大腸内視鏡検査：進行大腸癌は，生検による病理組織学的検索を実施しなくても内視鏡所見のみで確定診断が可能な症例も多い．

進行癌の所見としては，潰瘍形成，脆弱性，易出血性である．2型病変が圧倒的に多く（70〜80％），正常の背景粘膜の中に周辺隆起を伴う不整陥凹性病変と

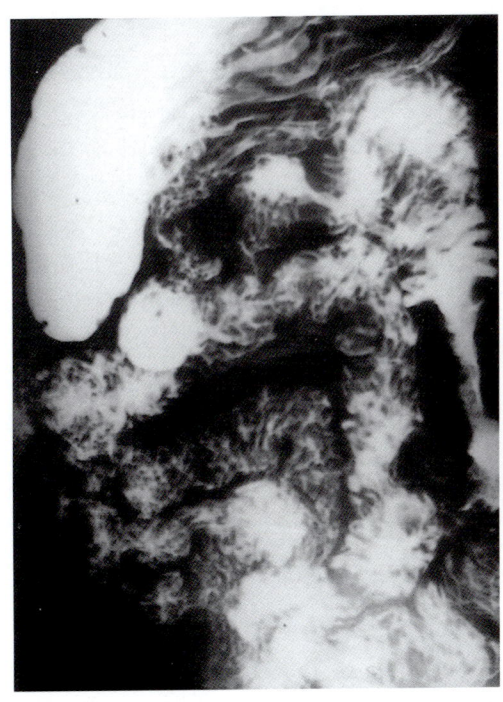

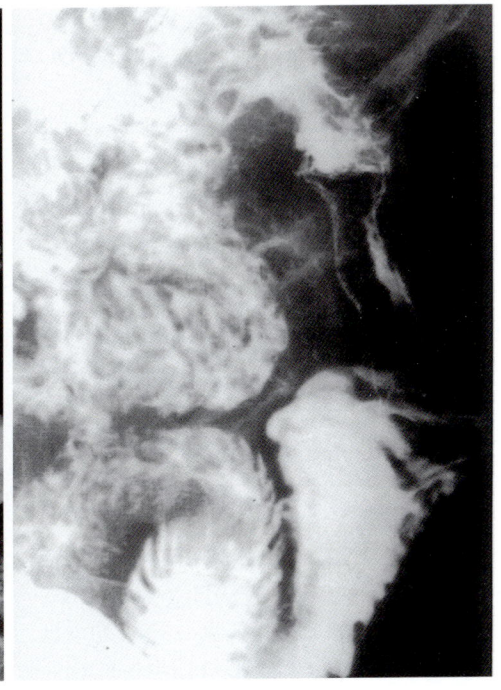

図1 経口小腸造影検査

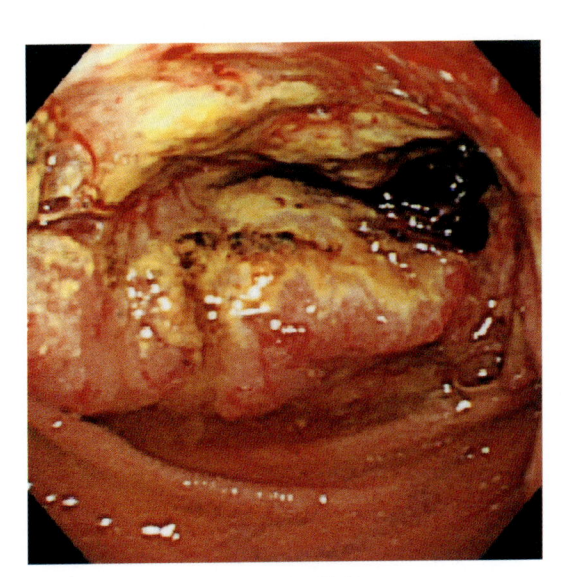

図2 内視鏡像
高分化腺癌が確認された.

(2) 空・回腸癌は空・回腸悪性腫瘍の大部分を占める.
(3) 予後は良好である.
(4) 小腸癌は早期から腹痛などの症状で発見されることが多い.
(5) 進行してから発見されることが多く,腹部膨満感・嘔気・嘔吐などの閉塞症状が多くみられる.
a(1),(2)　b(2),(3)　c(3),(4)　d(4),(5)　e(1),(5)

問題4　空・回腸癌罹患リスクが高いのは次のうちどれか?
(1) 家族性大腸腺腫症
(2) Crohn病
(3) 遺伝性非ポリポーシス大腸癌
(4) Peutz-Jeghers症候群
(5) 潰瘍性大腸炎
a(1),(2),(3)　b(2),(3),(4)　c(3),(4),(5)
d(1),(4),(5)　e(1),(2),(5)

解 説 編

小腸癌について

1. 疾患概念

原発性小腸癌は稀な疾患で,本邦集計例では全消化管癌の0.1～0.3％を占めるにすぎない[1]. また,本邦では,小腸の悪性リンパ腫や平滑筋肉腫が癌と同等あるいはそれ以上の頻度でみられ,これら3つで原発性小腸悪性腫瘍の90～97％を占め,原発性小腸悪性腫瘍全体で全消化管悪性腫瘍の0.3～0.7％を占める[2,3].

欧米では十二指腸癌を含めて小腸癌が全消化管癌の1～3％を占め，その内約半数が十二指腸癌である[4]．また，空・回腸悪性腫瘍ではカルチノイドが最も多く，癌と悪性リンパ腫がこれについで多く見られる[4]．

広義には小腸は十二指腸を含むが，十二指腸乳頭部には癌が比較的好発するのに対して空・回腸に生じる悪性腫瘍は稀であること，乳頭部周辺の癌は発生母地が多様であり，原発性十二指腸癌と断定できるかどうか問題となることもあること，治療方法が十二指腸癌と空・回腸癌で大きく異なることなどから，本邦では空・回腸癌のみを小腸癌として扱うことが多い．ここでも原発性空・回腸癌を中心に述べ，癌以外の悪性腫瘍についても頻度が高いため簡単に述べることにする．

小腸癌の60～70％は空腸に発生し，そのうちTreiz靭帯から50～60cm以内の近位空腸に空腸癌の70～90％が発生する[1)2)5]．また，小腸癌の30～40％は回腸癌で，そのうちの約70％はBauhin弁から40～50cm以内の回腸末端部に好発する[1)2)5]．悪性リンパ腫はその約70％が回腸に発生し，そのうち約90％がBauhin弁から40cm以内にみられる[2]．平滑筋肉腫は約80％が空腸に存在し，そのうち約80％がTreiz靭帯から60cm以内の近位空腸に位置する[2]．

このように見ると，腫瘍の組織型によって好発部位は異なるが，小腸悪性腫瘍の多くが近位空腸，あるいは回腸末端部に生じることが分かる．多発例は悪性リンパ腫で26％，平滑筋肉腫で7％，小腸癌では3％でみられている[3]．

小腸癌の肉眼形態は腫瘤型，潰瘍型，輪状狭窄型に分類されることが多いが，統一された分類はない．発見時にはかなり進行していることが多いため，輪状狭窄型が60～65％と最も多く，潰瘍型が25％，腫瘤型が10％と報告されている[5)6]．組織型では高～中分化腺癌が多い[4)7]．

小腸癌はやや男性に多いという報告もあるが，本邦報告例の集計では明らかな性差は見られず[2)3)5]，最近の海外の集計例でも性差はなかったとしている[4]．年齢では50歳台から60歳台の頻度が高い[2)5]．

2．病　　因

小腸癌発癌の機序として小腸腺腫の癌化が考えられているが，まだ明確ではない[8]．

小腸癌の危険因子として，Crohn病（相対危険度40～115）[9]，Peutz-Jeghers症候群（同520）[10]，遺伝性非ポリポーシス大腸癌（HNPCC，同100～300）[11]が挙げられる．また，家族性大腸腺腫症では十二指腸癌が高率に見られることが知られている（同330）[12]．

3．症　　状

小腸癌と悪性リンパ腫では腹部膨満感・嘔気・嘔吐などの閉塞症状のほか，腹痛，体重減少，出血，貧血，腫瘤触知などの症状が多い．小腸癌では特に癌による腸管狭窄ないし閉塞に起因する症状が多く見られ，腸閉塞をきっかけにして発見されることも多い[3]．また，イレウス症状に先行する腹痛が小腸癌の特徴であり，「腹痛は急激に出現するが数時間で消失し，その後数週から数ヵ月を経て閉塞症状が出現する」といわれている[7]．悪性リンパ腫では20％の症例で腸重積がみられるが，ほかの腫瘍では稀である[3]．平滑筋肉腫では腹痛，体重減少，出血，腫瘤触知が主であり，閉塞症状は少ない[2)3)7]．出血は癌では潜血が多いのに対して，平滑筋肉腫では大量で，反復する例が多いとされている[3)7]．

4．診　　断

小腸腫瘍のおもな検査として，小腸造影検査，小腸内視鏡検査，腹部CT検査，超音波検査などが挙げられる．平滑筋肉腫が疑われれば血管造影検査も行われ[7]，高度な血管増生像と静脈相での著明なpoolingが特徴的である．腸閉塞があれば腹部単純X線写真で閉塞部口側腸管の拡張，鏡面像niveau，拡張したKerckring皺襞などがみられる．

前述のような腹部症状があって上部・下部消化管検査で異常がない場合，まず小腸造影検査を行い，異常があった場合に小腸内視鏡検査を行う．この場合，腫瘍の部位に応じて検査法を選択するが，通常はプッシュ式小腸内視鏡で近位空腸を，大腸内視鏡で回腸末端部を観察する[13]．内視鏡検査で観察できる場合には生検による確定診断が可能であるが，本邦報告例で術前に生検により確定診断がなされたのは空腸癌で28％，回腸癌で6％と少ない[5]．

原因不明の消化管出血や腸閉塞を認めた場合にはCTや超音波検査は必須であり，小腸腫瘍はこれらの画像診断で発見されることも多い[3)14]．消化管腫瘍の超音波像ではいわゆるpseudokidney signが特徴的であり，腫大リンパ節も同時に観察しておく．有症状小腸癌は進行していることが多いため，CTで小腸癌の80％が検出できたと報告されている[14]．

5．治療・予後

小腸悪性腫瘍の治療は外科的切除が原則である．特にリンパ節転移率は癌で20～40％[5)7]，悪性リンパ腫で40％と高率であり[7]，これらでは原発巣を含めた広範囲小腸切除とリンパ節郭清が基本となるが，切除・郭清範囲に関しては一定の見解はない．小腸癌の

化学療法は大腸癌と同様に5-FUを中心に行われることがあるが，発生頻度が低いこともあって化学療法の効果に関する報告はみられず，その有効性は今のところ不明である[15]．また，進行して発見されることが多いため5年生存率が20〜40％と予後は悪い[4]．

悪性リンパ腫は放射線や化学療法に感受性があり，これらは切除不能例に対して，あるいは補助療法として行われる[3,7]．化学療法ではcyclophospamide，vincristine，adriamycin，prednisoloneを併用するCHOP療法が行われている．5年生存率は55％と報告されている[16]．

平滑筋肉腫では血行性転移や腹膜播種を生じることが多く，リンパ節転移は比較的稀であるが，リンパ節郭清について一定の見解はない．5年生存率は40〜50％といわれる．

小腸悪性腫瘍，特に小腸癌は稀な疾患であり，特有な症状や有効なスクリーニング法もないため，発見時にはかなり進行していることが多く予後も不良である．上部・下部消化管造影検査施行時には近位空腸や回腸末端部も含めた検査を積極的に行うこと，また，腹痛・嘔吐・腹部膨満感などの症状があって上部・下部消化管の検査のみでは原因が不明の場合には，小腸癌を含む小腸悪性腫瘍の存在も念頭におき，小腸造影などの検査を積極的に行うことが必要と思われる．

● 問題の解説および解答

問題 1

明らかな腹部症状があり，Hb 8.3と強い貧血もあることから，その原因を調べなくてはならない．前医で胃内容の貯留が著しかったこと，腹部単純X線写真で腸閉塞の所見がなかったこと，摂食のたびに嘔気・嘔吐が生じることから，比較的上部の消化管での通過障害の可能性が考えられる．この場合は十二指腸〜近位空腸での通過障害を疑い，経口小腸造影を行ったが（図1），腹部単純X線写真で腸閉塞の所見があればイレウス管を挿入して，チューブの進行が止まった時点で造影してみる．また，腹部症状が明らかな場合にはよく腹部CT検査や超音波検査が行われるが，特に腫瘍の存在が疑われる場合にはこれらは必ず行う．2cm以下の小病変は検出困難だが，大きなものではほとんどの原発巣の確認が可能であると報告されている[14]．血管造影検査は腫瘍があった場合にその鑑別などで有用となるが，最初に行う検査ではない．

問題 2

経口小腸造影検査で近位空腸に狭窄を認めた（図1）．このような所見を示すものとして癌と悪性リンパ腫が挙げられ[7,16]，狭窄のためこれらの腫瘍では閉塞症状を起こしやすい．

問題 3

空・回腸癌は空・回腸悪性腫瘍の1/4から1/3を占めるにすぎず[2,3]，その好発部位はTreiz靱帯から50〜60 cm以内の近位空腸とBauhin弁から40〜50 cm以内の回腸末端部である[1,2,5]．特有な症状や有効なスクリーニング法もないため，発見時にはかなり進行していることが多い．全周性に浸潤して輪状狭窄型を示すものが60〜65％と多く[5,6]，そのため閉塞症状が多く見られる．漿膜面に露出している例が70％，リンパ節転移が20〜40％に見られ[5〜7]，5年生存率は20〜40％と予後は悪い[4]．

問題 4

空・回腸癌の危険度が高いものとして，Crohn病（相対危険度40〜115）[9]，遺伝性非ポリポーシス大腸癌（同100〜300）[11]，Peutz-Jeghers症候群（同280〜840）[10]を挙げることができる．これに対して家族性大腸腺腫症では十二指腸癌が高率に見られる（同330）[12]．

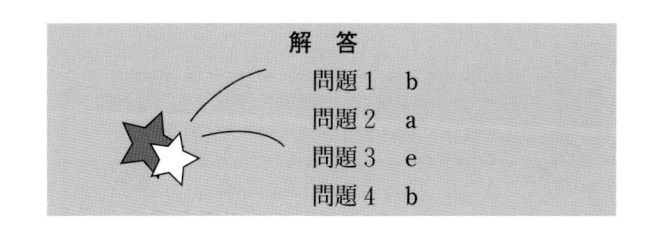

解 答	
問題 1	b
問題 2	a
問題 3	e
問題 4	b

● レベルアップをめざす方へ

小腸癌の発癌機序として腺腫が癌化するという adenoma-carcinoma sequence が考えられている。多くの文献報告例を集計した結果，約30％の小腸 adenoma に癌の並存を認め，とくに径1cm以上の adenoma に癌の並存が多いこと，adenoma の症例が adenoma-with-carcinoma の症例よりも平均年齢が若いこと，さらに小腸 carcinoma の一部に adenoma 成分がしばしば見られることなどがその根拠になっている[8]．しかし，carcinoma 症例が adenoma-with-carcinoma の症例よりも平均年齢が若いな

ど説明しがたい点もあり，実際にどの程度の小腸癌が adenoma を経由するかは明らかではない．

Peutz-Jeghers 症候群における小腸癌を含めた消化管癌では，hamartoma から adenoma を経由して発癌するもの（hamartoma-adenoma-carcinoma sequence）のほかに、hamartoma から直接に発癌したと思われるもの，共存する adenoma から発癌したもの，または de novo に発癌したと思われるものが報告されている[17)18)]．

Crohn 病に合併する小腸癌では回腸炎型で回腸癌が生じる例が多く，回腸炎症例252人中3人（1.2％）に見られている[9)]．また、20年以上の病脳期間を有する病例に多くみられている[19)]．Crohn 病に小腸癌が合併した場合には Crohn 病の炎症に起因する症状と重なるために発見が特に困難で術後に癌と診断されることが多い[20)]．そして，発見が困難な上に低分化腺癌が多いため[20)]，2年無再発生存率が9-16％と予後はきわめて不良である[19)20)]．

bypass 術を行った場合にはその bypass ループ内に癌が生じることも多く，その場合には発見がさらに困難になるために予後はさらに不良となる[19)20)]．長期経過例，とくに長期間軽快していた病例で急に再燃を思わせる症状が出現した場合などでは小腸癌の可能性も考えなくてはならない[19)]．

HNPCC 患者は一生涯のうちにその1-4％十二指腸癌を含めた小腸癌に罹患するといわれている[11)21)]。これらでは HNPCC 患者に見られる大腸癌と同様の特徴を認め，診断時年齢は中央値49歳と一般の小腸癌よりも約19歳若年齢化しており，5年生存率は44％と一般の小腸癌の26％に比べて良好な傾向にある[22)]．

●文　献●

1) 倉金丘一：本邦における原発性空・回腸癌の臨床統計的考察．最新医，34：1053-1058, 1979
2) 八尾恒良，日吉雄一，田中啓二，ほか：最近10年間（1970-1979）の本邦報告例の集計から見た空・回腸腫瘍－悪性腫瘍－．胃と腸，16：935-941, 1981
3) 亀岡信悟，浜野恭一：小腸悪性腫瘍－診断と治療法の選択－．消化器外科，15：1047-1053, 1992
4) Howe JR, Karnell LH, Menck HR, et al. Adenocarcinoma of the small bowel, review of the National Cancer Data Base, 1985-1995. Cancer 86：2693-2696, 1999
5) 森山重治，木下尚弘，宇高徹総，ほか：原発性小腸癌の1例と本邦報告129例の臨床病理学的検討．外科，55：212-216, 1993
6) 野本信之助，菅家　透，小林武夫，ほか：原発性回腸癌－自験例3例の報告と本邦集計200例の統計学的考察－．癌の臨床，25：53-58, 1979
7) 澤田俊夫，武藤徹一郎：小腸腫瘍．新外科学大系，第23巻B，小腸・結腸の外科II，中山書店，東京，p191-210, 1991
8) Seller, F. Investigations of the significance of the adenoma-cacinoma sequence in the small bowel. Cancer 66：702-715, 1990
9) Greenstein AJ, Sachar DB, Smith H, et al. A comparison of cancer risk in Crohn's disease and ulcerative colitis. Cancer 48：2742-2745, 1981
10) Giardiello FM, Brensinger JD, Tersmette AC, et al. Very high risk of cancer in familial Peutz-Jeghers syndrome. Gastroenterology 119：1447-53, 2000
11) Vasen HFA, wijnen JT, Menko FH, et al. Cancer risk in families with hereditary nonpolyposis colorectal cancer diagnosed by mutation analysis. Gastroenterology 110：1020-1027,1996
12) Offerhaus GJ, Giardiello FM, Krush AJ, et al. The risk of upper gastrointestinal cancer in familial adenomatous polyposis. Gastroenterology 102：1980-1982, 1992
13) 土岐文武：小腸内視鏡検査法；プッシュ式，消化器内視鏡マニュアル，竹本忠良編，南江堂，東京，1989, p228-235,
14) Laurent F, Raynaud M, Biset JM, et al. Diagnosis and categorization of small bowel neoplasms：Role of computed tomography. Gastrointestinal Radiol 16：115-119, 1991
15) Kummar, S, Ciesielski TE, Fogarasi MC, et al. Management of small bowel adenocarcinoma. Oncology 16：1364-1369, 2002
16) 中村昌太郎，飯田三雄，竹下盛重，ほか：小腸悪性リンパ腫の臨床病理学的特徴，胃と腸，33：383-396, 1998
17) McGarrity TJ, Kulin HE, Zaino RJ. Peutz-Jeghers syndrome. Am J Gastroenterol. 95：596-604, 2000
18) Spigelman AD, Arese P, Phillips RK. Polyposis：the Peutz-Jeghers syndrome. Br J Surg. 82：1311-4, 1995
19) Ribeiro MB, Greenstein AJ, Heimann TM, et al. Adenocarcinoma of the small intestine in Crohn's disease. Surg Gynecol Obstet, 1991：173：343-9
20) Collier PE, Turowski P, Diamond DL, Small intestinal adenocarcinoma complicating regional enteritis. Cancer. 55：516-21, 1985
21) Aarnio M, Mecklin JP, Aaltonen LA, et al. Life-time risk of different cancers in hereditary nonpolyposis colorectal cancer (HNPCC) syndrome, Int J Cancer, 64：430-3, 1995
22) Rodriguez-Bigas MA, Vasen HF, Lynch HT, et al. Characteristics of small bowel carcinoma in hereditary nonpolyposis colorectal carcinoma. International Collaborative Group on HNPCC. Cancer. 83：240-4, 1998

［姜　建宇／澤田　俊夫］

疾患 12 排便するとトイレに脂が浮くんだけど…

問 題 編

症例呈示

症例：51歳　男性
主訴：脂肪便，腹痛，腹部膨満感
家族歴：特記事項なし
既往歴：11歳時；虫垂穿孔にて虫垂切除．14歳時；腸閉塞にてバイパス手術．
現病歴：10年前頃より，ときどき右下腹部痛を認めていたが放置．3年前に右下腹部の腫瘤を自覚したが放置．半年ほど前から腫瘤の増大と1日2～3回の脂のようなものが混じった下痢便を認めるようになったため外来を受診した．
初診時現症：身長169.6cm，体重50kg，体温37.5℃，血圧136/76mmHg，脈拍84回/分，意識清明，表在リンパ節は触知せず，眼瞼結膜に貧血あり，眼球結膜に黄疸なし，心音・呼吸音は正常，腹部は平坦・軟であるが，右下腹部に大きさ5cm大の弾性硬で非可動性，圧痛のない腫瘤を触知する．下腿浮腫なし，神経学的に異常所見なし．

受診時の検査所見を以下に示す．
検査所見：
検便：脂肪便，潜血（＋）
検尿：蛋白（－），糖（－）
赤沈：1時間値83mm
末血：WBC 10,600/ml（Neu79％，Ly12％），RBC 385万/μl，Hb 11.5g/dl，MCV 106 fl，Plt 37.1万/μl
生化学：GOT 16 IU/ml，GPT 18 IU/ml，LDH 177 IU/ml，TP 6.0g/dl，Alb 2.9g/dl，BUN 7mg/dl，Crea 0.7mg/dl，Na 139mEq/l，K 3.4mEq/l，Cl 101mEq/l，T-CHO 102mg/dl，TG 35mg/dl，amylase 127 IU/l，Fe 17ug/dl，TIBC 208ug/dl，ビタミンB12 175pg/ml
血清：CRP 8.9mg/dl
心電図：異常なし
胸部レントゲン：異常なし
腹部レントゲン：右下腹部に軟部陰影とニボーを認める．

設 問

問題1 診断のため，行うべき検査は下記のうちどれか？
(1) 便中脂肪ズダンⅢ染色
(2) 注腸検査
(3) 腹部CT
(4) 内視鏡的逆行性膵胆管造影
(5) 糖負荷試験
a(1),(2),(3)　b(1),(2),(5)　c(1),(4),(5)
d(2),(3),(4)　e(3),(4),(5)

発熱と腹痛が持続するため入院とした．広域スペクトラムの抗生物質を投与し注腸検査を施行したところ，次のような画像が得られた．

問題2 注腸検査上，認められる所見は次のどれか？
(1) apple-core sign
(2) 回腸横行結腸側側吻合
(3) 回腸の拡張
(4) メッケル憩室
(5) cobble-stone appearance
a(1),(2)　b(1),(5)　c(2),(3)　d(3),(4)　e(4),(5)

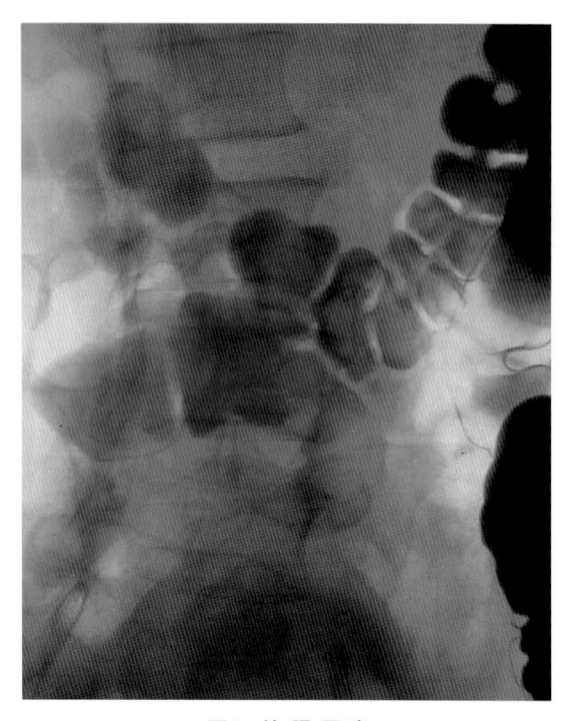

図1 注腸写真

注腸検査により，既往のバイパス手術で行われた回腸横行結腸側側吻合が認められ，回腸末端と上行結腸は盲環となっていた．腹部腫瘤は拡張した盲環部の腸管であった．腸内溶液の培養にて嫌気性菌の増殖が認められ，脂肪やビタミンB_{12}の吸収障害がみられることより，blind loop症候群と診断した．

問題3　吸収不良をきたす疾患は次のどれか？
(1) Celiac病
(2) 乳糖不耐症
(3) Crohn病
(4) 短腸症候群
(5) ランブル鞭毛虫症
a(1),(2),(3)　b(2),(3),(4)　c(3),(4),(5)
d(1),(3),(4),(5)　e(1〜5のすべて)

問題4　栄養素とその欠乏症状の組み合わせで正しくないものは次のどれか？
(1) ビタミンA－夜盲症
(2) ビタミンB_1－亜急性連合性脊髄変性症
(3) ビタミンB_{12}－末梢神経炎
(4) ビタミンD－骨軟化症
(5) 亜鉛－末端皮膚炎
a(1),(2)　b(1),(5)　c(2),(3)　d(3),(4)　e(4),(5)

問題5　本疾患の治療法として正しいのは次のどれか？
(1) 高脂肪食
(2) 完全中心静脈栄養
(3) 抗生物質内服
(4) 経腸栄養
(5) 外科手術
a(1),(2),(3)　b(1),(2),(5)　c(1),(4),(5)
d(2),(3),(4)　e(3),(4),(5)

解 説 編

吸収不良症候群について

1. 疾患概念・病因

　吸収不良症候群とは，消化吸収の過程が障害されるために生じる疾患の総称である．各種栄養素の吸収は消化管内での消化，細胞膜輸送，吸収細胞内代謝，腸管外輸送といったさまざまな過程を経て行われる．消化吸収の主体となる臓器は小腸であるが，肝臓，胆道系，膵臓などさまざまな臓器が直接的，間接的に関与している．吸収不良症候群とはこれらの過程のいずれかが何らかの原因によって障害されることにより栄養素の消化吸収障害が生じ，その結果低栄養状態を呈したものである．

　病因としては，表1に示す疾患が挙げられる．原病の診断をつけ，特異的治療により吸収障害が是正されることが理想であるが，対症療法に留まる場合も多い．

2. 症 候

　種々の栄養素の吸収不良により多彩な臨床症状を呈する疾患群の総称である．脂肪便，下痢，腹部膨満感，腹鳴などの消化吸収障害によって直接起こる症状と，体重減少，貧血，全身倦怠感，浮腫，腹水，筋萎縮，舌炎，口内炎，皮疹，テタニー，毛髪の変化，骨軟化症，末梢神経炎，無月経，眼症状などの各種栄養素の欠乏による症状とに大別される．

3. 診 断

　診断は厚生労働省特定疾患調査研究班の基準[1]があ

表1　消化吸収障害の病因

I. 本態性吸収不良症候群
1. 全栄養の吸収障害
   a. セリアック・スプルー
   b. 熱帯性スプルー
2. 一栄養素のみの選択的吸収障害
   a. 先天性β-リポタンパク欠損症
   b. 刷子縁膜病
      (1) 酵素欠損症（二糖類分解酵素欠損症，ジペプチダーゼ欠損症）
      (2) 輸送系の異常（グルコース-ガラクトース吸収障害，先天性塩類下痢症）

II. 症候性吸収不良症候群
1. 腸管実効吸収面積減少型吸収不良症候群
   a. 腸管術後障害（短腸症候群，短絡など）
   b. 腸管の広範な病変
      (1) 腸管の病変（クローン病，Whipple病，腸結核など）
      (2) 全身性疾患の一部として（アミロイドーシス，強皮症など）
   c. 小腸原虫症（ランブル鞭毛虫症など）
   d. 血管性病変（放射線照射後腸炎など）
   e. 薬剤性（5-FU，コルヒチンなど）
2. 腸管運動亢進（カルチノイド症候群）
3. 小腸細菌叢異常増殖（blind-loop症候群）
4. 内分泌異常（糖尿病，甲状腺機能亢進症など）

III. 消化障害性吸収不良症候群
1. 食塊と消化液分泌のタイミング不調（Billroth II 胃切除後）
2. 脂肪乳化障害（胃切除後，無酸症）
3. 膵液分泌不全（慢性膵炎，膵癌）
4. 消化酵素活性化障害（先天性エンテロキナーゼ欠損症）
5. 消化酵素不活化（Zollinger-Ellison症候群）
6. 小腸内水分過多（WDHA症候群）
7. 胆汁分泌不全（閉塞性黄疸，胆摘後，肝障害）
8. 胆汁酸プールの減少（回腸末端の障害・切除）

（細田四郎：厚生省特定疾患消化吸収障害調査研究班，1986[1]）の図を簡略化）

表2　重症度分類

	消化吸収障害	低栄養状態
軽度	糞便中脂肪量 6～10g/日	血清蛋白濃度，総コレステロール値 正常または軽度低下
中等度	軽度と高度の中間	軽度と高度の中間
高度	糞便中脂肪量 30g～/日	血清蛋白濃度と総コレステロール ともに異常

（朝倉 均，1997[2]）

り，以下の3項目があげられる．
1) 消化吸収障害および各種栄養素の欠乏による症状
2) 栄養指数の低下（血清総蛋白6.0g・血清総コレステロール値120mg以下）
3) 消化吸収試験の異常（糞便中脂肪の染色鏡検，糞便中脂肪量の化学的定量など）

消化吸収試験により病変の部位を想定し，病変の程度を評価することができる．これらの検査に加えて病変の部位，原因となる疾患の診断のために内視鏡検査，消化管造影，各種画像診断，および病理組織学的検査が必要となる．症度が軽度の場合は見逃されやすいため，特に注意が必要である（表2）．

4. 治療・予後

臨床症状，検査所見から消化吸収障害が疑われた際には，治療を行う前に正確な臨床診断と，栄養状態の正確な評価が必要になる．治療は消化吸収障害の程度と栄養状態に基づいて次の3つに大別して行われる．

1）栄養素補充療法

本療法は，吸収が障害されている状態において利用されやすい形の栄養素を摂取させることである．一般

的に高蛋白，高カロリー，低脂肪食が推奨される．脂肪は他の栄養素と比較すると複雑な吸収過程を経るために障害の発生率も他の栄養素に比べて非常に高い．特に膵機能の障害や胆汁酸代謝障害において高率である．短腸症候群や腸管の狭窄を伴っている場合，経腸栄養だけでなく経静脈栄養も重要である．膵機能障害や胆汁酸代謝異常に基づく場合には脂肪制限食，半消化態栄養または成分栄養とともに大量の消化酵素薬やコレスチラミンの投与が有効な場合があり，膵外分泌不全では消化酵素を常用量の5～10倍投与する．

2）原因疾患に対する治療

原因疾患によって特異的療法が確立されている疾患としては，celiac病，乳糖不耐症，Crohn病，blind-loop症候群があげられる．Celiac病は食事成分の小麦蛋白に属するグルテンの関与が確認されている．治療法としてはグルテン制限食が非常に有効である．多くの症例ではグルテン制限食開始後数日以内に臨床症状は軽快する．しかしながら，グルテン制限食に効果がみられない無反応性スプルーも存在する．これらは消化吸収障害が高度で著しい低栄養状態をきたし予後不良である．同様に乳糖不耐症では，乳糖含有食品の制限が有効で，ラクターゼ製剤の投与あるいは豆乳も用いられる．Blind-loop症候群に対しては，嫌気性菌の繁殖に対しテトラサイクリン，ポリミキシンB，メトロニダゾールなどの抗生物質投与が有効であるが，外科手術による修復を要することもある．Crohn病などの炎症性腸疾患には抗炎症剤，免疫抑制剤が有効である．

3）腹部症状に対する対症療法

吸収不良症候群においては，便通異常，食欲不振などさまざまな腹部症状を伴っている場合が多い．腸運動のコントロールの不調や消化液の分泌不全が原因となっており，これらの症状のために二次的に食事摂取に支障をきたし吸収不良をさらに増悪することも考えられるため，個々の症状に対する対症療法はきわめて重要である．腸蠕動の抑制，電解質輸送のコントロールを目的としてロペラマイドや麻薬製剤を用いる．その他，乳酸菌製剤，収斂薬，吸着剤，腸管蠕動調整薬などを対症的に適宜用いる．

原因が明らかな場合は，原疾患の治療により改善することが多い．しかしながら，原因が明らかでない場合や難治性の場合は，栄養状態の改善まで長期にわたる治療が必要となる．

4）患者の生活指導

本症候群をきたした患者は，低栄養状態にあるため，高蛋白，高ビタミン，高エネルギー食，低脂肪食が基本である．高エネルギーを与えるには脂肪の量を増やすのがよいが，消化吸収障害で一番影響を受けるのが脂肪であるため，エネルギー源は糖質からとることになる．

消化障害が主因になっている場合は，調理の工夫も必要である．胃切除後ではダンピング症候群の予防に，分割して食事をとることを指導する．

5．インフォームドコンセント

原因を明らかにするために，必ず検査が必要であることを説明する．原因が明らかになっても，栄養素補充療法を長期間続けなければならない場合もある．高齢者の場合は容易に脱水をきたし，症状が重篤化しやすいため，早期診断・早期治療が必要となる．

問題の解説および解答

問題 1

Blind loop症候群は，多種の原因で小腸内容の停滞を生じ，そのため腸内細菌の異常増殖をきたし，脂肪やビタミンB12を中心とする各種栄養素の吸収障害を呈する疾患で，吸収不良症候群の一つである．本症例では，臨床症状および検査所見から低栄養状態および消化吸収障害が存在し，既往のバイパス手術から本疾患が疑われた．便中脂肪ズダンⅢ染色は，脂肪吸収障害を疑う場合はきわめて有用である．注腸検査は本症例のように腹部手術の既往があり，blind loop症候群が疑われる場合には有用な検査である．

問題 2

注腸検査では，横行結腸と回腸との側側吻合が認められ，回腸はやや拡張していた．大腸内視鏡検査では，上行結腸および回盲部に明らかな異常所見を認めなかった．

問題 3

（1）～（5）までの疾患はいずれも吸収不良を呈する代表的な疾患であり，特異的治療により臨床症状が改善することも多い．Celiac病にはグルテン制限食を，乳糖不耐症には乳糖制限食を，Crohn病には抗炎症剤や免疫抑制剤を，短腸症候群には経腸栄養や中鎖脂肪食を，ランブル鞭毛虫症にはメトロニダゾールを投与する．

問題 4

ビタミンB1欠乏は末梢神経炎，知覚異常をきたし，ビタミンB12欠乏は亜急性連合性脊髄変性症をきたす．栄養素の欠乏症状とその治療を表3に示す．吸収不良症候群では，栄養素の欠乏による種々の症状がみられ

表3 症状と治療

臨床像	原因	治療および食品
体重減少, やせ, 発育障害, 月経停止	吸収不全によるエネルギー不足	高タンパク, 高エネルギー食, 成分栄養・半消化態栄養, 中心静脈栄養
浮腫	低タンパク, 低アルブミン血症	高タンパク, 高エネルギー食, アルブミン・プラスマネート, 利尿剤
下痢	脂肪・胆汁酸吸収不全, 乳糖不耐症	低脂肪食・消化酵素製剤, 無乳糖食, ガランターゼ, ロペラミド
腹部膨満	糖質吸収不全, 腸内細菌	無乳糖食, ガランターゼ, 消化酵素製剤
貧血	鉄, ビタミンB_{12}, 葉酸の不足	鉄剤・赤身の肉, ビタミンB_{12}筋注, 葉酸
皮下出血, 血尿	ビタミンK吸収不全, プロトロンビン低下	ビタミンK静脈内投与
知覚異常, 末梢神経炎	ビタミンB_1不足	ビタミンB_1
亜急性連合性脊髄変性症	ビタミンB_{12}吸収不全	ビタミンB_{12}筋注
舌炎	ビタミンB_2群不足, 葉酸, ビタミンB_{12}不足	総合ビタミン剤
テタニー	脂肪便によるカルシウム吸収不全	低脂肪食, 乳酸カルシウム, 無脂肪牛乳, マグネシウム
骨軟化症, 骨痛	ビタミンD吸収不全, タンパク不足	ビタミンDと乳酸カルシウム, タンパクの補給, カルシウム強化牛乳
腎結石	脂肪便による蓚酸の過剰吸収	水摂取, 果汁, 野菜
眼症状	ビタミンA, カロチン不足	ビタミンA, 肝油
末梢神経炎	亜鉛不足	経口食

(朝倉 均, 1997[2])

るので, これらの症状をきたした栄養素を積極的に補給することが重要である.

問題 5

本症は, 腸内細菌の異常増殖が発症の要因となっているため, 好気性菌・嫌気性菌の両者に効果のある抗生物質を投与する. Toskes[3]は, amoxicillin-clavulanic acid 250〜500mgを1日3回投与, またはcephalexin 250mgを1日4回とmetronidazole 250mgを1日3回の組み合わせを推奨している. しかし, 吸収不全が改善せず, 菌耐性などの問題で抗生物質の効果がない場合は栄養療法の適応となるが, 常に外科的治療を考慮する必要がある. 本症例では, 内科的治療にて臨床症状が改善せず, 外科的に盲環部を切除し, 回腸横行結腸端端吻合を施行した. 術後, 臨床症状, 検査所見ともに改善を認めた. 完全中心静脈栄養は, 高度の低栄養状態や腸管炎症の高度な場合は適応となるが, 長期になるとbacterial translocationをきたすため, 可能な限り経腸栄養が望ましい.

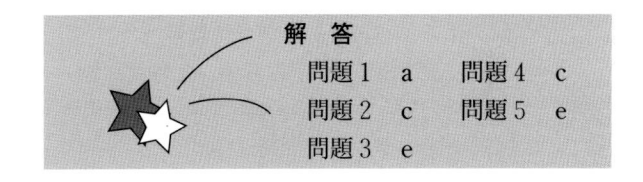

解 答

問題1 a 問題4 c
問題2 c 問題5 e
問題3 e

レベルアップをめざす方へ

吸収不良症候群は, 脂肪を中心に糖質, 蛋白, 無機質, ビタミンなど各種栄養素の吸収が障害され, 低栄養状態をきたすが, 摂取量の不足や異化現象の亢進などでも低栄養状態は起こるため, 実際に吸収障害が存在するのか, あるいはその程度や障害部位を明らかにする各種吸収試験法を実施することは, 診断確定や治療方針の決定にきわめて重要である.

特に, 脂肪はエネルギー源として重要であるが, その消化吸収は腸管腔内での消化, 上皮細胞への転送と細胞内代謝, およびリンパ管へのリポ蛋白としての転送と複雑な過程を経る[4]ため, 障害が起こりやすく, 消化吸収試験としてまず初めに行うべき検査である. 以下に代表的な各種消化吸収試験をあげる[2) 5)].

1. 糞便中脂肪

1）糞便中脂肪のズダンⅢ染色法

100倍率で鏡検し，一視野10個以上の脂肪滴がみられるとき異常と判定する．この場合，常食摂取下で検査するのが望ましい．

2）糞便中脂肪の化学的定量（van de Kamerの変法）

常食摂取で，1日糞便脂肪量が6g以上のとき異常と判定する．

2. D-キシロース吸収試験（25gまたは5g経口法）

吸収面積減少型の腸疾患において，D-キシロース尿中排泄率は低下する．

- 正常値（5時間尿中排泄率）
  25g排泄率：20〜32％，5g排泄率：30％以上

3. 57Co-ビタミンB12吸収試験（Schilling test）

胃疾患に基づく内因子の欠乏や，blind loop症候群，回腸疾患あるいは回腸切除による消化吸収障害において57Co尿中排泄率は低値となる．なお，悪性貧血を除外する必要がある．

- 正常値（24時間尿中排泄率）：12％以上
  ＊現在では，57Coが入手困難であり，この検査は行われなくなってきている．

4. 胆汁酸負荷試験

回盲部疾患あるいは切除後による消化吸収障害において，負荷後の血中胆汁酸濃度曲線の平担化が認められることがある．

- 正常値：負荷後最高胆汁酸濃度と空腹時胆汁酸濃度との差が10μM以上である．

5. 膵外分泌機能試験（PFD）

膵機能不全による消化障害の判定に有用である．

- 正常値（6時間尿中排泄率）：70％以上

6. 乳糖負荷試験（20g経口法）

乳糖分解酵素活性の欠乏ないし低下において血中ブドウ糖の上昇はみられない．

- 正常値：投与前値に対し20mg/dl以上血糖上昇

7. 呼気試験法

D-キシロース試験の変法として，糖質を経口投与後，経時的に呼気中に出されるH_2量をガスクロマトグラフィー法により測定する方法．

8. 安定同位元素 ^{13}C を用いた呼気試験

近年，安全で簡便な脂肪消化吸収検査としていくつかの施設で用いられてきている．^{13}Cの7〜8時間回収率は糞便中脂肪排泄量とよく相関するため，膵外分泌不全診断として感度のよい検査と考えられる[6]．

検査法：早朝に^{13}C標識混合中性脂肪200mgを服用させ内服前，内服後30分毎8時間，あるいは1時間毎7時間まで呼気を採取し^{13}Cの7または8時間累積回収率を測定する．

糞便中脂肪とD-キシロース吸収試験よりある程度障害の型が推測できる．これらの消化吸収試験を組み合わせることにより吸収障害の有無，吸収障害が惹起された原因や病変部位が明らかにできる．

●文　献●

1）細田四郎：厚生省特定疾患消化吸収障害調査研究班（白鳥常男班），pp22-24，1986
2）朝倉　均：吸収不良症候群．綜合臨牀 46：301-305, 1997
3）Toskes PP：Bacterial overgrowth syndromes. In：Gastroenterology, Vol 2（5th Ed）, p1174, WB Saunders Co, Philadelphia, 1995
4）三浦総一郎，石井裕正：吸収不良症候群と蛋白漏出性胃腸症；腸管における消化，吸収のメカニズム．日内誌 85：1042-1047, 1996
5）都築義和，三浦総一郎：小腸機能検査の最新のトピックス．細胞 34：271-274, 2002
6）梶　麻子，中村光男，渡辺　拓ほか：膵外分泌不全診断のための13C標識混合中性脂肪を用いた呼気消化吸収試験法の開発とその臨床的意義．膵臓 14：8-15, 1999

[橋口　一利／三浦総一郎]

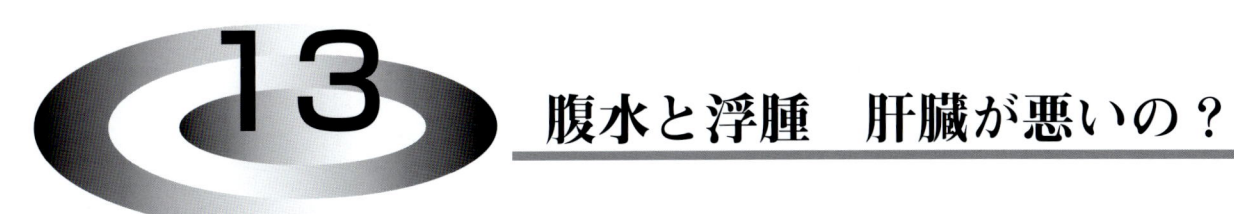

疾患 13 腹水と浮腫　肝臓が悪いの？

問題編

症例呈示

症例：25歳　男性
主訴：下腿浮腫
家族歴：特記事項なし
既往歴：なし
現病歴：18歳頃から下腿浮腫が出現し始めるも放置していた．最近，下腿浮腫の増強を認めるようになったため外来を受診した．便通：1行/日，普通便
初診時現症：身長175cm，体重85kg，体温36.2℃，血圧110/64 mmHg，脈拍65回/min，意識清明，表在性リンパ節触知せず，眼瞼結膜 貧血なし，眼球結膜 黄染なし，心音・呼吸音 異常なし，腹部 平坦・軟，肝・脾・腎触知せず，下腿に圧痕を生じる浮腫を認める，神経学的所見 異常なし
生活歴：飲酒；機会飲酒，喫煙；（－）

受診時の検査所見を以下に示す．
検査所見：
検便：ヒトヘモグロビン（－）
赤沈：1時間値20mm
末血：RBC 403万/μl, Hb 12.8g/dl, Ht 39.0％, MCV 96.8 fl, MCH 31.8pg, MCHC 30.4g/dl, WBC 7,700/μl, Plt 25.8万/μl
生化学：GOT 20 IU/ml, GPT 18 IU/ml, LDH 230 IU/ml, T.P. 4.3g/dl, Alb 2.0g/dl, BUN 18.5mg/dl, Cr 0.8mg/dl, Na 142mEq/l, K 4.0mEq/l, Cl 101mEq/l, T.Chol 130mg/dl, TG 102mg/dl
血清：CRP 0.2 mg/dl
心電図：異常なし
胸部レントゲン：異常なし
腹部レントゲン：異常なし

設問

問題1　診断のため，当初行うべき検査は下記のうちどれか？
(1) 食事内容調査
(2) 検尿
(3) α1アンチトリプシンクリアランス試験
(4) 上部消化管内視鏡検査
(5) 下部消化管内視鏡検査

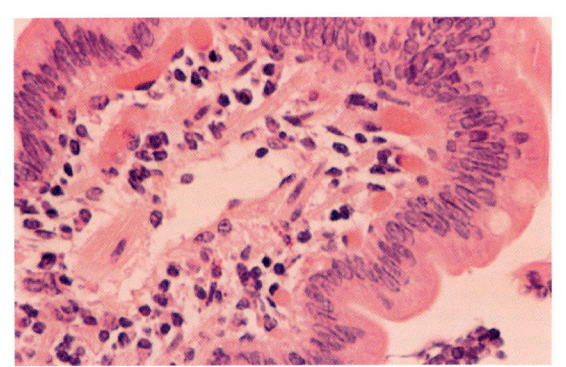

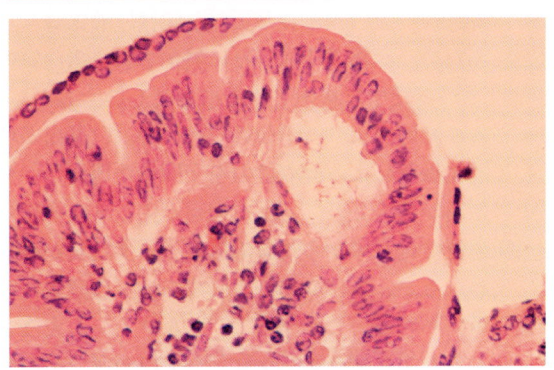

図1　上部消化管内視鏡像

126　Ⅱ．疾患編

a(1),(2),(3)　b(2),(3),(4)　c(3),(4),(5)
d(1),(4),(5)　e(1),(2),(5)

　α1アンチトリプシンクリアランスが55ml/dayと高値で，その後の蛋白漏出シンチグラムにて小腸からの蛋白漏出が認められたため，上部消化管内視鏡検査を施行した．十二指腸生検にて次のような組織が見られた（図1）．

問題2　組織検査にて認められる所見は次のどれか？
a. 絨毛の萎縮
b. 絨毛の脱落（びらん）
c. 単核球の著明な浸潤
d. リンパ管の拡張
e. PAS陽性物質を含んだマクロファージ

問題3　本症例の治療方針として正しいものを選べ．
(1) 高脂肪高蛋白食
(2) 低脂肪食
(3) 中鎖脂肪含有経腸栄養剤
(4) ステロイドホルモン60mg静脈投与
(5) 抗生物質の投与
a(1),(2),(3)　b(2),(3),(4)　c(3),(4),(5)
d(1),(4),(5)　e(1),(2),(5)

解説編

蛋白漏出性胃腸症について

1. 疾患概念・症状

　蛋白漏出性胃腸症とは，消化管（胃あるいは小腸）粘膜から管腔内へ血漿蛋白が異常漏出することによって，低蛋白血漿を生ずる一連の症候群である．本症候群を引き起こす原疾患は多彩であり（表1），メネトリエ病やCrohn病などの消化器疾患だけでなく，心疾患や膠原病など全身性疾患でもみられることがある．本症候群をもたらす消化器疾患では下痢を伴い，さらに吸収不良症候群を合併することも稀ではないが，全身性疾患では下痢が見られないこともある．
　症状は，低蛋白血症による末梢性浮腫がおもなものであるが，ときには腹水・胸水を伴うこともある．

2. 病因

　消化管内腔に脱落した粘膜上皮細胞や，消化液として分泌される膵液・胆汁中には多くの蛋白成分が含まれる．これらの蛋白質は食事蛋白と同様に消化吸収されるため，健常人では一日に異化される蛋白質の10％以下が糞便中に排泄されるに過ぎない．しかし，さまざまな原因により，消化管内腔への蛋白漏出が増加して消化吸収による回収能力を上回った場合に，糞便中に蛋白が排泄されて低蛋白血症が生じる．ネフローゼ症候群では，尿から比較的低分子の蛋白質が選択的に失われるが，蛋白漏出性胃腸症では，血漿蛋白の全成分が失われる．したがって，アルブミン，免疫グロブリン，セルロプラスミンなど合成能が遅い蛋白質の血清中濃度は低下しやすい．

表1　蛋白漏出性胃腸症の分類

管質内圧の上昇に伴うもの（腸リンパ管閉塞）
先天性腸リンパ管拡張症
腸間膜リンパ系閉塞
結核
サルコイドーシス
悪性リンパ腫
後腹膜線維症
右心圧上昇に伴うもの
収縮心外膜炎
うっ血性心不全
Whipple病
クローン病

腸上皮細胞バリアーの破綻のよるもの
潰瘍性病変
びらん性胃炎・腸炎
癌・悪性リンパ腫
クローン病
偽膜性腸炎
急性GVHD
非潰瘍性病変
メネトリエ病
肥厚性胃炎
ウイルス性腸炎
Bacterial overgrowth
寄生虫疾患（マラリア，ランブル鞭毛虫，住血吸虫属）
Whipple病
アレルギー性胃腸炎
好酸球性胃腸炎
グルテン感受性胃腸症
熱帯性スプルー
全身性エリテマトーデス

消化管粘膜からの蛋白漏出のメカニズムについて不明な点も多いが，
 1）腸リンパ系の異常（原発性リンパ管拡張症，悪性リンパ腫，後腹膜線維症）
 2）消化管粘膜の潰瘍形成（癌，Crohn病，多発性小腸潰瘍）
 3）粘膜透過性の亢進（メネトリエ病，アレルギー性胃腸症，消化管ポリポーシス）
など3つの機序が単独あるいは複数組み合わされて生ずると考えられている．また，分類は表1に示すごとく，腸リンパ系の閉塞や内圧上昇が原因となる疾患群，消化管に潰瘍性病変を伴い二次的に蛋白漏出をきたす疾患群，潰瘍性病変がなくgastropathyにより蛋白漏出を生ずる疾患群に大別される．

3．診　　断
低蛋白血症に伴う浮腫や胸腹水を認める患者において，蛋白質摂取不良，消化吸収障害，ネフローゼ症候群が否定されたとき本症が疑われる．

1）臨床検査所見
低蛋白血症（血清総蛋白5g/dl以下，アルブミン2.5g/dl以下）を認めるが，CRPなどの炎症反応は原疾患によって異なる．また，蛋白漏出とともにCa，Feなどの微量元素欠乏や総コレステロール値の低下がみられることも多い．

2）特殊検査
蛋白漏出を評価する検査として，以前 ^{131}I-polyvinyl pyrrolidone（PVP）や ^{131}I-radioiodinated human serum albumin（RISA）が用いられたが，^{131}I放射性同位元素の市販が中止され現在ほとんど行われていない．ただし，定量は困難であるが蛋白漏出部位を同定する目的で，^{99m}Tc-human serum albumin（HSA）を静脈投与し，経時的にガンマカメラにて撮影することで蛋白漏出の確認と部位を診断する蛋白漏出シンチグラフィーが行われている．

また，現在行われている蛋白漏出量を測定する方法は，α1-アンチトリプシンクリアランス（α1-ATクリアランス）測定である．α1-ATは血清内に含まれるアミノ酸450個からなる糖蛋白であるが，消化管内へ漏出しても消化吸収されず糞便中に排泄される特性をもっており，血清中と糞便中のα1-AT濃度を測定することにより蛋白漏出量が計算される．なお，α1-ATはpH3以下の胃液中で変性するため，メネトリエ病診断のためのα1-ATクリアランス測定中は，H2レセプター拮抗薬，あるいはプロトンポンプ阻害剤で胃酸分泌を抑制する必要がある．

α1-ATクリアランス（ml/day）＝V×F/P
 V：糞便量（ml/day）
 F：糞便中α1-AT濃度（mg/ml）
 P：血清中α1-AT濃度（mg/ml）
 正常値：13ml/day以下

4．治　　療
蛋白漏出性胃腸症の多くは原疾患に続発するため，特に原疾患に対する治療と蛋白漏出に伴う低蛋白血症の治療に分けられる．

1）薬物療法
高度な低蛋白血症や低アルブミン血症に伴う浮腫に対して，アルブミン製剤，プラズマネート，ループ利尿剤が用いられるが，あくまで対症療法であり，漫然と使用しない．

2）副腎皮質ホルモン剤
膠原病などの全身疾患や潰瘍性大腸炎，クローン病，好酸球性胃腸炎などの消化器疾患に対して副腎皮質ホルモンが使用され，これらは原疾患の改善に応じて蛋白漏出も改善する．

3）抗生物質
日本ではほとんど見られないが，Whipple病はTropheryma whippleiの感染により下痢や移動性関節痛をきたす疾患であり，ペニシリン系やテトラサイクリン系抗生物質が奏効することが報告されている．また，盲係蹄症候群は外科手術後の盲嚢や憩室症，内瘻などを有する腸管内で，腸内細菌が異常増殖することにより消化吸収障害や蛋白漏出をきたす状態であるため，抗生物質による細菌増殖の抑制が病態の改善につながる．メネトリエ病は胃粘膜がびまん性に肥厚し蛋白漏出を伴う病態であるが，近年一部の症例ではHelicobacter pylori除菌による改善が報告されており，他の治療が奏効しない場合は試みるべき治療と考えられる．

● 成分栄養療法

食事は漏出した不足分を補う目的で高たんぱく・高カロリー食が推奨されてきた．しかし，原発性腸リンパ管拡張症などリンパ管の異常をきたしている状態では，高カロリー食に伴う脂肪摂取が却って症状の悪化を招くため，低脂肪食が望ましい．また，好酸球性胃腸症やアレルギー性胃腸症で原因食品の特定ができない場合は，食事抗原をできるだけ取り除く必要がある．成分栄養剤はもともと低脂肪であり，窒素源として抗原性を持たないアミノ酸が用いられており上記の条件をすべて満たしている．さらに，クローン病では，成

分栄養剤投与は栄養状態の改善だけでなく，腸管炎症そのものを改善させることが明らかにされている．したがって，これらの疾患に対する治療法として栄養療法が望ましく，蛋白漏出性胃腸症の原因が明らかでない場合でも，成分栄養剤は最も消化管に負担をかけないで吸収されるため好都合と考えられる．ただし，成分栄養療法だけでは必須脂肪酸が不足するため，栄養療法が長期必要な場合には脂肪製剤の経静脈投与することで定期的に補う必要がある．なお，経口的に負荷する脂肪について中鎖脂肪が注目されている．ヤシ油に多く含まれる中鎖脂肪は，吸収された後アルブミンと複合体を形成してリンパ管を経由せず直接門脈へ取り込まれるため，リンパ管内圧を上昇させず好都合と考えられる．

1. 外科治療

原因となる疾患が悪性腫瘍やポリープの場合は切除が基本である．また，盲係蹄症候群において憩室や長いblind loop，病的内瘻が存在し，内科的治療が無効と予想される場合は外科手術が基本となる．その他特殊な例として，リンパ管の閉塞部位が特定できる場合には，リンパ管静脈吻合術が奏効する可能性がある．

2. 予　後

原疾患により予後は大きく異なるが，血中蛋白やアルブミンを一定レベルに保つことが可能であれば，蛋白漏出性胃腸症自体が，予後に影響することはないと考えられる．

◉ その他の疾患（類縁疾患）

上述したように，蛋白漏出性胃腸症は種々の原疾患に合併する症候群である．しかし多くの疾患では，純粋な蛋白漏出のみが見られることはむしろ少なく，蛋白漏出がみられる消化管粘膜に何らかの異常をきたしているため，吸収不良症候群を同時に認めることが多い．したがって，蛋白漏出と蛋白質の消化吸収不良が相まって，さらに高度な低蛋白血症，低アルブミン血症がもたらされる．

◉ 問題の解説および解答

問題 1

本症例は著明な低蛋白血症，低アルブミン血症を伴う浮腫を認めるが，蛋白摂取不良なく，肝硬変などに伴う肝での蛋白合成低下は否定的であるため，尿中への蛋白喪失が否定されれば，蛋白漏出性胃腸症が疑われる．しかし，臨床的には吸収不良症候群や炎症性腸疾患などに伴うこともあるため，鑑別は困難なこともある．便回数が正常で下痢を伴わず，CRPも陰性であるときは蛋白漏出性胃腸症を念頭におき，まず蛋白漏出試験を行う．

問題 2

図1でみられる特徴は絨毛下のリンパ管の著明な拡張である．したがって，
本症例は腸リンパ管拡張症による蛋白漏出性胃腸症と診断される．

腸リンパ管拡張症は小腸のリンパ管を含む全身のリンパ管障害を特徴とし，小児や青年層に発症する原因不明の疾患である．脂肪のリンパ管への輸送が障害されるため，小腸造影検査では粘膜ひだの肥厚と粘膜下腫瘍様の平滑な多発結節がみられ，小腸内視鏡検査では散布性白斑，白色絨毛，乳び様物質の粘膜付着が特徴的とされている．ただし，これらの所見はあくまで脂肪の転送障害による吸収不良を示すものであり，直接蛋白漏出を表すものではないことに注意すべきである．絨毛の萎縮やびらんはアミロイドーシスやスプルーでみられることが多く，単核球の浸潤は炎症性腸疾患や膠原病などの全身疾患など，さまざまな炎症に基づく疾患でみられ，蛋白漏出性胃腸症の原因疾患として鑑別が重要である．Whipple病はPAS陽性物質を含んだマクロファージが小腸粘膜固有層に集積することが特徴な全身性疾患であり，日本では非常に稀である．

問題 3

腸リンパ管拡張症では脂肪のリンパ管への転送障害がみられるため，高脂肪食ではリンパ管内圧が亢進し蛋白漏出が悪化することが明らかにされており，低脂肪食による食事療法が第一選択となる．ただし，中鎖脂肪（MCT）は長鎖脂肪（LCT）とは異なり，経口摂取されたMCTの30％がミセルを形成せずに直接吸収される．また，リパーゼによってMCTは効率よく中鎖脂肪酸（MCFA）へ分解され，MCFAはそのまま，あるいは胆汁酸とミセルを形成して容易に吸収される．さらに細胞内へ吸収されたMCFAはエステル化されずにリンパ管でなく門脈へ取り込まれる．したがって，リンパ管に障害のある場合でも中鎖脂肪は吸収されるため，MCT含有経腸栄養剤は有用と考えられる．ステロイドホルモンは膠原病に伴う蛋白漏出や炎症性腸疾患治療において重要な薬剤であるが，腸リンパ管拡張症やWhipple病に対しても有効例が報告されている．抗生物質はWhipple病やH. pyloriが原因のメ

ネトリエ病では治癒が期待しうる治療法であり，盲係蹄症候群においても内科的治療法の第一選択とされている．

解 答
問題1 a
問題2 d
問題3 b

レベルアップをめざす方へ

メネトリエ病とH. Pyloriの関連

メネトリエ病は，1888年Menetrierによって報告された疾患であり[1]，胃底部・胃体部の巨大皺壁，低アルブミン血症，組織学的な胃小窩過形成と粘膜の著しい肥厚を特長とする．さらに関連した兆候として低胃酸症，血清ガストリン値の正常あるいはわずかな上昇，胃癌にリスク増大などが挙げられる．蛋白漏出のメカニズムはさまざまな要因が絡んでいるが，電顕では表層びらん粘膜からの喪失，tight junctionの破壊による細胞間ルートからの漏出が観察され，さらに変性した粘液が想定されている[2][3]．病因は未だ明確ではなく，以前より唾液中のEGF増加，壁細胞抗体出現を含む免疫異常が報告されていたが，近年成人におけるH. pylori感染[4]，小児におけるCMV感染[5]の関連が報告された．

一方，H. pylori感染と胃巨大皺壁の関連について，Wolfsenら[6]はメネトリエ病を2つのカテゴリーに分類し，一つはmassive foveolar hyperplasia（MFH：胃小窩過形成型），もう一つはhypertrophic lymphocytic gastritis（HLG：肥厚性リンパ球性胃炎型）を提唱したが，H. pyloriの感染はMFHで30％，HLGで39％と低率であったと報告している．一方，Stolteら[7]をはじめとするその後の報告では，内視鏡的に巨大皺壁を有する患者のH. pylori感染率は約90％に達している．機序としてTGF-α[8]とHGF[9]による作用が考えられており，H. pylori感染に伴う免疫反応によりサイトカインネットワークが賦活化されて[10]，これらgrowth factor産生増加を介して粘膜肥厚が引き起こされる．メネトリエ病とH. pyloriの関連は1988年にはじめて報告されたが，H. pylori除菌による臨床的，生化学的，組織学的がみられることが報告されて以来，原因の一つであることは明白である．しかしながら，H. pylori陰性のメネトリエ病においても除菌治療が有用であった症例[11]や，除菌がまったく無効であるため外科的切除術が必要な症例も存在し，疾患すべてがH. pyloriに起因するには至っていない．メネトリエ病はさまざまな原因による一連の症候群であり，少なくとも一部はH. pylori除菌により治癒しうるという認識が現在一般的である．

● 文　献 ●

1) Menetrier P : Des polyadenomes gastriques et de leurs rapports avec le cancer de L'estmac. Arch physiol Norm Pathol (4th ser) 1 : 256-262, 1888
2) Kelly DG, Miller LJ, Malagelada JR, et al : Giant hypertrophic gastropathy (Menetrier's disease) : pharmacologic effects on protein leakage and mucosal ultrastructure. Gastroenterology 83 : 581-589, 1982
3) Jarnum S, Jensen KB : Plasma protein turnover (albumin, transferrin, IgG, IgM) in Menetrier's disease (giant hypertrophic gastritis) : evidence of non-selective protein loss. Gut 13 : 128-137, 1972
4) Lepore MJ, Smith FB, Bonanno CA, et al : Campylobacter-like organisms in patient with Menetrier¹s disease. Lancet 8583 : 466, 1988
5) Eisenstat DD, Griffiths AM, cutz E, et al : Acute cytomegalovirus infection in a child with Menetrier's disease. Gastroenterology 109 : 592-595, 1995
6) Wolfsen HC, carpenter HA, Talley NJ : Menetrier's disease : a form of hypertrophic gastropathy or gastritis? Gastroenterology 104 : 1310-1319, 1993
7) Stolte M, Batz C, Eidt S : Giant fold gastritis - a special form of Helicobacter pylori associated gastritis. Z Gastroenterol 31 : 289-293, 1993
8) Dempsey PJ, Goldenring JR, Soroka cj, et al : Possible role of transforming growth factor alpha in the pathogenesis of Menetrier's disease : supportive evidence form humans and transgenic mice. Gastroenterology 103 : 1950-1963, 1992
9) Yasunaga Y, shinomura Y, Kanayama S, et al : Increased production of interleukin 1 beta and hepatocyte growth factor may contribute to foveolar hyperplasia in enlarged fold gastritis. Gut 39 : 787-794, 1996
10) Messa C, Di Leo A, Greco B, et al : Successful eradicating treatment of Helicobacter pylori in patients with chronic gastritis: gastric levels of cytokines, epidermal growth factor and polyamines before and after therapy. Immunopharmacol Immunotoxicol 18 : 1-13, 1996
11) Simon L, Feher I, Salamon A, et al : Reversible protein-losing hypertrophic gastropathy : causal relationship with Helicobacter pylori infection, or simple coincidence? Am J Gastroenterol 95 : 1091-1092, 2000

［藤山　佳秀／辻川　知之］

130 Ⅱ. 疾患編

疾患 14 高齢者の腹痛　何を考える？

問　題　編

● 症例呈示

症例：67歳　男性
主訴：左下腹部痛
家族歴：特記すべきことなし
生活歴：たばこ1日20本×45年間
既往歴：10年前から高血圧症にて降圧剤を内服中
現病歴：便秘傾向にあり，しばしば市販の下剤を服用しており，以前から左下腹部に膨満感や軽い痛みを自覚することが多かった．2日前から排便がなく，昨夜より微熱，左下腹部にかけて疼痛が出現してきた．今朝になり腹痛が増強し同時に少量の血便を認めたため来院してきた．
初診時現症：身長160cm，体重70kg，体温37.7℃，血圧160/95，脈拍94/分，意識清明．表在リンパ節触知せず，眼瞼粘膜貧血なし，眼球結膜黄疸なし，心音肺音異常なし，腹部にて臍左側やや下方に圧痛あり，同部位に一致して限局性の筋性防御を認めた．腫瘤は触知せず，下肢に浮腫なく，神経学的所見に異常なし
検尿：異常所見なし
血液検査値：Na 140mEq/ml, K 4.5mEq/ml, Cl 99mEq/ml, BUN 20mg/dl, Cre 0.9mg/dl, TP 6.5g/dl, Alb 4.2g/dl, BUN 20mg/dl, Cre 0.6mg/dl, T-cho 231mg/dl, TG 156 mg/dl, GOT 41 IU/L, GPT 48 IU/L, LDH 410, WBC 13,400/μl, RBC 435×10^4/μl, Hb 12.5g/dl, Ht 40.5％, Plt 30.5×10^4/μl, ESR 48mm/h, CRP 6.5mg/dl
心電図：異常なし

● 設　問

問題1　外来医師がまず行うべき検査はどれか？
(1) 血中CEA測定
(2) 腹部血管造影検査
(3) 出血シンチ
(4) 腹部CT検査
(5) 腹部単純レントゲン検査
a(1),(2)　b(2),(3)　c(3),(4)　d(4),(5)　e(1),(5)

胸部レントゲン検査：異常なし
腹部レントゲン検査：大腸にガスの貯留多し，腹腔内自由ガス像なし
入院として，ただちに以下の処置を施行しょうとした．

問題2　この症例についての正しい処置法を選べ．
(1) ステロイドの投与
(2) 腸管の安静
(3) 抗生剤の投与
(4) 強力な下剤内服
(5) 内服薬の中止
a(1),(2)　b(2),(3)　c(3),(4)　d(4),(5)　e(1),(5)

治療後，炎症所見と臨床所見の改善が認められ，注腸造影検査および大腸内視鏡検査を施行したところ図1〜3のような所見を認めた．

問題3　この症例疾患について誤っているものを選べ．
(1) 大量出血を繰り返すことが多い

疾患 14. 高齢者の腹痛 何を考える？ 131

(2) 本邦では左側結腸に認める症例が大部分である
(3) 注腸造影検査は大腸内視鏡検査に比べ診断能は劣る
(4) 多くの場合無症状に経過し偶然発見されることが多い
(5) 穿孔の原因になりうる

a(1),(2),(3)　b(1),(2),(5)　c(1),(4),(5)
d(2),(3),(4)　e(3),(4),(5)

問題4　今後の方針について正しいものを選べ.
(1) 整腸剤，緩下剤などで便通を整える
(2) 繊維食に富む食事を勧める
(3) 運動して体を動かすように勧める
(4) 待機手術を勧める
(5) 長期経過例では癌の合併も問題になるので定期的に大腸内視鏡検査を施行する

a(1),(2),(3)　b(1),(2),(5)　c(1),(4),(5)
d(2),(3),(4)　e(3),(4),(5)

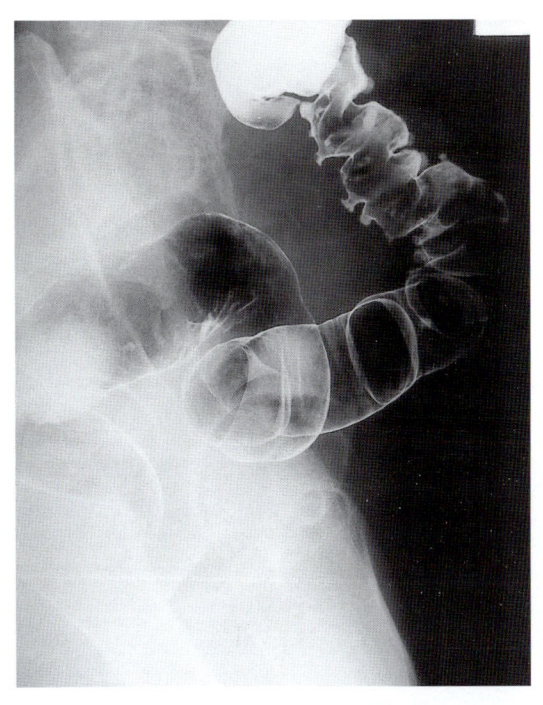

図1　治療後注腸造影所見

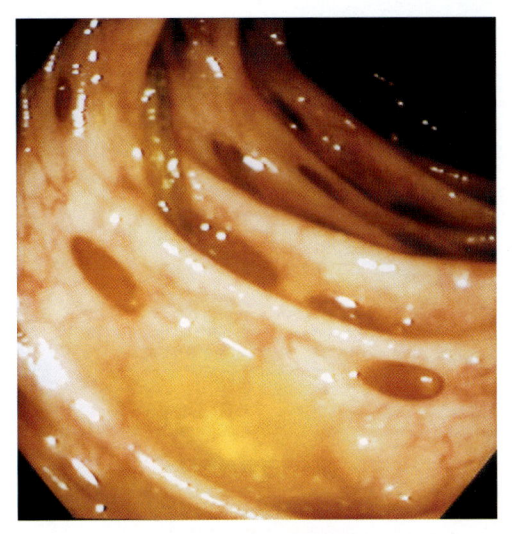

図2　治療後大腸内視鏡所見（1）

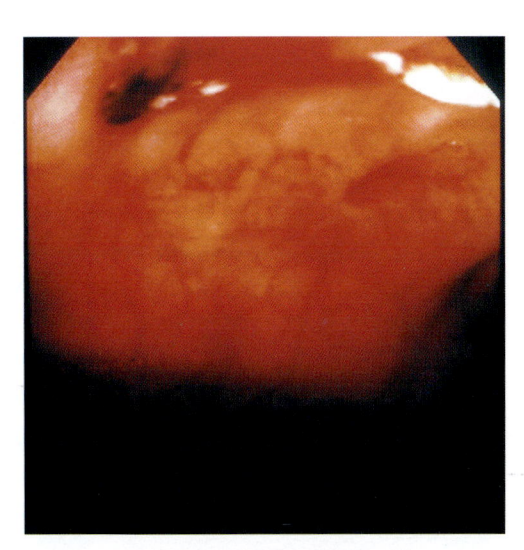

図3　治療後大腸内視鏡所見（2）

解　説　編

● 大腸憩室症

　大腸憩室とは，大腸の腸管内腔が外側に向かい嚢状に突出した状態をいい，嚢状の内腔は大腸内腔と連続し正常粘膜面に覆われている．ほとんどの大腸憩室が粘膜筋板を含む粘膜層が筋層の間から脱出し，漿膜に覆われて筋層を欠いた状態の仮性憩室であり後天性である．憩室が複数個存在すれば大腸憩室症といい，炎症を生じていれば大腸憩室炎という．本邦における発生頻度は近年増加傾向にあり，食生活の欧米化と高齢者人口の増加によって今後も発生頻度は増加するものと思われる[1]．憩室が生じる部位は，虫垂と直腸を除いたあらゆる部位の結腸に発生するが，欧米ではS状

結腸を中心に下行結腸を含む左側結腸に発生する左側型が大部分を占めるのに対して，本邦を含むアジアアフリカ地域では上行結腸や盲腸に発症する右側型が大部分を占めている．しかし，最近は本邦においても高齢者を中心に欧米型の左側型憩室症も増加しつつあると言われている．

1. 症　状

大腸憩室の大部分は検査によって偶然発見され無症状のことが多いが，合併症を伴わない場合は腹部膨満感や便通異常，そして鈍痛といった軽い症状のみを認め，過敏性腸症候群による症状に類似し鑑別を要する．

憩室炎を併発すると血液検査で炎症所見を認め，腹痛，発熱，圧痛を生じてくる．さらに憩室炎が悪化したり繰り返したりすると，穿孔，膿瘍，狭窄，瘻孔形成といった重篤な症状を呈してくる．出血は憩室炎に伴って生じる場合もあるが，多くは憩室炎を伴わず憩室に隣接した血管の破綻によって突然生じ，一過性で短期間の経過で自然に止血することが多い．しかし，ときには大量に出血することがあり，また繰り返し出血する場合には外科的処置を必要とする．本邦では右側型憩室炎が多いことから，腹痛や圧痛は右下腹部および右側腹部を中心に生じるが，欧米型の左側型憩室炎であれば左下腹部を中心に症状を呈する．しかし，穿孔によって汎腹膜炎を生じた場合は，腹部全体に腹痛，圧痛を生じてくる．また，出血の場合も，左側型では新鮮血であるが右側型では暗赤色を帯びた血便が排出される．

2. 診　断

診断のためには，レントゲン検査や内視鏡検査といった画像診断が必須である．大腸憩室の診断にとって最も有力な方法はバリウムを用いた注腸造影検査である．充影像では，腸管壁から突出した囊状の陰影として描出され判別は容易である．また，二重造影像では，輪状陰影像として描出されるかあるいは囊状内にバリウムが残存した二重の輪郭を有するバリウム斑像として描出される（図4）．多くの場合，腸管自体は伸展性が保たれ，変形などの異常所見を伴わないが，群発する場合には腸管の緊張が強く，十分な伸展象が得られず，管腔の狭小化や短縮，輪郭の不整を認めることもある．二重造影像で輪状陰影に病出される場合は，ポリープとの鑑別が困難な場合があり，群発して伸展

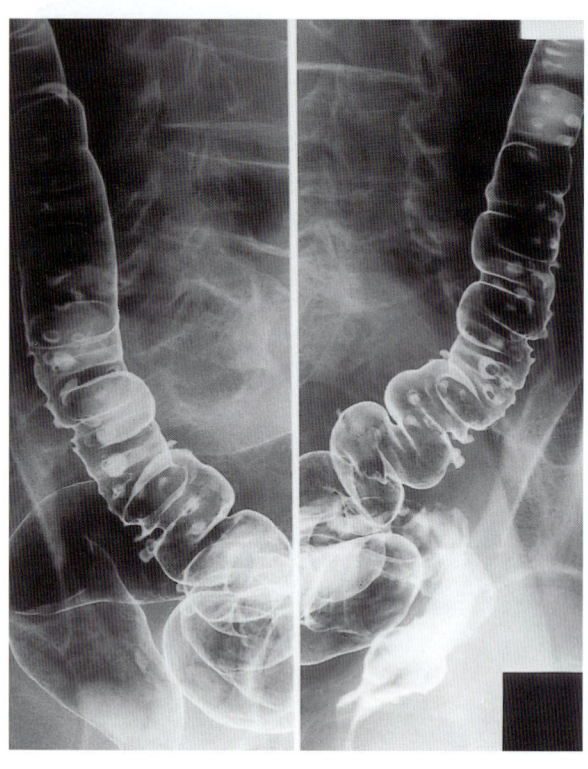

図4　二重造影像

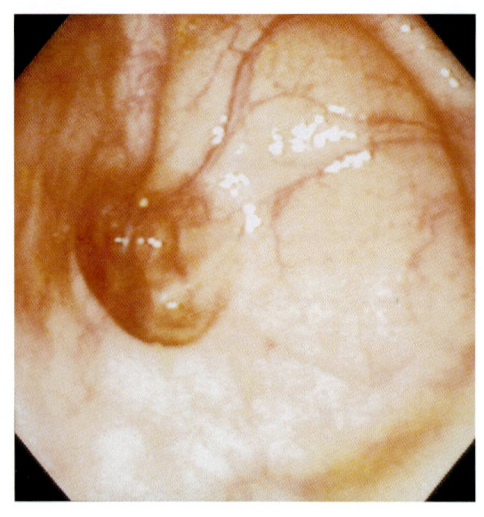

図5　大腸内視鏡所見（1）

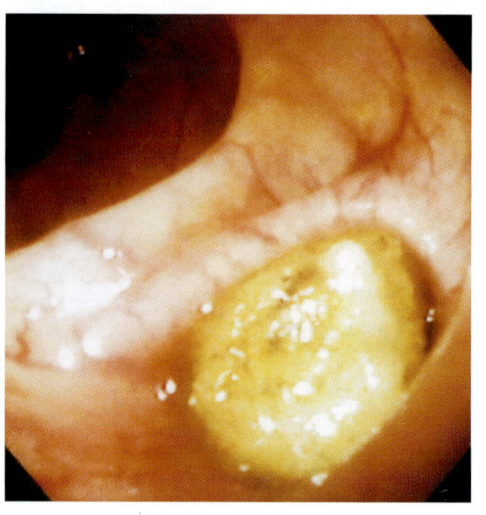

図6　大腸内視鏡所見（2）

が不良な場合はポリープや時に大腸癌の合併を見落とす危険があり注意が必要である．

大腸内視鏡検査では，周囲正常粘膜と連続した円形あるいは楕円形の凹みとして観察されるが（図5），開口部が腸管運動によって閉じることがあり，その場合にはヒダの谷間と誤認したり存在をまったく認識できない場合がある．また，憩室内に残留している便塊によって憩室腔が覆われ存在を見落とすこともあるが（図6），逆に小さな類球状の便塊が腸管内に残在している場合は近傍に憩室の存在が疑われる．出血の場合は，部位の確認と，さらにクリッピングといった内視鏡的止血処置を可能にする内視鏡検査は有力な診断法である．

CT検査や腹部超音波検査は簡便で患者負担が少ない利点があり，膿瘍の合併診断には有効である．

大量出血の場合は，出血シンチや選択的腹部血管造影法が部位の同定に有力である．

3. 鑑別診断

1) 大腸癌

大腸憩室とともに高齢者層に好発すること，近年，食生活の欧米化によってともに増加しつつあること，大腸癌も左側型憩室症同様S状結腸が好発部位であること，主症状がともに腹痛や便通異常，そして出血など共通するところが多いことから鑑別に注意が必要である．画像診断によって，まずは大腸癌のないことを診断することが必要である．両者は併発することが少なくなく，群発した憩室症で大腸管腔が十分に伸展しない場合や慢性の憩室炎によって変形短縮があると大腸癌の合併を見落とすことがあり，注意が必要である．

2) 急性虫垂炎

本邦に多い右側型憩室症に憩室炎を合併した場合は鑑別困難であり，手術によってはじめて確認される場合が少なくない．右側型憩室炎では，急性虫垂炎に比べ発症が緩徐であり，悪心嘔吐が少なく，圧痛部位がMcBurneyの圧痛点より側方か上方にずれることで鑑別される．

3) 過敏性腸症候群

憩室炎を伴わない憩室症では，腹部膨満感や腹痛そして便通異常などを訴え，過敏性腸症候群との鑑別は臨床症状から困難な場合が多い．画像診断によって憩室の存在が確認され，はじめて鑑別される．しかし実際の治療法は，食生活や生活スタイルの改善，そして腸の過緊張改善のための薬物療法とともに共通している．

4) 炎症性腸疾患

潰瘍性大腸炎は，典型例では画像診断によって鑑別は容易だが，クローン病では鑑別困難な場合がある．クローン病は限局性の全層性炎症を特徴とし，穿孔性病変を形成することが多く，局所所見は憩室炎と類似している．しかし，好発年齢層は大きく異なり，憩室症炎が高齢者で発症するのに対し，クローン病の発症はほとんど若年者層である．またクローン病では全身的臨床症状を合併することが多く，それらの存在によって鑑別は容易となる．

5) 虚血性大腸炎

虚血性大腸炎は，S状結腸から下行結腸に好発し左側型憩室炎と同部位であることから腹痛や血便の時には鑑別を要するが，画像診断によって憩室症との診断は容易である．

6) メッケル憩室

憩室が右側に存在している場合には，大腸憩室炎とメッケルの憩室炎とは鑑別を要する．また，消化管出血の場合，両者ともに出血源になるので鑑別が必要である．メッケル憩室とは，胎生期に存在した卵黄腸管の腸管側の残存によって形成される先天性異常で，憩室壁は本来の筋層を有する真性憩室である．30％前後には，憩室内に胃粘膜，膵組織，十二指腸粘膜や大腸粘膜などの異所性組織の迷入を認める．回盲弁から60cm回腸側に存在し，大きさはさまざまである．憩室炎や出血，穿孔などの合併症を生じた場合は大腸憩室炎による合併症との鑑別が問題となる．小腸二重造影法が最も診断上有用であるが，憩室内の異所性胃粘膜を描出する^{99m}Tcシンチグラムも有用な診断法である．

7) 大腸ポリープ

憩室症とポリープは合併する可能性があり，下血の場合，ポリープからの出血との鑑別が必要で，内視鏡検査が有効である．注腸造影検査ではポリープと憩室は鑑別困難な場合がある．

8) Angiodysplasia

出血源として右側型大腸憩室との鑑別が必要である．Angiodysplasiaはレントゲン検査では描出されず内視鏡検査によってはじめて確認される．繰り返す出血の場合は念頭におく必要がある．

4. 治療

多くの大腸憩室は無症候性であり，そのような場合は特に治療は必要としない．

憩室炎は伴わないが，腹部膨満感や腹痛，そして便通異常をきたす場合は，過敏性腸症候群に準じた治療がなされる．すなわち，腸の緊張を和らげ便通を調整することである．便秘の予防は新たな憩室の発生や過緊張そして合併症の予防に重要であり，高線維食の摂

取に心がけ，適度の運動によって心身のリフレッシュを保つ生活態度が必要である[2)3)]．憩室炎を生じた場合は，腸管の安静と食事制限そして抗生剤投与が必要となる．抗生剤としては，広域性の抗菌スペクトルを有する抗生剤が用いられる．そして内科的治療によっても改善の認められない場合，あるいは汎発性腹膜炎，膿瘍，瘻孔，閉塞といった重篤な合併症を生じている場合，繰り返す憩室炎，そして癌の合併あるいは癌との鑑別が困難な場合は外科的切除術が必要になってくる．また出血の場合は，一般的には自然に止血することが多いが，ときに大量出血し自然に止血されない場合や繰り返し出血を生じる場合は外科的切除が施行される．

5. 合併症

憩室炎に続発する憩室周囲膿瘍や穿孔を生じる可能性がある．穿孔の場合は，限局性の腹膜炎にとどまる場合が多いが，ときに汎腹膜炎に進展し重篤な経過を辿る場合もある．また，近接する臓器との間に瘻孔形成を生じる場合もある．頻回に繰り返す慢性憩室炎によって，腸管狭窄や短縮変形を生じることもある．憩室による出血では，ときに大量の出血を繰り返し生じることがあり，外科的腸管切除に至ることもある．

問題の解説および解答

問題 1

高齢者が左下腹部痛を訴えてきた場合，まず鑑別すべき疾患として，大腸癌，大腸憩室症，虚血性大腸炎，薬剤性腸炎さらに炎症性腸疾患や尿管結石なども考えられる．強い腹痛と限局性筋性防御があることから限局性の腹膜炎の存在の有無を診断する必要がある．血液検査によって炎症所見の存在とその程度を検査することが重要であるが，強い炎症所見の存在から憩室炎と限局性腹膜炎の存在が強く疑われる．憩室炎を診断し対処するうえで最も注意することは，穿孔や膿瘍の形成といった重篤な合併症の存在である．したがって，高度の憩室炎と診断したら，まず穿孔と膿瘍の合併診断を至急に行う必要がある．穿孔の診断には腹部単純レントゲン検査によってFree airの存在を診断することが重要であり，膿瘍の診断には腹部CT検査は簡便で非侵襲的な診断法で有効である．

ときに，憩室から大量の出血をきたす場合があり，その場合は出血源の診断として腹部血管造影検査や出血シンチは有効であるが，本症例では少量の出血であり，緊急性は認められない．また，大腸癌の診断として血中CEA測定は存在の可能性や進行性の診断には有効であるが，緊急時に測定する意味は認められない．

問題 2

憩室炎による腹膜炎の存在から，まずは腸管安静が絶対的に必要である．十分な補液と腸管安静のために絶食と静脈栄養管理を行い，同時に腹膜炎に対して広域スペクトラムを有する抗生剤投与を施行する必要がある．仮に排便困難があっても，腸管運動を過度に刺激する下剤内服は禁忌である．薬剤性腸炎では，原因薬剤の内服中止や炎症性腸疾患では重症時にはステロイド投与が行われる．

問題 3

注腸造影写真では，S状結腸に多発する小嚢状突起が多発しており，バリウムの貯留や二重輪状陰影などから大腸憩室症と容易に診断される．大腸内視鏡検査では同じS状結腸に類楕円形の周囲粘膜と連続した凹みが確認され，その一つの凹みから写真のごとく出血も確認された．診断には注腸造影検査が最も有効であるが，高齢者の憩室症ではポリープや大腸癌を合併している危険があり，憩室が多発している場合はレントゲン検査ではポリープの合併や大腸癌の合併を見落とすことがあり，大腸内視鏡検査も施行しておくことが必要である．憩室症の多くの場合は無症状で，レントゲン検査や内視鏡検査によって偶然発見される．しかし，ときに憩室炎の進展に伴う穿孔を生じたり，大量出血を生じることがある．出血の場合は，必ずしも憩室炎を伴わず短期間で自然止血されることが多く，大量出血を繰り返すことは稀である．

問題 4

大腸憩室症では，腹部膨満感や便通異常といった過敏性腸症候群に類似した症状を呈することが多く，その場合は腸管の過度の緊張緩和と便通を整える工夫が重要である．また，新たな憩室の形成を防止して過度の腸管緊張を和らげ憩室炎を予防するためには，食物繊維の摂取が推奨される．頻回に繰り返す憩室炎や大量出血の場合は外科切除が施行されるが，一般的に外科的切除を行うことはない．長期経過観察によっても癌化の報告はないが，憩室数の増加は認められるとされている．

解 答
問題1　d
問題2　b
問題3　a
問題4　a

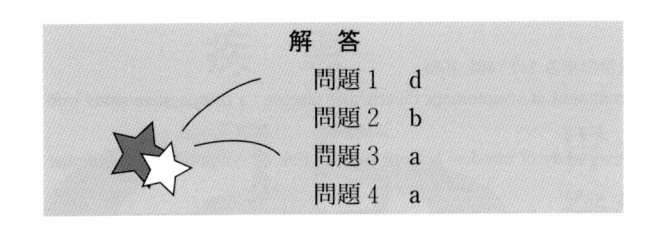

レベルアップをめざす方へ

疫　学

　大腸憩室の発生頻度は，アジア，アフリカ地域では少なく欧米諸国では多いとされ，生活様式の差により発生頻度に違いが生じることが推測されている．そして，両地域に於ける憩室の発生部位にも違いが認められ，アジア，アフリカ地域は右側型，欧米では左側型が大部分である．本邦ではアジア，アフリカ地域同様欧米に比べ頻度は少なく，1960年代までの報告では1％以下とされていたが，1970年代以降急速に頻度の増加を認め，特に高齢者層での増加が顕著であり，現在では全体として20％を超える発生頻度を示すとされる[4]．増加している大腸憩室症は以前と同様に右側型が多いが，高齢者層を中心にして欧米型の左側型も同様に増加傾向にある．国内の各地域において頻度に若干の差異を認め，その背景として食物繊維摂取量を中心とした食事内容の違いを反映していることが推測されている[5]．今後，本邦が益々欧米化した食生活を営み，高齢化社会に進展していくことを考えると，現在以上に発生頻度は増加し，憩室炎といった合併症の頻度も同様に増加することが予想され，臨床上重要な疾患の一つと思われる．

発生機序

　発生機序からは，真性憩室と仮性憩室とがある．真性憩室とは本来の大腸粘膜の構造を保持した状態で形成されているのに対して，仮性憩室は筋層を欠き粘膜，粘膜下層と奨幕側のみから嚢状部は形成されている．大腸憩室はほとんど後天性の仮性憩室である．大腸仮性憩室の発症要因としてはいくつかの機序が想定されているが，おもに1）大腸運動異常，2）食生活による影響，そして3）大腸粘膜壁構造変化の3点が考えられている．大腸運動異常とは，何らかの原因で大腸の過分節運動を生じると，腸管内容物は停滞し，分節で仕切られた大腸内腔圧の過亢進が生じ，その結果，筋層の脆弱部，すなわち血管が筋層を貫いている部分から粘膜の突出が形成されると考えられる[6]．憩室症が欧米諸国を中心に発生し，アフリカやアジア地域では頻度が少ないことから食生活が大きく影響していると考えられてきた．欧米ではアジア，アフリカ諸国に比べ食物繊維摂取量が少なく，その結果，便量が少なく便通過時間が延長していることが示されてきた．少量の便量と通過時間の延長は，結果的に大腸内腔圧を増大させると考えられ，逆に大量の食物繊維摂取は，便量を増大させ大腸通過時間を短縮させることが示されており，食物繊維摂取量の低下が大腸異常運動を増悪させると考えられる[7]．加齢とともに憩室が生じやすくなることから，大腸壁構造の加齢による変化が要因に一つとして考えられている．加齢とともに，大腸粘膜下層にはコラーゲン繊維の新たなる沈着が蓄積されており，このコラーゲン繊維の蓄積は壁の肥厚は生じるが内腔圧に対しては抵抗力が減弱すると考えられている[8]．したがって，この減弱した壁構造によって亢進した内腔圧に抵抗しきれず粘膜の外側への突出を生じると思われる．

　憩室が臨床症状を呈するのは，多くは急性憩室炎を生じる結果である．急性憩室炎は憩室の穿孔を伴っている．その発生機序は，憩室底を中心に炎症細胞浸潤が生じ，滲出物や細菌叢の増大が頸部の狭小によって排出されず内腔圧が亢進し，血液循環を阻害し，穿孔に至ると考えられる．臨床症状は穿孔の程度によって異なり，大きな穿孔は重篤な腹膜炎を引き起こすことになる．

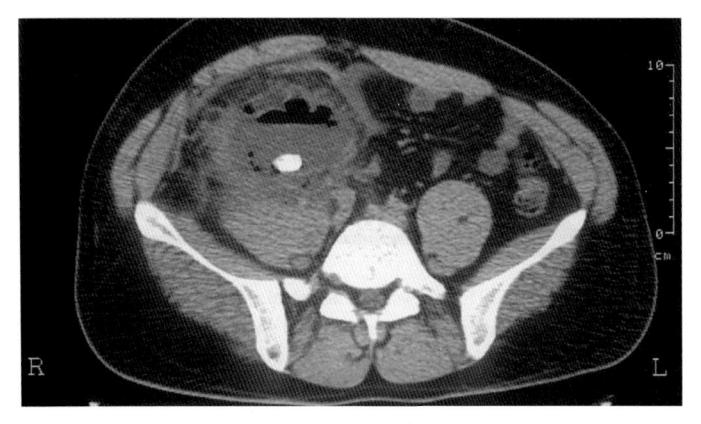

図1 腹部CT検査
上行結腸内に白い結節が認められるのが糞塊である．上行結腸背側にあれば虫垂内の糞石と判断できる．しかし本症例では上行結腸の中にあるので糞塊と判断したい．

　その後の検査で心電図に異常はなく，腹部CT検査で糞塊と後腹膜膿瘍を認めたが，虫垂の腫脹は明らかではなかった．腹膜炎の診断で緊急開腹手術を行った．

膿瘍は上行結腸の背面，大腰筋の前面に広がり，虫垂先端は壊死に陥り，後腹膜に穿孔していた．虫垂根部を縫合閉鎖し，生理食塩水で腹腔内を洗浄し閉腹した．

解説編

急性虫垂炎

1．疾患概念

　虫垂炎は虫垂の内腔が閉塞されるため起こるとされている．閉塞の原因は従来から糞石（fecalith）とされてきたが，最近ではウィルス感染によるリンパ濾胞の増生あるいは細菌感染（Yersinia属）によって虫垂粘膜に潰瘍ができ[1]，引き続く炎症によって虫垂壁が腫脹し，もともと内腔の小さい虫垂は閉塞をきたすと考えられている．粘液産生の増加によって虫垂内腔圧が上昇することにより，増殖した腸内細菌は虫垂壁に侵入し，虫垂壁の充血が生じる．内圧の上昇は虫垂壁の循環障害につながり虫垂壁は壊死し，穿孔に至る．
　病型分類：
　炎症程度の進行にしたがって，1）カタル性虫垂炎 catarrahl appendicitis，2）蜂巣炎性虫垂炎 phregmonous appendicitis，3）壊疽性虫垂炎 gangrenous appendicitisと分類されるのが日本では普通である．

2．診　断

　典型的な症状は臍周囲に始まる鈍痛，上腹部違和感で，5～12時間でその痛みが右下腹部に限局していく．悪心，嘔吐は50～60％の症例にみられる．下痢や尿意を催すこともある．実際には虫垂の位置によって疼痛，圧痛部位は変わるので注意したい．男女比をみると思春期から25歳くらいまでは3：2で男性に多いが，それ以後になると同率になる．小児では病期の進行が早く穿孔を生じやすい．老人の場合は自覚症状に乏しく白血球数の増加がないこともあるのでこれも注意が必要である

　熟達した臨床医でも虫垂炎の正診率は80％程度と言われる．急性腸間膜リンパ節炎，急性胃腸炎，クローン氏病，メッケル憩室炎などを念頭において鑑別に当たるべきである．妊娠可能な年齢の女性の鑑別診断にはさらに注意すべきである．子宮付属器炎，子宮内膜症と虫垂炎の鑑別は非常に困難である．胞状卵胞破裂，黄体破裂，卵管妊娠破裂，卵巣茎捻転との鑑別には超音波断層検査が有用である．1991年以後，腹腔鏡下虫垂切除術が行われるようになってきた．本方法は低侵襲の手術としてだけではなく，診断の意味でも取り入れるべき方法である．妊娠可能年齢の女性に対して鑑別診断のむずかしいときは，治療としてばかりではなく，診断の一方法として考慮すべきものであ

る．

3．臨床検査所見

12,000以上の白血球数増多があれば手術治療の目安になるが，腹膜炎の程度と必ずしも相関しないところがむずかしい．間接ビリルビンの相対的上昇があるときは重篤な印象があるが，明確なエビデンスがあるわけではない．

4．画像検査

画像診断では腹部X線，CT，超音波断層検査が一般的である．腹部X線検査で虫垂炎の初期に特徴的な写真はない．虫垂の炎症が周囲の腸管に波及して蠕動が鈍り，腸管内に溜まったガス像で間接的に判断できる．中程度の炎症では回腸末端のガス像がみえる．盲腸周囲に膿瘍が生じるような末期になると結腸や胃の蠕動運動も鈍るので小腸ガス以外にも平常より多いガス像がみえる．さらにCTや超音波断層検査などいずれの検査においても糞石が画像として捉えられれば診断は確定的である．

5．治　　療

1）保存的治療

腹膜刺激症状の弱い，あるいはないもの，カタル性虫垂炎の段階と判断されるものは経過観察しながら保存的治療の対象となる．

禁飲食，輸液に加え，抗生物質投与を行うのが普通である．一般に24時間経過をみて軽快するものは手術対象とならないことが多い．

2）手術的治療

虫垂炎の手術は虫垂切除になる．皮膚切開，虫垂断端の処理で分類される．

皮膚切開：
- 傍腹直筋切開（pararectal incision）：右腹直筋外縁に皮膚切開を置き，腹直筋前鞘，後鞘を切開して腹腔内に到達する方法．皮膚切開を上下に延長させることが容易なので，汎発性腹膜炎，膿瘍やその他の疾患を疑ったときに用いられる．
- 交互切開法（Mcburney incision, muscle-splitting incision）：右下腹部に斜切開を置き，外腹斜筋腱膜，内腹斜筋，腹横筋を繊維方向に切開して腹腔に到達する方法．虫垂炎と確定しているときは皮膚切開が小さくなるので選択されることが多い．

3）虫垂断端の処理

断端を結紮，タバコ縫合をして断端を埋没する方法と切り離したまま埋没する方法がある．前者は断端周囲に膿瘍を作ることがある．後者は断端を結紮しないので断端からの出血が起こることがある．

◉ 問題の解説および解答

問題 1

急性虫垂炎の診断は丁寧な問診でほとんどの症例が容易に診断がつく．本症例は上腹部違和感に始まり，疼痛が右下腹部に限局していったのは典型的な経過である．しかし1週間前から続いた感冒様症状と背部への放散痛が診断を迷わせることになった．背部への放散痛は，その後の手術で後腹膜膿瘍のためと判明した（図2参照）．メッケル憩室は急性虫垂炎の鑑別診断で必ず念頭におくべきであるが，頻度が少ないので本問題としては正解としなかった．食中毒は嘔吐と下痢を伴うことが多いのであまり考えられない．また尿管結石の痛みで上腹部から右下腹部へと移動していくことは結石が右にあったとしてもあまり起こらない．

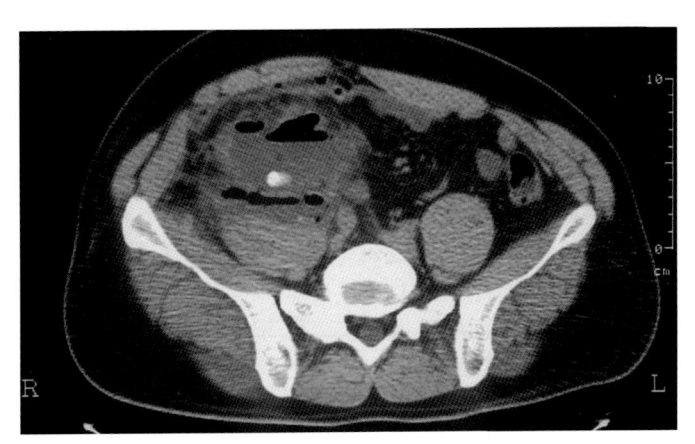

図　2
上行結腸の背側にガス像があり，これは異常である．腸管外にガス像があるのは腸管穿孔に伴う遊離ガス像か，ガス産生菌による膿瘍が考えられる．本症例では後者に当たる．

142 II. 疾患編

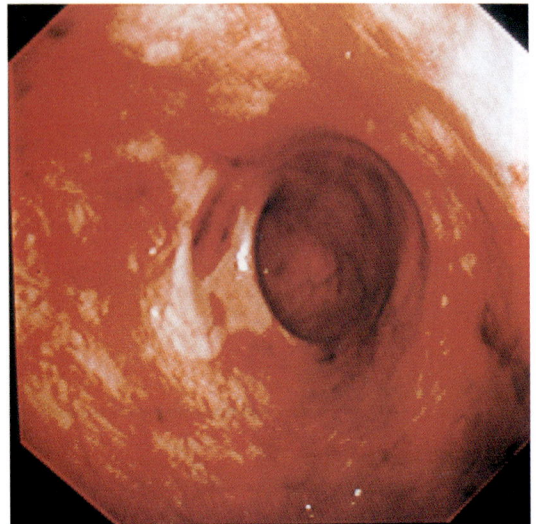

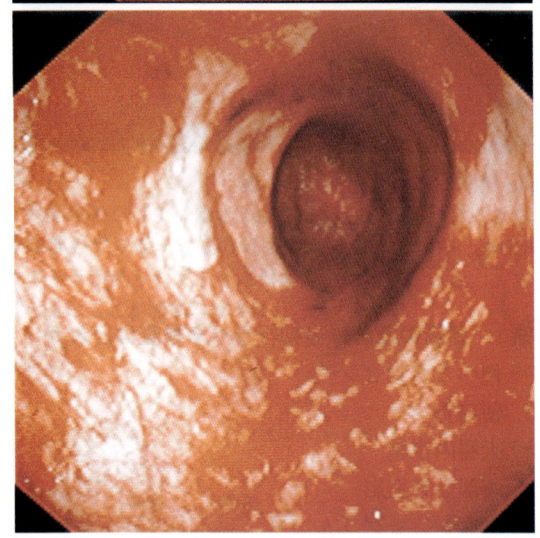

図1 入院時の大腸内視鏡像

入院第2病日、注腸造影検査を行ったところ、上行結腸に次のような所見を認めた（図2）。

問題3 注腸造影検査の所見も含めて総合的診断はどれか？

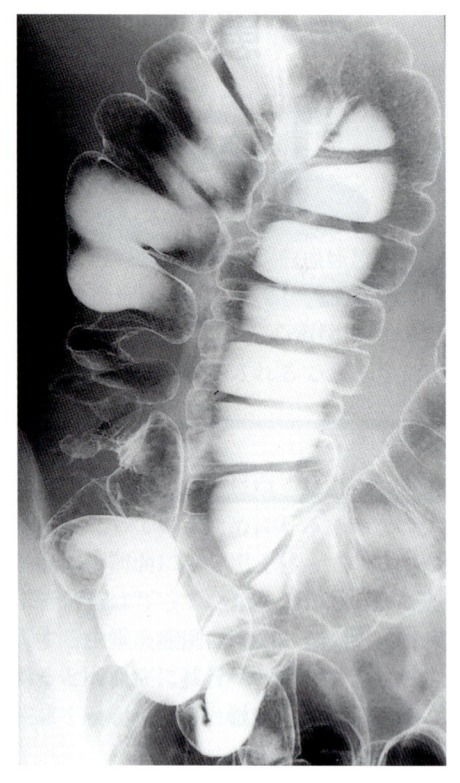

図2 第2病日の注腸造影所見

a. 虚血性腸炎
b. 潰瘍性大腸炎
c. 大腸クローン
d. 偽膜性腸炎
e. 抗菌薬による出血性大腸炎

問題4 治療として適切なものはどれか？
(1) アンピシリンの中止
(2) 広域抗菌薬に変更
(3) サラゾピリン
(4) 塩酸バンコマイシン
(5) 臭化ブチルスコポラミン（ブスコパン）
a (1), (2) b (1), (5) c (2), (3) d (3), (4) e (4), (5)

解説編

疾患概念と症状

　抗菌薬の投与中に発症する下痢症には、非特異的な一過性下痢、出血性大腸炎、偽膜性腸炎、メチシリン耐性ブドウ球菌（MRSA）腸炎が知られている。抗菌薬の投与中に下痢が起こることはしばしば経験され、セフェム系抗菌薬や合成ペニシリンに多い。そのほとんどは一過性で自然治癒し、腸管病変も軽微かつ非特異的であるが、新鮮血の混じった血性下痢をきたす出血性大腸炎を発症することがある。出血性大腸炎の正確な頻度は不明であるが、比較的稀である。合成ペニシリンの経口投与後に起こることが多く、第一線の診療所でニューキノロン系抗菌薬が多用されるようにな

った1990年以降，患者数は非常に減少している．
出血性大腸炎の特徴は，突然発症する血性下痢と腹痛である．抗菌薬の投与1～7日後の発症が多い．トマトケチャップ様の血性下痢が特徴であるが，下痢ははじめ水様性で遅れて血性となることもある．腹痛を伴うことが多く，腹痛が強く救急外来を訪れる患者も少なくない．しかし症状は一過性で，ほとんどの症例で自然治癒する．こうした臨床像は虚血性大腸炎に類似しており，腸管の攣縮や粘膜内出血などX線検査や内視鏡像も類似している．こうしたことから，本症の発症に腸管虚血が関与していると考えられている．また，高齢者の場合は，本症と思われるような症状で発症後に，偽膜性腸炎やMRSA腸炎であることが明らかになることがあり，臨床経過の観察は慎重に行う必要がある．

原因薬剤

アミノベンジルペニシリン（ABPC）の内服中に発症することが圧倒的に多いが，その他の合成ペニシリンやセフェム系抗菌薬でも，報告されている[1]．さらに症例数は少ないが，その他の抗菌薬でも発生があり，報告がないのは一部の抗結核薬のみである．

機　　序

出血性大腸炎の発症機序は，未だ解明されていない．患者の糞便から*Klebsiella oxytoca*や*Clostridium difficile*が分離されたり，*Clostridium difficile*の毒素が検出されることがある．しかし，コッホの3原則をみたすような原因菌は同定されていない．また*Clostridium difficile*が原因である偽膜性腸炎とは，病態も重症度も大きく異なっている．

診　　断

臨床経過から本症を疑い，抗菌薬を中止して，症状の改善を見ることが，診断上重要である．症状が激しいわりに，白血球増多やCRP上昇などの炎症反応や脱水症状は比較的軽度で，貧血やショック状態，腹膜刺激症状を呈することはほとんどない．病変は横行結腸や上行結腸に好発し，注腸造影で腸管の片側性攣縮（拇指圧痕像，thumb printing）を認めることが多い．大腸内視鏡検査では，発赤や浮腫が，血管透見可能な粘膜像と混在することが多い（図3）．アフタ様びらんを認めることもあるが，縦走潰瘍や深い潰瘍を伴うことは少ない．生検による病理学的所見としては，炎症細胞浸潤は軽度で，単核球優位である（図4）．出血も粘膜内に限局していることが多く，潰瘍やびらんはあまり見られない．

鑑別診断としては，まず虚血性腸炎，感染性腸炎，潰瘍性大腸炎などの炎症性腸疾患が挙げられる．虚血性腸炎は前述したごとく，病態が類似しており症状からは鑑別困難である．本症は，比較的若年者に多いこと，好発部位が上行・横行結腸で，虚血性腸炎のS状・下行結腸とは異なること，基礎疾患がないことなどから鑑別する．感染性腸炎とは便培養により鑑別するが，特に腸管出血性大腸菌による出血性大腸炎は，

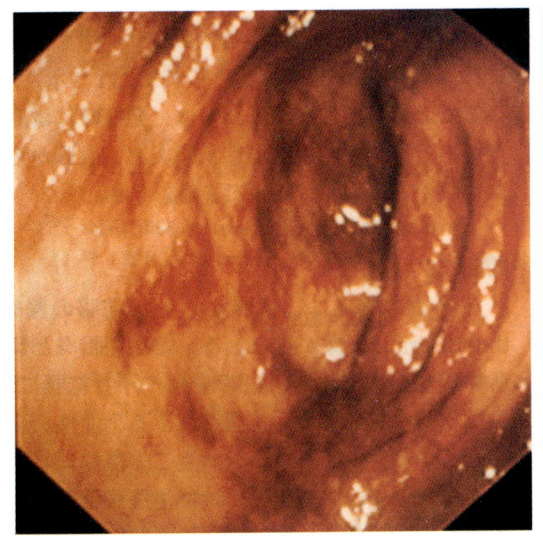

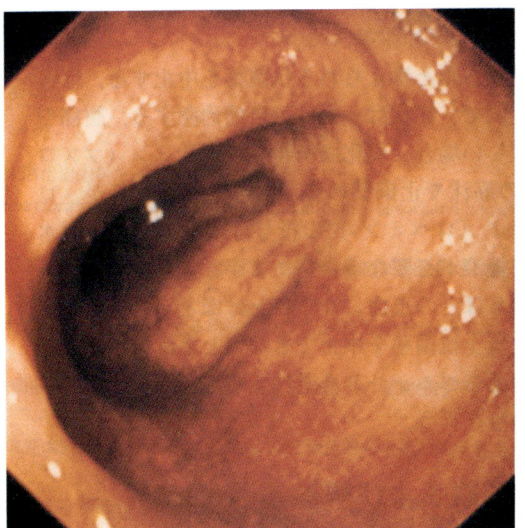

図3　出血性大腸炎の典型的内視鏡像
粘膜出血と縦走傾向のある発赤を認める．またその側に血管透見可能な粘膜像も見られる．偽膜や潰瘍は見られない．

疾患 17 入院中の高齢者が下血！抗生物質が効かない

問題編

症例呈示

症例：76歳　女性
主訴：下腹部痛，下痢
既往歴：多発性脳梗塞，高血圧
現病歴：多発性脳梗塞にて当院神経内科に通院中であった．4日前より水様性下痢（1日10行以上），下腹部痛をきたすようになり当消化器内科を受診し，急性腸炎および脱水の診断の下，加療目的で入院となった．
入院時現症：身長150cm，体重47kg，血圧118/64，脈拍90/min，意識清明，表在性リンパ節触知せず，眼瞼結膜 貧血なし，眼球結膜 黄疸なし，心音・呼吸音 異常なし，腹部 平坦・軟，肝・脾・腎触知せず，圧痛は認めないものの下腹部に自発痛あり，筋性防御なし，腫瘤触知せず，下腿浮腫認めず，神経学的所見特に異常認めず
入院時検査所見：
検尿：蛋白（－），糖（－）
検便：ヒトヘモグロビン（－）
赤沈：1時間値46mm
末梢血：WBC 11,000/μL ml（Neut 80％，Eos 3.0％，Lymph 12.0％），RBC 407万/μL，Hb 12.7g/dL，MCV 90.9 fL，MCH 31.2 pg，MCHC 34.3％，Plt 21万/μL
生化学：GOT 18 IU/mL，GPT 19 IU/mL，LDH 213 IU/mL，TP 6.7g/dL，Alb 3.8g/dL，BUN 10mg/dL，Cr 0.7mg/dL，Na 137mEq/L，K 3.6mEq/L，Cl 100mEq/L，T-CHO 134mg/dL，TG 80 mg/dL
血清：CRP 11.78 mg/dL
心電図：異常なし
胸部レントゲン：異常なし
腹部レントゲン：異常なし

設問

問題1 本症例につき，正しいのは次のどれか？
a. 頻回の下痢に対し，ロペミン®（塩酸ロペラミド）を使用した．
b. 緊急入院で検査室の通常業務は終了しており，入院翌日に便培養提出のための採便を指示した．
c. 急性腸炎の初期治療として抗生物質を使用する場合，経静脈的投与が原則である．
d. 急性腸炎に対する評価のため，緊急で全大腸内視鏡検査を施行した．
e. 嘔吐を伴っているのでプリンペラン®（メトクロプラミド）を使用した．

初期治療としてニューキノロン系抗生剤の投与と補液がなされたが以下の経過を辿った．経過図（図1）を示す．

問題2 経過図からいえるのはどれか？
(1) 抗生物質は効果を示している．
(2) 蛋白漏出性胃腸症をきたしているものと考えられる．
(3) 腸炎に対する評価のため，緊急で大腸内視鏡検査を施行すべきである．
(4) 便の培養検査を再度提出すべきである．
(5) 緊急手術に踏み切るべきである．
a (1), (2), (3)　b (1), (2), (5)　c (1), (4), (5)
d (2), (3), (4)　e (3), (4), (5)

問題3 大腸内視鏡を施行したところ，図2に示すよ

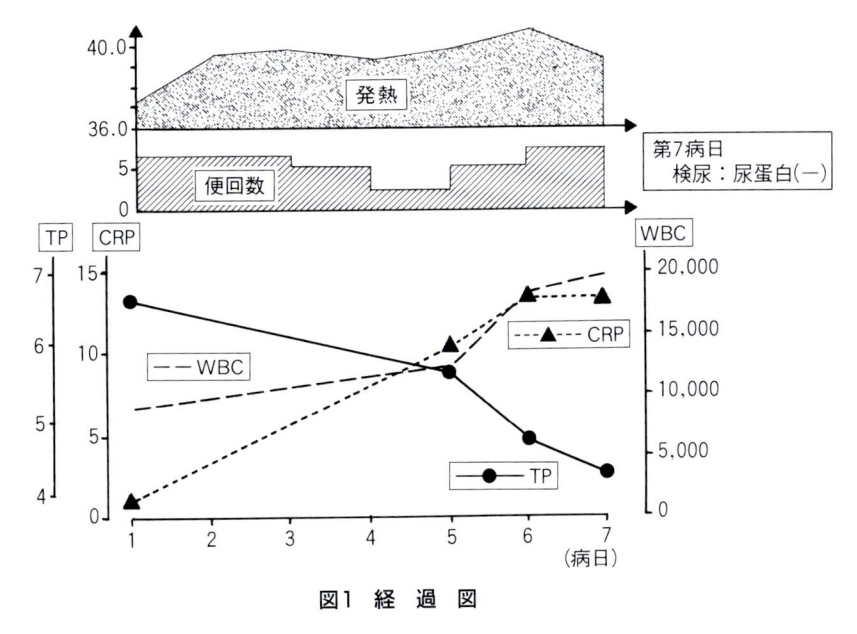

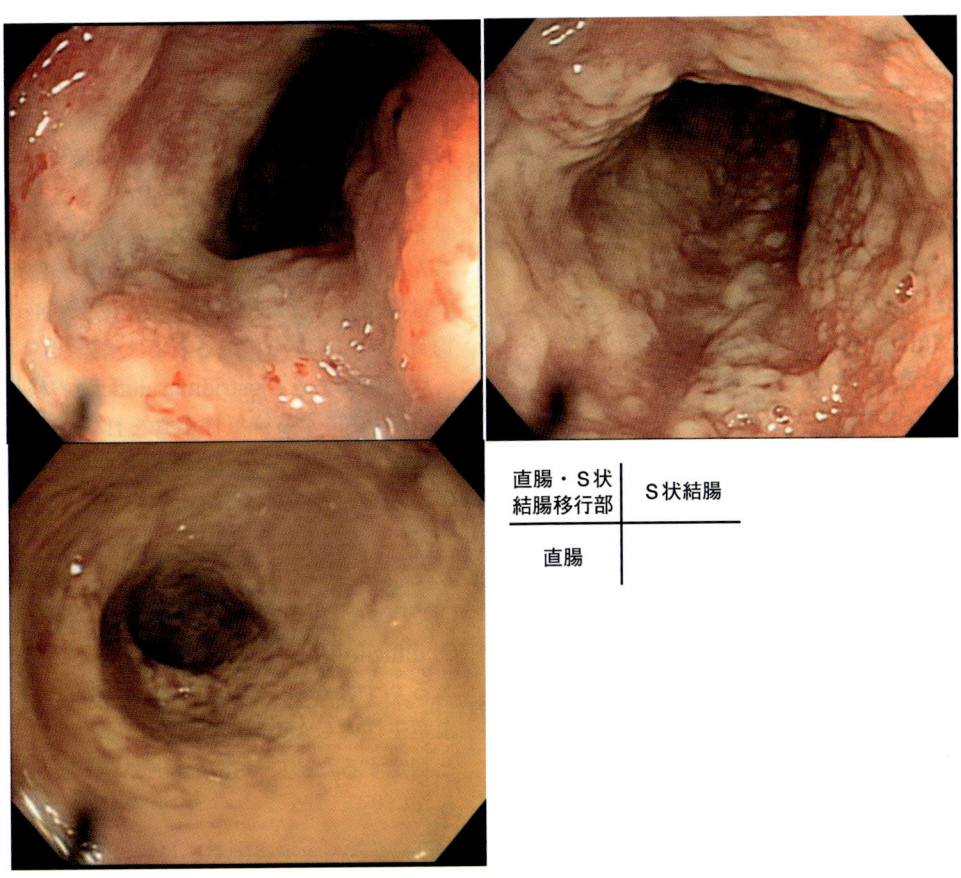

疾患17. 入院中の高齢者が下血！抗生物質が効かない　147

図1　経　過　図

図2　大腸内視鏡所見

直腸・S状結腸移行部	S状結腸
直腸	

うな所見を得た．正しいものはどれか？
(1) 黄白色の隆起は浸出物のほかに剥脱した上皮，粘液，核片や壊死物質，赤血球から構成される．
(2) 縦走潰瘍および裂溝を認める．
(3) 敷石状所見を認める．
(4) 隆起間の介在粘膜は正常であることが多いが，軽度の浮腫を示すことがある．
(5) 偽膜を形成している．

a (1), (2), (3)　b (1), (2), (5)　c (1), (4), (5)
d (2), (3), (4)　e (3), (4), (5)

表1 腸管感染症に対する抗菌化学療法

病原体／疾患	選択薬（いずれか1つを選択する）	1日量	分服数	日数
原因菌不明（empiric therapy）	ニューキノロン系薬*	下記	分3	3日間
	ホスホマイシン	2.0g	分3～4	
赤痢菌	ニューキノロン系薬*	下記	分3	5日間
	ホスホマイシン	2.0g	分3～4	
O1, O139型コレラ菌	ニューキノロン系薬*	下記	分3	3日間
	テトラサイクリン	2.0g	分3～4	同上
	ミノサイクリン	300mg	分1	1回のみ
チフス菌	ニューキノロン系薬*	下記		14日間
パラチフス菌	クロラムフェニコール	2.0g→解熱後1g	分3～4	
	アンピシリン	4g		
サルモネラ	ニューキノロン系薬*	下記	分3	3～7日間
	ホスホマイシン	2.0g	分3～4	
	アンピシリン	1.5～2.0g	分3～4	
腸管出血性大腸菌	ニューキノロン系薬*	下記	分3	3日間
	ホスホマイシン	2.0g	分3～4	
	カナマイシン	2.0g	分2～3	3～5日間
カンピロバクター	マクロライド系薬**	下記		
	ホスホマイシン	2.0g	分3～4	
その他の原因菌（腸炎ビブリオなど）	empiric therapyに準じる			
赤痢アメーバ	メトロニダゾール	1.0～2.0g	分3～4	10～14日間
	チニダゾール	1.2～2.0g	分3	7日間
	ジロキサニドフロエイト	1.5g	分3	10日間
ランブル鞭毛虫	メトロニダゾール	0.75～1.5g	分3～4	5～10日間
	チニダゾール	400mg	分2	7日間
薬剤関連性腸炎	バンコマイシン	0.75～2.0g	分3～4	7～14日間
C. difficile				5～10日間
MRSA				

＊：ノルフロキサシン，エノキサシン600mg，シプロフロキサシン300～400mg，スパルフロキサシン200mg，トスフロキサシン450mg，レボフロキサシン300mg（チフスの場合4/3量使用）
＊＊：クラリスロマイシン400mg，ロキタマイシン600mg

（西谷翠，2002[10]）の表を改変引用）

とが予想される．

3○：本症の臨床診断にはレントゲン検査より内視鏡検査のほうがより有用であり，偽膜性腸炎が積極的に疑われる場合は，大腸内視鏡を施行すべきである．

4○：CDチェック®，便培養検査（嫌気培養も含め）のため便（または便汁）を採取すべきである．

5×：穿孔などを来しておらず緊急手術の適応ではない．

問題 3

1○，4○，5○：内視鏡上偽膜の形成を認める（テーマ疾患の解説を参照）．なお，2，3はクローン病の所見である．

問題 4

1×，2×，3○：偽膜性腸炎とは，偽膜つまり炎症性物質よりなる膜様物が大腸や小腸粘膜に付着した状態をさし，内視鏡検査にて偽膜を証明することが必須である．CDチェックや培養検査では偽陰性のことがあり，またたとえ陽性であってもそれがすなわち毒素産生性 Clostridium difficile の存在を断定するものではない．

4○，5○：（テーマ疾患の解説を参照）

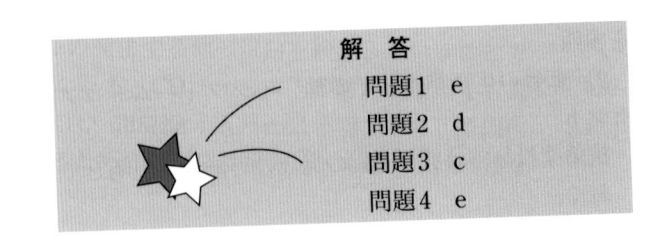

解答

問題1　e
問題2　d
問題3　c
問題4　e

レベルアップをめざす方へ

薬剤性腸炎（表2）

　薬剤性腸炎は外因性の化学物質に起因する腸管障害と定義され，その原因としては，抗菌薬，非ステロイド系消炎鎮痛剤（NSAIDs），抗癌剤などの頻度が多い．原因薬物の種類によりさまざまな病像を示し，炎症性腸疾患や感染性腸炎との鑑別が重要となる．

表2 薬剤性腸管障害の原因別分類

原因	薬物		機序
1. 虚血	1) コカイン 　バゾプレッシン 　ジギタリス	エルゴタミン アンフェタミン	血管攣縮
	2) エストロジェン		血栓症
2. 偽腸閉塞	1) 睡眠剤 　ビンクリスチン 　アトロピン	フェノチアジン 筋遮断剤 三環系抗うつ剤	腸管運動障害
	2) アンフェタミン	バルビツール	腸管運動障害？ カルシウム拮抗
	3) ベラパミル		腸管弛緩
3. 感染, 壊死	1) 抗生物質		偽膜性腸炎 出血性腸炎
	2) 抗癌剤		白血球減少性腸管壊疽
	3) 高浸透圧性物質		壊死性腸炎
	4) ロペラミド		腸管攣縮 壊死性腸炎
4. アレルギー・炎症	1) 金製剤		腸管粘膜毒性 過敏症
	2) NSAIDs		PG合成障害
	3) KCl		局所粘膜血管攣縮 局所粘膜血管虚血
	4) 5-FU 　メトトレキサート	サリチレート メチルドパ	細胞毒 アレルギー

(松井敏幸, 2000[1])より改変引用)

　本症の場合は, 薬剤の服用歴についての詳細な問診が決め手になることが多い. 表2に原因となりうる薬剤を示す. 1993年のCappellら[11])の報告によると, 薬剤性腸障害には, 1) 虚血性腸炎型, 2) 腸管運動障害型 (偽性腸閉塞), 3) 感染性・壊死性腸炎惹起型, 4) 炎症・アレルギー型の4つに分類される[1]). 以下に抗菌薬による腸炎およびNSAIDsによる腸炎について概説する.

抗菌薬による腸炎(表3)

　抗菌薬の投与後の下痢症は, 日常診療において稀ならず遭遇する状態である. 最も高頻度にみられるのは, 経口的抗菌薬の投与による非特異的下痢症である. この病態は軽症の下痢で, 抗菌薬の中止により容易に治癒する. その原因は, 抗菌薬の投与により腸内細菌叢に変化が起こり (菌交代現象), 小腸での栄養吸収, 大腸での水・電解質輸送の異常によると説明されているが, 詳細な機序は明らかではない[12]). 上記の非特異的下痢症より重度の所見を示すものとして, 1) 偽膜性腸炎, 2) 出血性大腸炎, 3) MRSA腸炎があげられる.

表3 抗生物質起因性腸炎

	偽膜性腸炎	出血性大腸炎	MRSA腸炎
原因抗生物質	広域セフェム系, 多剤併用	合成ペニシリン	第3世代セフェム系
好発患者	基礎疾患を有する高齢者	若年者	消化管術後患者
主症状	粘血便 重症	血性下痢 軽症〜重症	水様下痢 重症
病変範囲	直腸からの連続	下行結腸より口側	小腸〜大腸
大腸内視鏡	黄白色の偽膜	出血, 線状びらん 浮腫状粘膜	浮腫, 発赤, びらん
便培養	*Clostridium difficile*	原因菌 (−) 〜*Klebsiella oxytoca*	MRSA
細菌毒素	(+)	(−)	(+)
治療	バンコマイシン, メトロニダゾール	抗生物質中止	バンコマイシン

(松井敏幸, 2000[1])より改変引用)

偽膜性腸炎

(「疾患」の項の解説を参照)

出血性大腸炎

本症は欧米で少なくわが国で多い．偽膜性腸炎に比し若年者での発症が少なくない．明らかな発症原因は不明であるが，薬剤の直接作用ではなく，アレルギーや菌交代現象を介する機序が推定されている．原因薬剤は合成ペニシリン系が多く，投与数時間後から20日ほど経ってから発症する．主症状は血性下痢と腹痛である．本症でklebsiella oxytocaが検出されることがあるがその病的意義は不明で，出血や腸管攣縮を起こす機序は，いまだ解明されていない[13]．鑑別すべき疾患としては，虚血性腸炎，感染性腸炎 (腸管出血性大腸菌や赤痢など)，炎症性腸疾患 (潰瘍性大腸炎やクローン病) などである．治療は原因薬の中止のみで十分なことが多い．

MRSA腸炎

胃切除や大腸切除を受けた患者で第2，第3世代のセフェム薬を投与されている症例に生じやすい．術後に限らず抗菌薬投与後の慢性下痢症では，頻度が多く，院内感染症の代表的疾患である．主病変は小腸にあり，激しい水様下痢を呈する．治療法は塩酸バンコマイシンの経口投与がfirst choiceであるが，重症例では粘膜内や血中へMRSAの侵入が起こり (bacterial translocation)，敗血症や多臓器不全を起こすこともあり，塩酸バンコマイシンの経静脈的投与が必要となるときもある[14]．

アレルギー・炎症型腸障害 (NSAIDsによる腸炎)

表4に本多らの示したNSAIDs起因性腸炎の診断基準を示す[15]が，この基準はすべての薬剤に使用可能であると考えられる．NSAIDsによる腸管障害の発生メカニズムは胃十二指腸の場合と異なり，プロスタグランディンの合成阻害 (COXの抑制) のみでは説明できない．腸管への直接障害の関与がより大きく，ミトコンドリア内の代謝が障害され，腸管粘膜の透過性亢進と粘膜

表4 NSAID起因性腸炎の診断基準

1…発症前のNSAID使用歴が明らかである．
2…発症前の抗生物質の使用歴がない．
3…糞便あるいは生検組織の培養検査で病原細菌が陰性である．
4…病理組織学的に血管炎，肉芽腫などの特異的所見がない．
5…NSAIDの中止のみで臨床症状および画像 (内視鏡あるいはX線) 所見の改善を認める．

(本多啓介，2001[15]の表を改変引用)

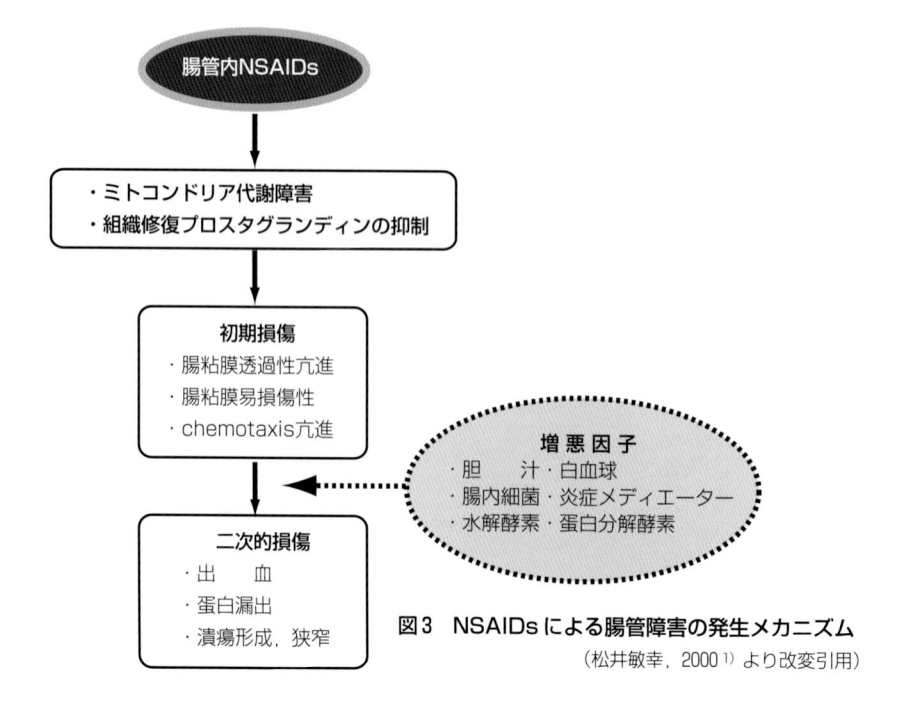

図3 NSAIDsによる腸管障害の発生メカニズム
(松井敏幸，2000[1]より改変引用)

の易損傷性やchemotaxisが亢進する．これらとは別に，細菌増殖が惹起している場合や胆汁・水解酵素などがこの過程を増幅して腸管に出血，蛋白漏出，潰瘍形成・狭窄を惹起すると考えられている[16]（図3）．NSAIDsによる腸管障害は小腸にも大腸にも生じ，解剖例の検討では小腸潰瘍が多い[8]．しかし，小腸病変については臨床で診断されることは少ない．Langら[17]の小腸切除例における検討では，本病変は多発する狭窄で，中部ないし遠位側回腸に存在すると報告されているが，本邦ではこのような報告例は稀で，わが国では多発する小潰瘍の形態が多く報告されている．NSAIDsによる大腸病変は臨床的に診断される頻度が増加しており，特に右側結腸に生じる例が多く報告されている．回盲弁上の類円形ないし星芒状潰瘍が比較的特徴的所見と考えられている[18]．NSAIDs潰瘍，びまん性炎症，透過性亢進による病態は，NSAIDsの中止により保存的に治癒させることができる．穿孔や狭窄は手術適応となるが，狭窄に関しては内視鏡的バルーン拡張術で対処できる場合もある[14]．

● 文　　献 ●

1) 松井敏幸：腸疾患　最近の腸疾患の臨床　薬剤性腸炎の特徴と対応．Medical Practice 17：621-624, 2000
2) 牛尾恭輔：薬剤性腸炎（薬剤関連性）腸炎．大腸疾患診断の実際　検査法・炎症性腸疾患・虫垂疾患（市川平三郎，山田達哉監修），pp167-171, 1988
3) 喜田　剛：偽膜性腸炎．消化器外科病理学（森岡恭彦，森　亘監修/斉藤　建，小池盛雄，山口和克ら編），pp390-393, 1989
4) 澤井豊光：クロストリジウム・ディフィシル感染症．今日の治療指針2001：164-165, 2001
5) 西谷　肇：偽膜性腸炎．外来診療のすべて，pp862-863，メジカルビュー社，東京，1999
6) Kelly CP, Pothoulakis C, LaMont JT：Clostridium difficile colitis. N Eng J Med 330：257-262, 1994
7) Mylonakis E, Ryan ET, Calderwood SB：Clostridium difficile－Associated diarrhea：A review. Arch Intern Med 161：525-533, 2001
8) 金城福則，豊見山良作，川根真理子：腸疾患診療のノウハウ　鑑別すべき重要な疾患　偽膜性腸炎．Medicina 39：856-857, 2002
9) 相楽裕子：腸管感染症．抗菌薬使用の手引き（日本化学療法学会編），pp89-92, 日本感染症学会，協和企画，東京，2001
10) 西谷　肇：抗菌薬を使う判断，やめる判断　抗菌薬療法の開始・継続・中止を判断するとき　消化器感染症．感染と抗菌薬 5：41-45, 2002
11) Cappell MS, Simon T：Colonic toxicity of administered medications and chemicals. Am J Gastroenterol 88：1684-1699, 1993
12) 鈴木紘一：抗生物質腸炎の糞便細菌叢－細菌叢からみた急性出血性大腸炎の発症機序．最新医学38：2481-2489, 1983
13) 吉岡政洋，日比紀文：抗生物質起因性腸炎．綜合臨床 45：1561-1566, 1996
14) 吉岡政洋：腸疾患診療のノウハウ　鑑別すべき重要な疾患　薬剤性腸炎．Medicina 39：853-855, 2002
15) 本多啓介，飯田三雄：薬剤性腸炎．日本大腸肛門病学会誌 54：932-938, 2001
16) Bjarnason I, Hayllar, MacPherson AJ, et al：Side effects of nonsteroidal anti-inflammatory drugs on the small and large intestine in humans. Gastroenterology 104：1832-1847, 1993
17) Lang J, Price AB, Levi AJ, et al：Diaphragm disease: pathology of disease of the small intestine induced by non-steroidal anti-inflammatory drugs. J Clin Pathol 41：516-526, 1988
18) Stamm C, Burkhalter CE, Pearce W, et al：Benign colonic ulcers associated with nonsteroidal antiinflammatory drug ingestion. Am J Gastroenterol 89：2230-2233, 1994

[年名　謙／平田　一郎]

疾患 18 抗生物質は使うべきなのか？

問題編

● 症例呈示

症例：39歳　女性
主訴：腹痛，下痢
家族歴：特記事項なし
既往歴：特記事項なし
現病歴：生来健康であったが，7月31日より37.5℃の発熱出現．8月1日より腹痛，下痢（20回以上/日）さらに新鮮血下血も認めるようになったため，8月2日外来を受診した．
初診時現症状：身長165cm，体重57.3kg，体温37.5℃，血圧106/66，脈拍61/min，意識清明，表在リンパ節触知せず，眼瞼結膜 貧血認めず，眼球結膜 黄疸なし，心音・呼吸音 異常なし，腹部 平坦・軟，肝脾触知せず，腹部正中に圧痛あり，筋性防御なし，腫瘤触知せず，神経学的異常所見なし

初診時の検査所見を示す．
検査所見：
検尿：蛋白（−），糖（−），潜血反応（−）
末血：WBC 8,600 μ/l, RBC 439×10^8 μ/l, Hb 14.2g/dl, Ht 41.0％, Plt 15.4×10^3 μ/l
生化学：TP 6.2g/dl, Alb 3.4g/dl, BUN 10.9mg/dl, Crnn 0.5mg/dl, Na 137, Cl 106, K 3.3, T.Bil 0.7mg/dl, GOT 15mg/dl, GPT 11mg/dl, LDH 388mg/dl, Alp 107mg/dl, Amy 45mg/dl, T.Cho 147mg/dl
血清：CRP 1.7mg/dl
胸腹部レントゲン：異常なし

外来で行った大腸内視鏡検査の結果を図1～3に示す．図1はS状結腸，図2は下行結腸，図3は上行結腸の所見である．

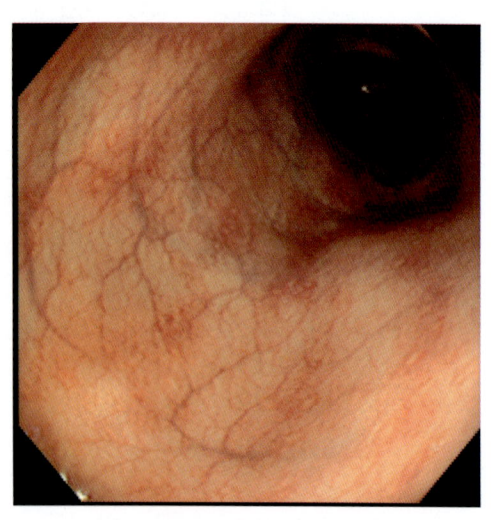

図1　大腸内視鏡所見（S状結腸）

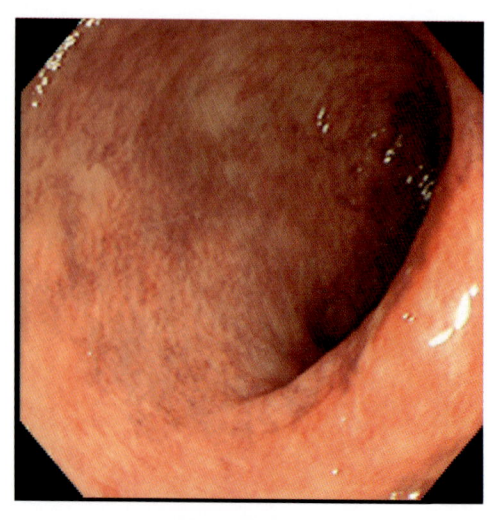

図2　大腸内視鏡所見（下行結腸）

疾患 19 海外渡航後の粘血便

問 題 編

症例呈示

症例：22歳　男性
主訴：粘血便，腹痛
既往歴：なし
家族歴：特記事項なし
現病歴：これまで2回ほど東南アジアへの旅行の経験あり．大学最後の夏休みを利用し，インド旅行に出掛け，数日前に帰国．滞在中下痢をきたしたが症状は軽かった．帰国3週後よりイチゴゼリー状の下痢が出現．さらに腹痛も伴ってきたために外来を受診した．
初診時現症：身長175cm，体重72kg，体温37.8度，血圧130/74mmHg，脈拍74回/分，意識清明，表在リンパ節触知せず，眼瞼結膜 貧血なし，眼球結膜 黄疸なし，心音・呼吸音 異常なし，腹部 平坦・軟，肝・脾・腎触知せず．臍下部に圧痛あり，筋性防御なし，神経学的所見 異常なし

受診時の検査所見を以下に示す．
尿所見：蛋白（－），糖（－）
赤沈：1時間値33mm
血液所見：WBC 12,000（Neu 69％，Eo 9％，Ly 20％，Mo 2％），RBC 450万，Hb 10.5g/dl，Plt 25.6万
生化学：GOT 32 IU/ml，GPT 25 IU/ml，LDH 360 IU/ml，T.P. 7.1g/dl，Alb 4.2g/dl，T.Chol 130mg/dl，TG 130mg/dl，BUN 15mg/dl，Cr 0.8mg/dl，Na 140mEq/L，K 4.3mEq/L，Cl 103mEq/L
血清：CRP 4.5
心電図：異常なし
胸部レントゲン：異常なし
腹部レントゲン：異常なし

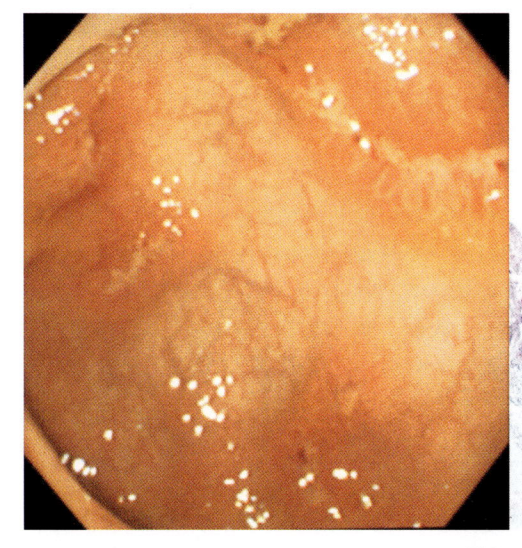

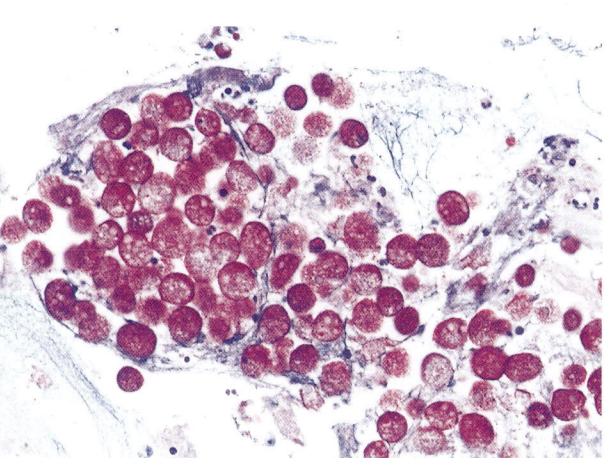

図1　内視鏡像と生検像

設問

問題1 診断のため，まず行うべき検査は下記のうちどれか？
(1) 大腸内視鏡検査
(2) 便培養を含む糞便検査
(3) ガリウムシンチグラム
(4) 腹部CT検査
(5) 血管造影検査

a (1),(2)　b (2),(3)　c (3),(4)　d (4),(5)　e (1),(5)

大腸内視鏡検査と生検像を図1に示した．

問題2 最も考えられる診断はどれか？
a. 潰瘍性大腸炎
b. クローン病
c. アメーバ赤痢
d. 単純性潰瘍
e. 腸結核

問題3 本症例の治療として正しいものはどれか？
a. サラゾスルファピリジン
b. メサラジン
c. 副腎皮質ホルモン
d. メトロニダゾール
e. エタンブトール

問題4 この症例に認められる可能性の高い合併症はどれか？
a. 硬化性胆管炎
b. 壊疽性膿皮症
c. 結節性紅斑
d. 肝膿瘍
e. 肝癌

解説編

アメーバ赤痢について

1. 原因

アメーバ性大腸炎は，原虫（Entamoeba histolytica）の感染によって起こる大腸の感染性腸炎の一つである．アメーバに感染しても必ずしも発症するとは限らず，多くの症例は臨床症状を示さず経過するが，一部の症例（約10％）で大腸炎や肝膿瘍として発症する[1]．感染経路は汚染された飲食物の経口摂取（E. histolyticaの成熟嚢子：cyst）による．摂取された嚢子は小腸で栄養型となり増殖し，大腸内で分裂，増殖する．さらに大腸粘膜に進入し潰瘍を形成する．また，大腸粘膜に進入した原虫が経門脈的，リンパ行性に肝臓に達し，肝膿瘍に伸展する．本症は，近年，増加傾向を示し，原因として熱帯，亜熱帯地方への旅行者数の増加による輸入症例が考えられているが，その頻度は1/3程度であり，海外渡航歴のない国内感染者が多くを占めている[2]．また，男性同性愛者症例にも多くみられることから，性感染症（Sexual Transmitted Disease：STD）の一つとも考えられている．

2. 疫学

本症は，熱帯および亜熱帯地方を中心に広く世界に分布している．わが国では第二次世界大戦中や戦後に流行がみられたが，その後の公衆衛生環境の改善によって激減した．しかし，1980年頃より増加の傾向にあり，最近では海外渡航歴のない国内感染者が60〜70％あり，男性の比率が高く，感染者の多くが大都市に集中していることが特徴的である[1]．最近の流行の原因として，男性同性愛者の同性愛行為による性行為感染があげられる．アメリカではエイズ患者の10〜15％が赤痢アメーバに感染しているといわれ[3]，わが国でもこのような症例が増加していると推察されている．

3. 診断

1）症候

急性型では，激しい粘液を混じる血性下痢，腹痛，しぶり腹，発熱などがみられる．症例の多くは慢性型で，下痢，粘液や血便（イチゴゼリーやジャム状），腹満感，腹痛，悪心嘔吐，発熱，全身倦怠感などを伴い，血便や粘血便は高頻度にみられるのが特徴的である．なお劇症型では，穿孔，腹膜炎，出血，壊死，中毒性巨大結腸症などの合併症により予後不良である．

2）検査所見

血液検査所見では，白血球増多，CRP上昇，赤沈亢進などの炎症反応のほか，好酸球増多，IgE上昇な

どをみるものもあるが，特異的なものはない．

血清アメーバ抗体価：陽性であれば確定できるが，陰性であっても否定はできない．肝膿瘍合併例では陽性率が高い．

3）糞便検査

糞便からのアメーバの検出は，便を37℃に保って採取し，速やかに顕微鏡下で検索する必要がある．判定には熟練を要し，検索は1回のみにとどめず連日の検索を行わないと検出精度は低くなる．

4）内視鏡検査

アメーバ赤痢の診断は，内視鏡所見のきっかけとなり，本症を疑うことから始まる[4]．好発部位は直腸と盲腸であるが，稀に全結腸に病変を認めるものもある．内視鏡所見の特徴とされる病変はタコイボ状のびらんや潰瘍で[5][3]，汚い膿汁が付着している場合が多い．また，タコイボびらんの周囲に紅暈を伴うものが多い[3]．その他，比較的大きな打ち抜き状潰瘍や散在するびらん，発赤などの所見がみられる．

生検によるアメーバの検出：生検によるアメーバの検出率は約80％と比較的高率であり，有用な検査手段である[3][6]．生検部位は，膿汁の付着する潰瘍中心部の検出率が高い．またアメーバを疑う場合には，HE染色のみでは見逃されることがあるので，PAS染色による検索が必須である．

5）CT，超音波検査など

アメーバ性肝膿瘍合併例では，超音波検査やCTで肝に膿瘍性所見（図2）が描出される．

鑑別診断：鑑別診断としてあげられる疾患は，潰瘍性大腸炎，クローン病，腸結核，偽膜性腸炎などの炎症性腸疾患の他，大腸癌や悪性リンパ腫などである．特に，臨床上鑑別が問題となるのは潰瘍性大腸炎である．潰瘍性大腸炎と診断し，ステロイド剤を投与した場合，アメーバ性大腸炎では病状の増悪と腸穿孔など致命的な合併症を引き起こす危険がある．

4．治　　療

メトロニダゾールが第一選択薬である．750mg/日を7～10日間投与する．通常は数日で臨床症状が消失することが多い．アメーバ性肝膿瘍などの合併例では1.25～1.5gを10日投与する．効果が不十分の場合には，間隔をおいて再投与する．

5．届け出について

アメーバ赤痢は4種感染症に分類されており，7日以内に保健所へ届け出が必要である．ただし，4種感染症の届け出対象は，原則として臨床症状を伴うもののみである．

6．患者の生活指導

性感染でない場合には，同居する家族の感染の有無についても検索しておく．同性愛者の場合には，梅毒やHIV感染など，他の性感染症の合併を検索し治療を行う必要がある．同性愛者では治療後，再感染し再発を来すものも多い．

● 問題の解説および解答

問題　1

臨床症状で問題になっているのが下部消化管症状であり，下血を認めていることから，腸管の検査が第一の選択になる．そのなかでも内視鏡検査は，出血の原因の診断法として最も重要であり，診断的価値が高い．また，糞便は培養を含め感染性腸炎の診断を行ううえでは欠くことのできない検査であり，出血を伴う下痢症状を訴える患者では必須の検査である．CTでも誤りではないが，まず行う検査として便培養や糞便の検索が優先される．

問題　2

大腸内視鏡検査の所見としてタコイボびらんがみられ，中心には汚い膿汁が付着している．さらに生検像ではPAS染色陽性のアメーバの栄養体が示されており，いずれも典型的なアメーバ赤痢の所見である．

問題　3

治療薬はメトロニダゾールが有効で，投与後数日で臨床症状の改善が見られる．a～cは潰瘍性大腸炎やクローン病の治療薬であり，eは抗結核薬である．また，アメーバ赤痢にステロイドを使用すると，症状の増悪や腸穿孔など重篤な合併症を引き起こす危険があ

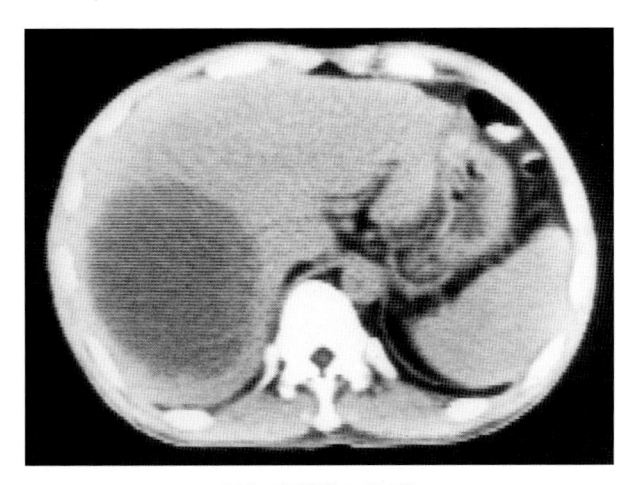

図2　肝膿瘍のCT像

る．

問題 4
　アメーバ赤痢の腸炎の約20～40％に肝膿瘍が合併すると言われており，比較的頻度が高く，アメーバ赤痢に遭遇した場合には肝の検索が必要である．

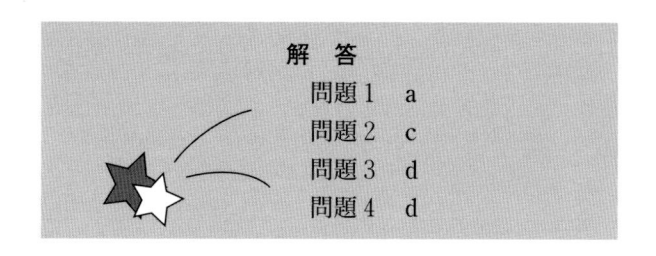

解　答
問題1　a
問題2　c
問題3　d
問題4　d

レベルアップをめざす方へ

　アメーバ症の確定診断法として，生検による検出法が最も簡便であるが，検出率は80％程度である．その他の検出法として，以下のような方法が報告されている．

スコープ洗浄液の鏡検

　試験管に5mlの温かい生食水を用意．内視鏡終了後のスコープの先端をこの生食水で洗う．この洗浄液をメルチオレート・ヨード・ホルマリン保存液（MIF液）5mlに入れ，数分間遠沈し，上清を捨て撹拌し，その1摘をスライドグラスに載せ鏡検する[4,7]．

血清学的診断法

　これまでの報告では，ゲル内沈降反応（GDP），間接赤血球凝集反応（IHA），酵素抗体法（ELISA），間接蛍光抗体法（IFA）などがあり[8]，2種以上の方法を併用すれば信頼度が高くなる．

●文　献●
1) 大川清孝, 北野厚生, 小林絢三：アメーバ性大腸炎. 最新内科学大系 45, pp275-281, 中山書店, 東京, 1992
2) 向林知津, 有井研司, 一瀬雅夫：アメーバ赤痢. Medicina 39：851-852, 2002
3) 北野厚生, 松本誉之, 押谷伸英ほか：アメーバ赤痢. 胃と腸 32：481-487, 1997
4) 佐竹儀治ほか：アメーバ赤痢. 消化器内視鏡 4：597-602, 1992
5) 宮岡正明, 大下剛, 芹沢真文ほか：アメーバ性大腸炎の臨床. とくに内視鏡的検討を中心に. Gastroenterol Endosc 26：1512-1519, 1984
6) 牛尾恭輔, 川元健二, 岩下生久子ほか：アメーバ性大腸炎. X線, 内視鏡診断を主体に. 胃と腸 37：415-427, 2002
7) Shinya H：Colonoscopy 1st ed, pp92-93, 医学書院, 東京, 1982
8) 田辺将信, 奥沢英一, 竹内勤：赤痢アメーバ非ウイルス感染症関連検査（抗原および抗体を含む）. 日本臨牀 53：186-188, 1995

[五十嵐　正広]

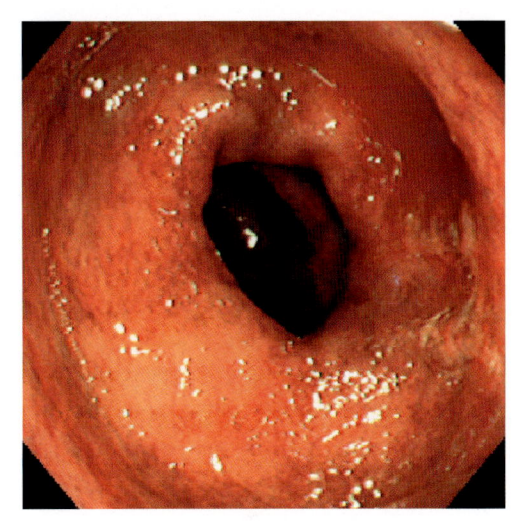

図3 大腸内視鏡所見（上行結腸）

設　問

問題1　診断に必要な検査の組み合わせはどれか？
(1) 便培養検査
(2) 大腸粘膜生検病理検査
(3) 注腸造影検査
(4) 腹部超音波検査
(5) 便中志賀毒素（Stx）検索
a(1),(2)　b(2),(3)　c(3),(4)　d(4),(5)　e(1),(5)

問題2　初診時の投薬として適切な薬剤の組み合わせはどれか？
(1) ロペミン
(2) ブスコパン
(3) セフェム系抗生物質
(4) ホスミシン
(5) 抗生剤の投与は行わない
a(1),(2)　b(2),(3)　c(3),(4)　d(4),(5)　e(1),(5)

頻回の下痢・下血が認められるため入院とし，絶食・補液にて経過観察を行った．腹痛・下痢は改善傾向にあったが，8月7日経過観察目的で行った採血でWBC 6,700 μ/l, RBC 313×10^8 μ/l, Hb 10.4g/dl, Ht 28.3％, Plt 7.0×10^3 μ/l, CRP 0.5mg/dlと検査値の異常を認めた．

問題3　行うべき検査はどれか最も重要な検査を2つ選べ．
(1) PT, APTT
(2) 血中クレアチニン
(3) 破砕赤血球の有無
(4) 血管造影
(5) 大腸内視鏡検査
a(1),(2)　b(2),(3)　c(3),(4)　d(4),(5)　e(1),(5)

問題4　有用であると考えられる治療法の組み合わせはどれか？
(1) 血漿交換療法
(2) アスピリン
(3) 血小板輸血
(4) MAP血輸血
(5) 透析療法
a(1),(2),(3)　b(1),(2),(5)　c(1),(4),(5)
d(2),(3),(4)　e(3),(4),(5)

解　説　編

腸管出血性大腸菌（EHEC）腸炎について

1. 疾患概念・症状

病原性を有する大腸菌は，下痢原性大腸菌（diarrheagenic Escherichia coli）と呼ばれ，病原性や臨床症状の違いにより，1）毒素原性大腸菌（enterotoxigenic E.coli：ETEC），2）腸管病原性大腸菌（enteropathogenic E.coli：EPEC），3）腸管侵入性大腸菌（enteroinvasive E.coli：EIEC），4）腸管付着性大腸菌（enteroadherent E.coli：EAEC），5）腸管出血性大腸菌（enterohemorrhagic E.coli：EHEC）の5つに分類される．

本邦でEHECの最初の報告は1984年であり，1996年，堺市で大規模な集団発生があった．以後，夏季に集団発生が続いている．大腸菌は細胞壁のO抗原（O1～O173）と鞭毛のH抗原（H1～H56）により分類されるが，EHECの原因となる大腸菌はO157：H7の発生頻度が高く有名である．他にO26, 103, 111, 128, 157があり注意が必要である．EHECは大腸菌の産生する志賀毒素（Shiga toxin：Stx）により発症する．このため，菌量100～1,000個の少量でも発症する[1]のが特徴である．熱に弱く70℃/分の加熱で死滅する

が，低温に強く，酸や乾燥に強い特徴があり，食品の加熱処理が感染防止に重要である．原因食品は不十分な加熱の肉，レタスなどの生野菜，イクラ，井戸水，魚介類，乳製品など多岐にわたる．EHECでは1～10日の潜伏期の後腹痛，下痢，発熱，血便が出現する．

症状出現後4～10日後，1～15％の患者にhemolytic uremic syndrome（HUS）を合併する．さらに中枢神経症状が出現する症例もある．

2．診　　断

確定診断はStx産生大腸菌を検出することである．したがって，他の感染性大腸炎と同様に細菌学的診断が重要となるが，画像診断上も特徴があり，内視鏡からEHECを疑うことは可能である．

1）細菌学的検査

便培養によるStx産生大腸菌の検出は発症6日を超えると33％まで低下すると報告されている[2]．発症早期で抗生物質投与前に検査を行うことが重要である．大腸菌培養後O抗原・H抗原を検索しStx産生が疑われる場合，ラテックス凝集，イムノクロマト法の検査キットでStx産生の有無の検出を行う．またO157：H7検出用のSorbitol-MacConkeyやクロモアガーなどの特殊培地を用いて直接塗抹によりスクリーニングすることも可能である．急性期で排菌量の多い場合，糞便中の毒素を直接ラッテクス凝集法，EIA法により直接検出方法がある．この場合，偽陽性症例[3]や陽性の場合でも産生菌が大腸菌であることを確認する必要があり，注意が必要である．その他にはPCR法もある．

2）血清学的検査

O157抗原のリポポリサッカライド（LPS）に対する血清中の抗体を測定することでも診断可能である．IgM抗体は発症後3日頃より陽性となる．

3）画像診断

大腸内視鏡では粘膜の発赤，浮腫，びらん，出血性壊死により暗赤色の色調を呈するなどの虚血性大腸炎に類似した所見を認める．虚血性大腸炎の好発部位であるS状・下行結腸よりも右側横行結腸や上行結腸に所見が強い点が特徴であり[4]，虚血性大腸炎の鑑別診断に重要である．腹部超音波検査やCTなどでも右側大腸に腸管壁肥厚所見を認め，内視鏡検査が施行困難な場合参考となる．

4）HUSの診断

乳幼児や高齢者，血便・腹痛などの臨床症状が強く，発熱を伴っている症例が合併しやすい．日本小児腎臓病学会の診断基準を表1に示す．診断基準に示された以外の検査値の異常として，溶血に伴いLDHの上昇，ハプトグロビン低値，血尿・蛋白尿，$\beta 2$-microglobulin高値などの異常を伴う．HUSの早期診断のためには，血小板，破砕赤血球の有無を含めた検査を頻回に行う必要がある．凝固系ではDICを合併しないかぎりPT，APTTは正常である．急性期死亡率は2～5％と報告されている．

5）EHECの治療

治療の基本は，他の感染性腸炎と同様に安静と補液による脱水の補正，電解質補正である．
EHECに対する抗生物質治療は行うべきでないとする意見と問題ないとする意見があり，評価は定まっていない（詳細はレベルアップをめざす方への項参照）

6）HUSの治療

多くの症例で血小板減少や貧血の異常は一過性である．重症例では乏尿・無尿となるが，透析療法により7～10日程度で改善する症例が多い．重症例ではStx除去を目的とした血漿交換療法も行われている[6]．γ-グロブリン製剤にはStx-1に対する中和抗体が含まれているため使用される場合がある．溶血に対してはハプトグロビン製剤を使用する．また，志賀毒素吸着剤[7]，中和抗体[8]が現在開発中である．

7）中枢神経症状

HUS合併例の20～30％に意識障害，痙攣，四肢麻痺，記憶障害などの中枢神経症状を合併する．HUS

表1　腸管出血性大腸菌感染に伴うHUSの診断基準

HUSは，おもに志賀毒素（Stx）によって惹起される血栓性微小血管障害で，臨床的には以下の三主徴をもって診断する．

A 三主徴	1．溶血性貧血…破砕赤血球を伴う貧血でHb10g/dl以下 2．血小板減少…血小板10万/μl以下 3．急性腎機能障害…血清クレアチニン濃度が，年齢別基準値の97.5％以上で各個人の健常時の値の1.5倍以上
B 随伴する症状	1．中枢神経症状…意識障害，痙攣，頭痛など．HUS直後に急性脳症を合併することもある． 2．そ の 他…肝機能障害（トランスアミラーゼの上昇），肝内胆管・胆嚢結石，膵炎，DICを合併することがある．

合併後4〜10日後に発症するが，死亡例の原因のほとんどは中枢神経症状の増悪による．CTによる評価を行ったあと，脳浮腫と痙攣に対する治療を行う．

8）届け出義務について

1999年4月1日施行の感染症新法では，Stx産生出血性大腸菌感染症は届け出伝染病，3類感染症に相当し，患者氏名・住所・年齢・診断方法・感染原因・経路・地域などを，診断後直ちに保健所を経由して都道府県知事に報告する義務がある．

問題の解説および解答

問題 1

急性発症の腹痛・下痢・血便患者である．抗生物質の内服歴がないことから鑑別すべき疾患として，感染性腸炎，虚血性大腸炎（IC）があげられる．内視鏡所見ではS状結腸には発赤が散在するのみで血管透見も認められるが，下行結腸にはびまん性に血管透見が消失し，腸管浮腫，びらんが認められる．上行結腸では浮腫，びらんの所見がより強く，出血，暗赤色調の色調を呈し，膿性分泌物の付着も認められる．上行結腸により強い変化が認められる点が特長である．内視鏡所見からはICを疑う所見である．ICの好発部位はS状から下行結腸である．右側大腸に所見が強いことからEHECをより強く疑うべきである．EHECの診断には便培養による志賀毒素（Stx）産生大腸菌の検出か糞便中Stxの検出が必要となる．生検ではEHECとICの鑑別は困難である．注腸造影ではEHEC，ICともに拇指圧痕像が認められ，超音波では腸管壁肥厚が認められるが確定診断には至らない．

問題 2

EHECが疑われている患者に対して，抗生物質の投与には賛否両論があることは解説編で述べた．本例は下痢出現後2日であり，ホスミシンの投与は有効であると考えられる．セフェム系薬剤は選択すべきではない．止痢剤や鎮痙剤は菌の体外への排泄を遅らせ症状を増悪させるため使用しない．本症例では初診時ホスミシンの投与を行った．

問題 3

貧血の進行，急速な血小板低下はHUSの合併を疑う所見である．破砕赤血球の有無，急性腎機能障害の有無を確認することが必須である．この時点で他に確認すべき事項は，水・電解質異常（溢水や低ナトリウム血症），神経症状の有無が特に重要である．PT，APTTの測定はDIC合併の有無の診断に有用であるが，最も重要とはいえない．EHECで急速な貧血の進行をきたすような大量下血は稀と考えられる．本例では臨床症状や炎症所見が改善しており，血管造影や大腸内視鏡検査はこの時点では行うべきでない．

問題 4

HUSの治療についての設問である．HUSの治療の基本は支持療法であり，水・電解質・栄養管理を行う．乏尿や無尿時，高血圧や電解質異常の治療が困難な場合，透析療法を行う．腎血管内皮細胞により障害微小血栓が形成されることがHUSの原因と考えられるため，アスピリンなどの抗血小板薬を使用する．改善が不良な場合，血漿交換を考慮すべきである．貧血や血小板低下が著しい場合は輸血を行う場合もあるが，現在の検査値では必要ない．

本症例では，その後，血小板 1,400/μl，Hb 6.7g/dl，Crnn 1.7g/dl とHUSの進行をきたし，胸腹水の貯留を認めたため，透析療法（血液濾過透析）と7回の血漿交換療法および抗血小板療法（アスピリン）の投与を行った．意識障害も経過中出現したが軽快した．

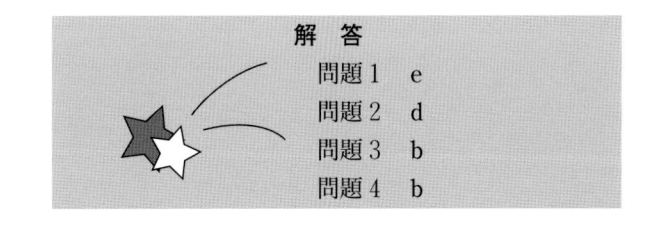

解 答	
問題 1	e
問題 2	d
問題 3	b
問題 4	b

レベルアップをめざす方へ

HUSの病因

出血性腸炎の主因は，大腸菌の産生する志賀毒素（Shiga toxin：Stx，以前はVero毒素とも呼ばれた）である．Stxは抗原性の違いによりStx1とStx2の2種類に分類される．EHECではStx1とStx2を単独で産生する場合と両者を産生する場合がある．StxはGb3受容体と結合し，細胞内に取り込まれ，

蛋白合成を阻害し，細胞死に至ることで症状が出現する．Gb3受容体は大腸粘膜上皮細胞のほかに，上皮腎血管内皮細胞，尿細管細胞，脳血管内皮細胞に多く存在するため[9]，HUSや中枢神経症状を発現する．腎血管内皮細胞障害や尿細管上皮細胞障害により微小血栓や尿細管障害を起こすことでHUSが発症する．脳においても血管内皮細胞障害により微小血栓が形成され，血管透過性が亢進し，脳浮腫が発生し，中枢神経症状が出現する．

抗生物質使用の賛否について

おもに欧米から，抗生物質投与がHUSの合併率を高くする[11]ため投与すべきでないという報告が行われている．HUSの合併が多い理由は，抗生物質の投与により菌死滅に伴いStxが大量に放出されるためと考えられている．使用されていた抗生物質は，セフェム系，ペニシリン系，アミノグルコシド系，ST合剤などであった．抗生物質投与を支持する報告は，堺市の集団発生例をretrospectiveに解析した結果が有名である．使用されていた抗生物質はホスホマイシンやニューキノロン系抗生物質で，抗生物質投与の有無とHUS合併に有意差はなった．さらに，ホスホマイシンを症状出現後2日以内に抗生剤が投与された症例でHUS合併が有意に少なかった[12]と報告されている．また，JAMAに掲載されたメタアナリシスの結果では，抗生物質投与とHUSの関連はオッズ比が1.15であり，否定的な結果が報告されている．結果が異なる原因は使用している抗生剤が異なるためと考えられる．EHECの患者は発症時サルモネラ，カンピロバクターなど他の細菌性腸炎との鑑別ができない症例が多い．したがって，安易に抗生物質が投与される場合があると考えられるが，抗生物質の投与の必要性，発症後の日数と抗生物質の選択に十分な注意が必要であると考える．

●文　献●

1) Paton AW, Ratcliff RM, Doyle RM, et al : Molecular microbiological investigation of an outbreak of hemolytic-uremic syndrome caused by dry fermented sausage contaminated with Shiga-like toxin-producing Escherichia coli. J Clin Microbiology 34 : 1622-1627, 1996
2) Strckbine NA, et al : Overview of detection and subtyping methods In : Escherichia coli O157 : H7 and other Shiga toxin-producing E.coli strains, pp331-356, ASM Press, Washington DC, 1998
3) 竹田多恵ほか：イムノクロマトグラフィー市販キットを用いたEscherichia coli O157患者の迅速診断．感染症誌 72 : 834-838, 1998
4) 神長憲宏ほか：病原性大腸菌O157感染症．消化器内視鏡 11 : 433-436, 1999
5) 五十嵐隆：発症初期の治療；合併症の予防対策．日本臨牀 60 : 1121-1125, 2002
6) 田中孝也ほか：TTP/HUSに対する血漿交換などの各種治療法．日本アフェレーシス学会誌 18 : 229-237, 1999
7) Kitov PI, Sadowska JM, Mulvey G, et al : Shiga-like toxins are neutralized by tailored multivalent carbohydrate ligands. Nature 403 : 669-672, 2000
8) Yamagami S, Motoki M, Kimura T, et al : Efficacy of postinfection treatment with anti-Shiga toxin2 humanized monoclonal antibody TMA-15 in mice lethally challenged with Stx-producing Escherichia coli. J Infect Dis 184 : 738-742, 2001
9) 清川信敬ほか：志賀毒素1型の腎尿細管上皮細胞での細胞内輸送と毒性．日本臨牀 60 : 1095-1100, 2002
10) Wong CS, Jelacic S, Habeeb RL, et al : The risk of the Hemolytic-uremic syndrome after antibiotic treatment of Escherichia coli O157 : H7 infections. N Engl J Med 342 : 1930-1936, 2000
11) Ikeda K, Ida O, Kimoto K, et al : Effect of early fosfomycin treatment on prevention of hemolytic uremic syndrome accompanying Escherichia coli O157 : H7 infection. Clin Nephrol 52 : 357-362, 1999
12) Safdar N, Said A, Gangnon RE, et al : Risk of hemolytic uremic syndrome after antibiotic treatment of Escherichia coli O157 : H7 enteritis. JAMA 288 : 996-1001, 2002

[遠藤　豊]

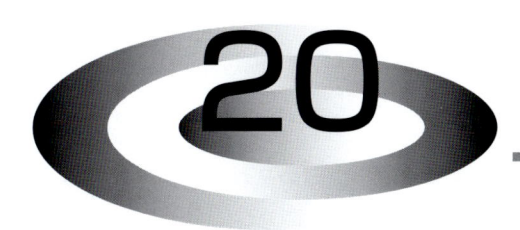

疾患 20 子宮癌の治療中に下血

問題編

● 症例呈示

症例：57歳　女性
主訴：血便
家族歴：特記事項なし
既往歴：56歳時；子宮頸癌
生活歴：特記事項なし
現病歴：56歳時に当院産婦人科で子宮頸癌（stage II）に対して広汎子宮全摘術と術後放射線療法（体外照射50Gy）を受けた．放射線療法終了7ヵ月後より血便を少量認めていたが放置していた．その後，血便が増悪し，下腹部痛も認めたため入院した．

入院時現症：体温36.5℃，血圧90/58mHg，脈拍76/分，整，意識清明，眼瞼結膜貧血あり，眼球結膜黄疸なし，表在リンパ節触知せず，心音純，両肺清明，腹部平坦・軟，下腹部正中に手術瘢痕，肝・脾・腎触知せず，下腹部に圧痛あり，筋性防御なし，下腿浮腫なし，神経学的所見異常なし

入院時検査所見：
検尿：蛋白（－），糖（－），潜血（－）
検便：ヒトヘモグロビン（3＋）
赤沈：1時間値12mm
末梢血：WBC 5,200/μl（Neu 69％，Ly 19％，Eo 7％，Mo 5％），RBC 228万/μl，Hb 6.6 g/dl，Ht 22.5％，Plt 21.4万/μl
生化学：TP 6.4g/dl，Alb 3.5g/dl，GOT 13 IU/ml，GPT 6 IU/ml，LDH 153 IU/ml，BUN 11.2mg/dl，Cr 0.6mg/dl，Na 142.4mEq/l，K 4.0mEq/l，Cl 106mEq/l，TC 153mg/dl
血清：CRP 0.10mg/dl，CEA 4.6ng/ml，SCC 1.2ng/ml

心電図：異常なし
胸部レントゲン：異常なし
腹部レントゲン：異常なし

● 設問

問題1 診断のため，当初行うべき検査は下記のうちどれか？
(1) 大腸内視鏡検査
(2) 便培養検査
(3) 腹部CT検査
(4) 上部消化管内視鏡検査
(5) ガリウムシンチ

a(1),(2),(3)　b(1),(2),(5)　c(1),(4),(5)
d(2),(3),(4)　e(3),(4),(5)

大腸内視鏡検査では直腸に次のような所見であった（図1）．

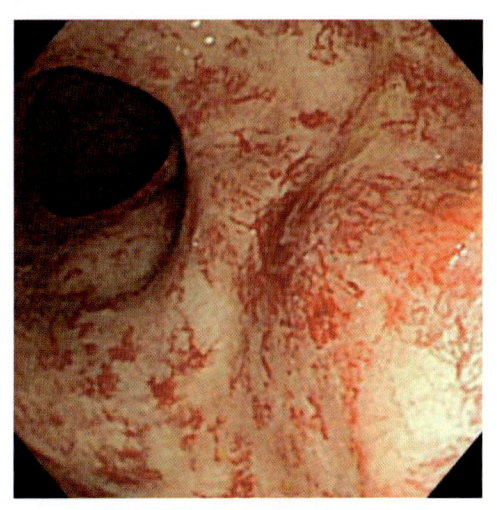

図1　入院時の大腸内視鏡所見

問題2　内視鏡上認められる所見は？
(1) 輪状潰瘍
(2) 縦走潰瘍
(3) 敷石様所見
(4) 毛細血管の拡張
(5) 発赤
a(1),(2)　b(2),(3)　c(3),(4)　d(4),(5)　e(1),(5)

便培養検査では病原菌を認めず，腹部CT検査では子宮頸癌の再発はみられなかった．

問題3　本症例の治療方針として正しいものを選べ．
(1) ステロイドホルモン経口投与
(2) サラゾスルファピリジン坐剤投与
(3) ステロイドホルモン坐剤投与
(4) アルゴンプラズマ凝固法
(5) 外科的手術
a(1),(2),(3)　b(1),(2),(5)　c(1),(4),(5)
d(2),(3),(4)　e(3),(4),(5)

問題4　この疾患で，今後認められる可能性のある合併症はどれか？
(1) 中毒性巨大結腸症
(2) 硬化性胆管炎
(3) 膀胱との瘻孔
(4) 狭窄
(5) 壊疽性膿皮症
a(1),(2)　b(2),(3)　c(3),(4)　d(4),(5)　e(1),(5)

解 説 編

放射線性腸炎について

1. 疾患概念

　放射線照射のために発生した腸炎を放射線性腸炎という．照射治療の対象疾患の多くが婦人科や泌尿器科領域の骨盤腔内の悪性腫瘍であるため，直腸やS状結腸，回腸末端部に発生することが多い[1]．放射線性腸炎の程度は照射された総照射量，照射された範囲，照射時間，線質と照射方法などの物理的な因子のほかに，照射に対する個人の感受性の差が大きく関与している[2]．子宮癌に対する放射線治療例の5～15％に放射線性腸炎が生じると報告され，治療線量が60Gyを超すと発生率は急増する[3]．また，放射線治療単独よりも，手術後に放射線治療を追加したほうが，狭窄やイレウス，穿孔，瘻孔形成など外科的な治療を要する頻度が高くなる．

2. 病因

　Todd[4]は照射中に生じる早期障害と，照射後に生じてくる晩期障害に分類した．前者は通常3ヵ月以内に起こり，一過性の粘膜への直接障害が主体で，組織学的には粘膜腺窩の増殖停止や細胞の縮小がみられるが，照射を中止または終了するとほとんどは粘膜上皮の再生により正常に回復する．一方，晩期障害は照射終了から6ヵ月～1年以上経って，粘膜および腸管壁や周囲組織に起こる非可逆的変化である．大腸の粘膜自体の変化に加えて，大腸壁やその周囲組織にある動脈の閉塞性内膜炎や血栓をきたす．これが腸管壁の微小循環障害を惹起し，初期には粘膜に肥厚，充血，毛細血管の拡張，びらん，潰瘍を形成し，障害が強い場合には狭窄や閉塞，さらには周囲の腟や膀胱，皮膚に瘻孔を形成する．

3. 分類

　前述のごとくTodd[4]は早期障害と晩期障害に分類した．また，Sherman[5]は直腸鏡所見より分類し（表1），森田ら[6]は症状と治療法に重点をおいて分類している（表2）．

表1　放射線性直腸炎の分類（Sherman）

grade	
1a	限局性発赤と毛細血管の拡張：粘膜は脆弱で出血しやすいが，潰瘍や狭窄はない
1b	びまん性発赤があり，直腸周囲炎を伴う
2	直腸前壁に多く発生する潰瘍で，灰白色の痂皮を伴う
3	狭窄があり，種々の程度の直腸炎と潰瘍を伴う
4	直腸炎や潰瘍に直腸腟瘻または腸管が伴う穿孔

表2 放射線性腸炎の分類

1度	一過性に生じるびらん性出血で，特に治療を必要としないもの
2度	持続性に粘膜炎や潰瘍からの出血や，軽度狭窄による腹痛があり，内科的投薬を必要とするもの
3度	内科的投薬では出血や腹痛が治癒せず，輸血などが繰り返し必要となる高度の障害で，外科的処置が必要となるもの
4度	不幸にして障害死の転帰をとるもの

(森田新六ら，1979[6])

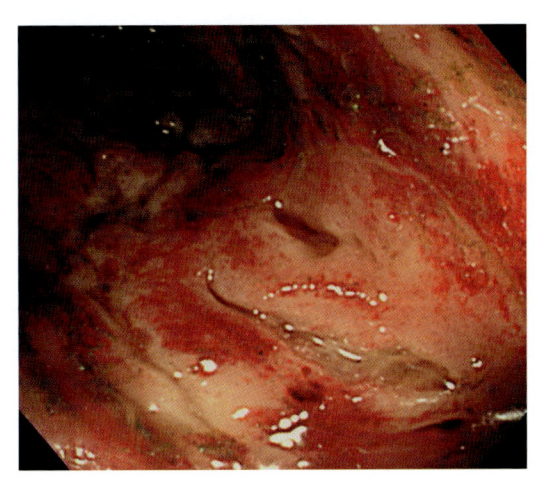

図2 大腸内視鏡所見
潰瘍と発赤，毛細血管の拡張を認める．

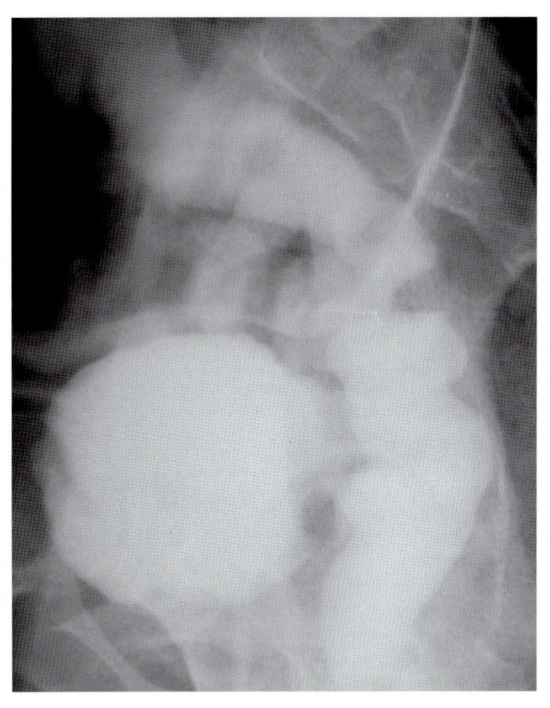

図3 膀胱造影
瘻孔を介して大腸も造影された．

4. 臨床症状

　早期障害としては，下痢や悪心，軽い嘔吐，粘血便，下腹部の不快感などである．晩期障害としては，下血や狭窄に伴う腹痛，便柱の細小化，残便感，便通障害が生じ，狭窄のためイレウスをきたしたり，貧血のため輸血を必要とすることもある．また，穿孔や瘻孔もみられる．

5. 診　断

　骨盤内臓器悪性腫瘍の既往と，それに対する放射線治療の病歴聴取が最も重要である．大腸内視鏡検査では充血，毛細血管の拡張，易出血性，不整潰瘍（図2），狭窄がみられる．注腸造影の所見としては，バリウムの付着不良，fine network patternの乱れ，びらん，潰瘍，狭窄がみられ，周囲臓器，特に腟や膀胱との瘻孔（図3）や膿瘍を認めることもある．病理組織学的所見としては非特異的な慢性炎症所見を呈するが，他の炎症性病変に比べて炎症性細胞浸潤や肉芽組織の形成が乏しい．また，血管に閉塞性変化や血栓形成が認められることが多く，筋組織にも変化や萎縮がみられる．

6. 治　療

　早期障害に対しては，照射中であれば照射を中止する．それに加えて禁食および点滴による腸管の安静，サラゾスルファピリジンやステロイドホルモンの坐剤投与などの保存的療法が行われる．晩期障害に対しては，早期障害時と同様に坐剤などの薬物療法や貧血に対して輸血が施行されるが難治性である．毛細血管の拡張による出血に対しては，ホルマリン散布療法[7]や内視鏡的アルゴンプラズマ凝固療法[8]などの報告がある．

　しかし，穿孔や瘻孔，強度の狭窄の場合や難治例の場合には，外科的手術が必要となる．直腸病変は切除が困難なため，糞便による機械的刺激の軽減目的に人工肛門造設術となる症例が多い．しかし，人工肛門造設術は症状の改善が一時的であったり，術後も直腸病変

が進行性に経過する例があることから，厳重な経過観察が必要である．小腸病変に対しては，バイパス手術や回腸横行結腸側々吻合術後に二期的な空置腸管の切除，一期的な腸管切除吻合などが報告されている．

7. 予　後

Gallandら[9]は1年経過時disease free症例は47％であり，出血のみの症例では新病変は発生しないが，狭窄や瘻孔などの症例では5年生存率は42％と報告している．

また，放射線性腸炎には健常人に比べて大腸癌が2.0～3.6倍発生しやすいため[10]，定期的な観察が必要である．Castroら[11]は，放射線性腸炎に伴う大腸癌の特徴として，1）放射線照射の範囲内に発生する，2）放射線性大腸炎の臨床症状がある，3）放射線治療から10年以上経っている，4）放射線障害の組織所見を有する，5）粘液癌が高頻度に認められることを報告している．

● 問題の解説および解答

問題 1

子宮頸癌に対する広汎子宮全摘術と放射線療法後7ヵ月目に血便を認めたことから，まずは放射線性腸炎が考えられる．しかし，血便をきたす他の疾患を除外する必要がある．検査として便培養検査や大腸内視鏡検査，注腸造影などが有用である．また，子宮頸癌の再発の有無を腹部CT検査などで確認する．

問題 2

放射線性腸炎の内視鏡所見として，発赤や毛細血管の拡張，易出血性，潰瘍，狭窄，瘻孔などがみられるが，図1では発赤と毛細管拡張，出血がみられる．

問題 3

治療方針として，内科的治療としては，腸管の安静，サラゾスルファピリジンやステロイドホルモンの坐剤投与，毛細血管の拡張に伴う出血に対して内視鏡的にアルゴンプラズマ凝固法やホルマリン散布療法などがみられる．しかし，出血が内科的治療でコントロールできなかったり，狭窄や瘻孔，穿孔を認めた場合には外科的手術を要する．

問題 4

放射線性腸炎に伴う合併症として，輸血を必要とする下血や狭窄，イレウスをきたしたり瘻孔や穿孔もみられることがある．

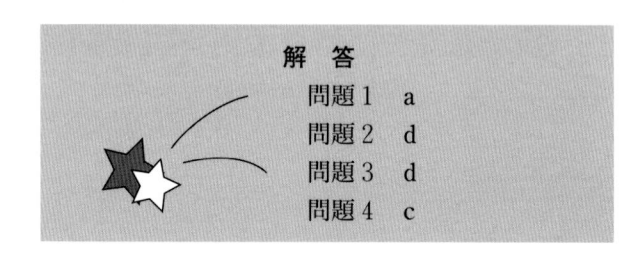

```
解　答
問題1　a
問題2　d
問題3　d
問題4　c
```

● レベルアップをめざす方へ

アルゴンプラズマ凝固法（Argon Plasma Coagulation：APC）

近年，放射線性腸炎による発赤や毛細血管の拡張からの出血に対して，APCによる止血の有用性が報告されている．APCは，アルゴンガスを介して，高周波電流により組織を凝固する非接触型の高周波凝固装置である[12]．すでに凝固され，電気抵抗が高くなった組織を避け，凝固の完了していない電気抵抗の低い組織に向かう特性があり，自動的に均一でばらつきのない凝固層，乾燥層を形成する．通常は出力60W，アルゴンガス流量2 l/minの設定であるが，大腸などの壁が薄い部分では出力を40〜50Wと下げ，アルゴンガス流量を1 l/minぐらいまで低下させても有効である．

適応は，第1に本疾患や出血性消化性潰瘍，腫瘍性出血，ポリペクトミー・EMR後出血，gastric antral vascular ectasia（GAVE）などの消化管出血に対する止血である．第2には腺腫や早期癌で内視鏡的粘膜切除術の絶対適応であっても出血傾向が著明な病変や，EMRの相対適応病変，EMR後の遺残・再発病変，ステント内regrowthやingrowthなどの消化管腫瘍性病変に対する焼灼治療である．また，食道静脈瘤地固め療法やFo再発静脈瘤治療，Barett食道におけるdysplasiaの予防にも施行されている[13]．

● 文　献 ●

1) 津田基晴，山本恵一，山口敏之ほか：放射線性腸炎. 別冊 日本臨牀 消化管症候群（下巻），pp659-661, 1994

2) 永楽 仁, 木村幸三郎, 久保内健生ほか：放射線性腸炎の診断・治療. 外科治療 69：1-8, 1993
3) 牛尾恭輔, 石川 勉, 宮川国久ほか：放射線性腸炎. 胃と腸 32：505-509, 1997
4) Todd TF : Rectal ulceration following irradiation treatment of carcinoma of the cervix uteri. Surg Gynecol Obstet 67 : 617-631, 1938
5) Sherman LF : A reevaluation of the factitial proctitis problem. Am J Surg 88 : 773-779, 1954
6) 森田新六, 荒居竜雄, 栗栖 明ほか：子宮頸癌放射線治療におけるS状結腸障害. 癌の臨床 25：32-39, 1979
7) Seow Choen F, Goh HS, Eu KW, et al : A simple and effective treatment for hemorrhagic radiation proctitis using formalin. Dis Colon Rectum 36 : 135-138, 1993
8) Silva RA, Correia AJ, Moreira Dias L, et al : Argon plasma coagulation therapy for hemorrhagic radiation proctosigmoiditis. Gastrointest Endosc 50 : 221-224, 1999
9) Galland RB, Spencer J : Natural history and surgical management of radiation enteritis. Br J Surg 74 : 742-747, 1987
10) Sandler RS, SandlerDP : Radiation-induced cancer of the colon and rectum, assessing the risk. Gastroenterology 84 : 51-57, 1983
11) CastroEB, Rosen PP, Quan SHQ : Carcinoma of large intestine in patients irradiated for carcinoma of cervix and uterus. Cancer 31 : 45-52, 1993
12) Grund KE, Storek D, Frain G : Endoscopic argon plasma coagulation (APC) first clinical experiences in flexible endoscopy. Endosc Surg Alled Technol 12 : 42-46, 1994
13) 今枝博之, 岩男 泰, 熊井浩一郎：アルゴンプラズマ凝固法. 消化器内視鏡 14：1295-1296, 2002

[今枝 博之／岩男 泰／緒方 晴彦／日比 紀文]

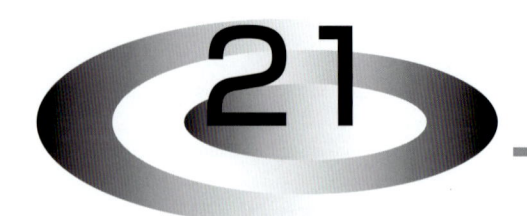

疾患 21 糖尿病患者の突然の腹痛

問題編

● 症例呈示

症例：77歳　男性
主訴：腹痛，下血
家族歴：特記事項なし
既往歴：なし
現病歴：5年前より糖尿病のため加療中であった．平成13年12月9日夜より突然下腹部を中心とした腹痛を自覚し，その後赤褐色の下血が出現したため，12月10日外来を受診した．
初診時現症：意識清明，身長163cm，体重65kg，体温36.7℃，脈拍80回/min，血圧114/80mmHg，眼瞼結膜 軽度貧血あり，眼球結膜 黄疸なし，心音・呼吸音，ともに異常なし，腹部 平坦・軟，肝・脾・腎触知せず，左下腹部に圧痛あり，筋性防御なし，下腿に浮腫を認めず，神経学的にも異常を認めなかった．
受診時の検査所見を以下に示す．
検査所見：
末血：WBC 7,300/μl（Neu 80.5%，Eo 0.2%，Ba 0.2%，Mo 11.0%，Ly 8.1%），RBC 411万/μl，Hb 13.2g/dl，Ht 39.8%，Plat 16.1万/μl
生化学：AST 17 IU/l，ALT14 IU/l，γGTP 14 IU/l，T.Bil 0.8mg/dl，T.P. 5.4g/dl，BUN 38.2mg/dl，Cr 0.6mg/dl，Na 134mEq/l，K 3.4mEq/l，Cl 98mEq/l，BS 175mg/dl，CRP 18.1mg/dl
検尿：蛋白（−），潜血（−），糖（＋）
検便：ヒトヘモグロビン（＋）
心電図：異常なし
胸部レントゲン：異常なし
腹部レントゲン：異常なし

● 設問

問題1　診断のため，まず行うべき検査は次のうちどれか？
(1) 便培養検査
(2) 腹部MRI
(3) 腫瘍シンチ
(4) 便潜血検査
(5) 下部消化管（大腸）内視鏡検査
a(1),(2)　b(1),(5)　c(2),(3)　d(3),(4)　e(4),(5)

消化管出血精査・加療目的にて入院とし，入院時に下部消化管内視検査を施行した．直腸には異常なく，S状結腸において次のような病変がみられた（図1）．

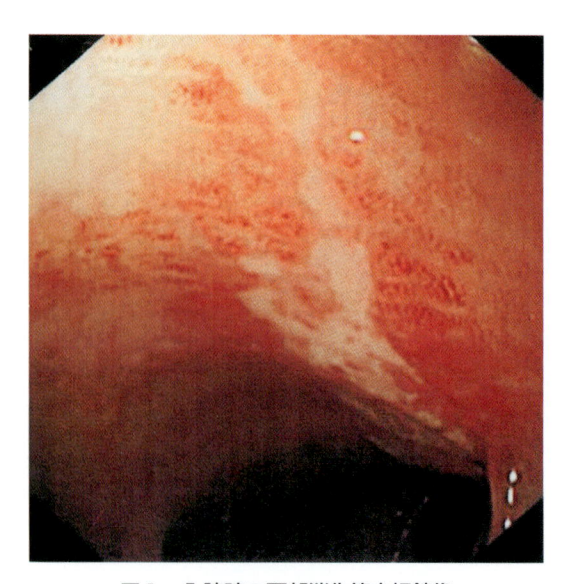

図1　入院時の下部消化管内視鏡像

問題2 下部消化管内視鏡にて認められる所見はどれか？
(1) 敷石様所見
(2) 粘膜の発赤，浮腫
(3) 縦走潰瘍
(4) 輪状潰瘍
(5) 腸管狭窄
a(1),(2)　b(1),(5)　c(2),(3)　d(3),(4)　e(4),(5)

　以上の臨床経過および検査所見より虚血性大腸炎と診断した．便培養検査では原因と考えられる細菌を検出し得なかった．

問題3 本症例の治療として適切なものはどれか？
(1) 絶食
(2) プレドニンの投与
(3) サラゾピリンの投与
(4) 血漿交換
(5) 抗生物質の投与
a(1),(2)　b(1),(5)　c(2),(3)　d(3),(4)　e(4),(5)

問題4 本症の基礎疾患および誘因となるものはどれか？
(1) 糖尿病
(2) 心疾患
(3) 腹部手術の既往
(4) 下痢症
(5) 若年者
a(1),(2),(3)　b(1),(2),(5)　c(1),(4),(5)
d(2),(3),(4)　e(3),(4),(5)

解　説　編

● 虚血性大腸炎について

1. 疾患概念

　虚血性大腸炎は，主幹動脈に明らかな閉塞がなく，可逆性の血行障害に起因した大腸炎である．Boleyら[1]が1963年に腹痛と下血を主訴とし，注腸造影にて母指圧痕像（thumb printing）がみられ，自然治癒した5症例を報告した．その後Marstonら[2]が1966年に同様の症状と所見を呈する16症例を報告し，虚血性大腸炎の概念は確立した．

2. 解剖学的背景・病態

　腸管は下部直腸を除き，腹腔動脈，上腸管膜動脈，下腸管膜動脈により支配され，吻合路が発達し広範な側副血行路を形成している．しかし脾彎曲部が上・下腸管膜動脈の吻合部で，両動脈から最も遠位にあり，虚血に最も弱いため，虚血性大腸炎は脾彎曲部，下行結腸，S状結腸に好発する．本症の病因として，血管側因子として腸管の小血管病変，静脈病変などによる循環障害と，腸管側因子として腸内圧の亢進，腸管蠕動運動亢進による平滑筋の攣縮などが挙げられる．腸管の循環障害をきたす基礎疾患として，動脈硬化，心疾患，糖尿病，腹部手術の既往などがある．また，便秘，下剤の内服，いきみ，浣腸などが誘因となることがあり，腸管内圧の上昇などにより血行障害を生じるためである．このように，血管側因子と腸管側因子が複合して虚血状態が生じ，腸管の組織障害が引き起こされる．ただし，虚血性大腸炎は再発が少なく，血管側因子の関与は相対的に低く，腸管側因子の関与の重要性が示唆される．

3. 病型分類

　臨床的な病型分類にMarstonの分類がある．本症を，1) ischemic colitis with gangrene（壊死型），2) ischemic stricture（狭窄型），3) transient ischemic colitis（一過性型）の3型分類している．

4. 症　状

　典型的な症状は，突然の腹痛と，それに続く下血が特徴である．腹痛，下痢，下血が3主徴である．稀に高齢者などでは腹痛を伴わないこともあり注意が必要である．壊死型の場合，腹膜刺激症状が腹痛に引き続いてみられる．

5. 検査所見

1）臨床検査所見

　白血球増多，貧血，血沈亢進，CRP上昇などの非特異的炎症所見を認める．

2）下部消化管造影（注腸造影）

　急性期の腸管内面の変化として，母指圧痕像（thumb printing，図2），縦走潰瘍が特徴的な所見であり，粘膜下の浮腫・出血を反映している．治癒期には軽症例では速やかに瘢痕も残さず治癒するが，狭窄

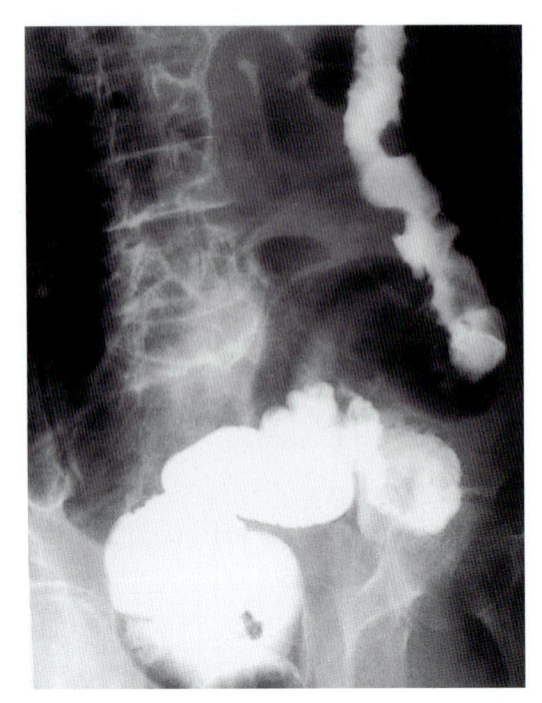

図2 急性期の注腸造影
下行結腸に母指圧痕像を認める.

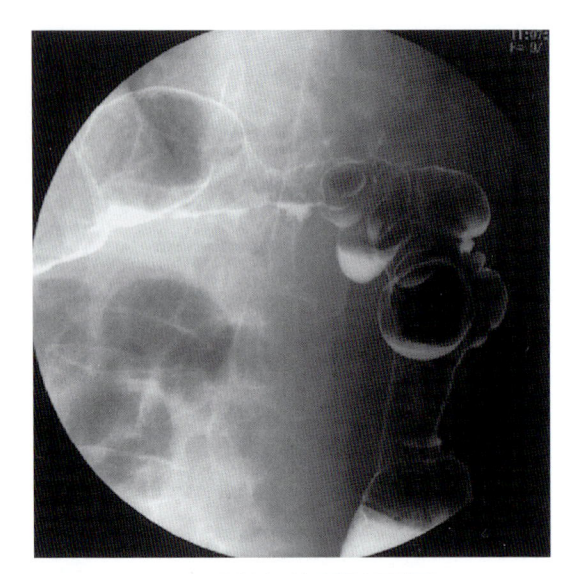

図3 重症例の治癒期注腸造影
横行結腸に著明な管状狭窄および偽憩室形成を認める.

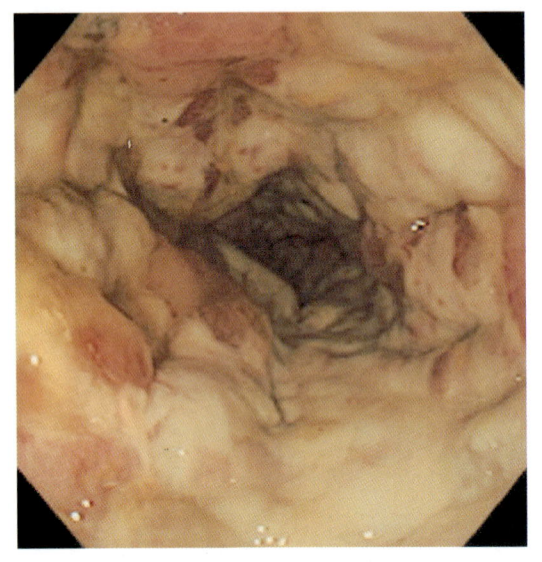

図4 重症例の急性期内視鏡像
全周性の縦走潰瘍, 著名な浮腫がみられる.

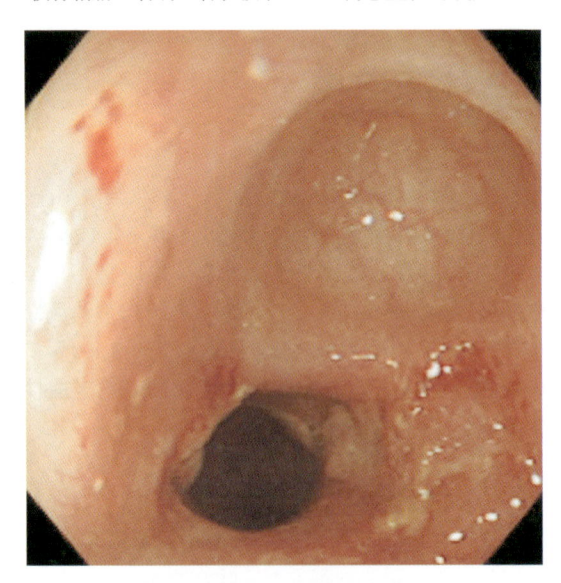

図5 重症例の治癒期内視鏡像
横行結腸に著明な狭窄を認め, 肛門側に偽憩室を認める.

や片側性の変形をきたす症例(図3)もある. 下部消化管内視鏡検査で本症の診断が可能になり, 下部消化管造影検査が行われる機会は最近では少ない.

3) 下部消化管内視鏡検査

急性期には多発びらん, 不整形または縦走潰瘍, 腸管の浮腫, 粘膜内出血による発赤が特徴的な所見(図4)である. 治癒期には軽症例では速やかに治癒するが, 偽憩室, 炎症性ポリープ, 狭窄をきたす症例(図5)もある.

6. 診 断

虚血性大腸炎の診断基準については, Williamsら[3]の案, 飯田ら[4]の案, 勝又ら[5]の案が提唱されている.
Williamsらは,
1) 50歳以上で初発である
2) 消化管の他の部位に虚血性病変がない
3) 抗生物質使用の既往がない
4) 腸管感染症がない
5) 内視鏡的には急性炎症性粘膜病変が認められる

6) X線的には急性の潰瘍性あるいは滲出性変化の像を示し，保存的治療により治癒するが，瘢痕性狭窄を残す

7) 病理学的には粘膜および粘膜下層に破壊，浮腫，出血を認める

以上，7項目をあげている．

いずれの診断基準においても急激に腹痛，下痢，下血で発症し，薬剤性を否定し，糞便の細菌培養が陰性であり，内視鏡検査などによる特徴的な所見と併せて総合的に診断する．

7. 鑑別診断

感染性腸炎，薬剤性（特に抗生物質起因性）腸炎，潰瘍性大腸炎，クローン病，大腸癌などの疾患との鑑別が必要である．便培養，詳細な病歴の聴取（薬剤性を否定するため），内視鏡検査による内視鏡像および病理組織所見により鑑別診断を行い，診断を確定する．

8. 治療・予後

腸管の安静と血流促進を図ることを原則とする．すなわち，安静，絶食，輸液による保存的治療を行う．中等症－重症例では二次感染を防止するために抗生物質などを投与する．壊死型で腹膜刺激症状を伴う場合は速やかに外科的治療を考慮する．急性期での手術のタイミングはむずかしく，腹部所見と腹水の出現，内視鏡所見にて血流途絶による暗黒色粘膜がみられる場合は壊死型を考え手術適応となる．また，狭窄型で数ヵ月後でも腸管に著明な狭窄が残る場合も外科的治療を要する．一般的には多くの場合は保存的に治療でき，予後良好であるが，壊死型の場合は緊急手術が必要な場合もあり，予後は他の型ほど良くない．

問題の解説および解答

問題 1

虚血性大腸炎の診断は典型例では病歴のみで診断がつくことも多いが，できれば比較的早期に下部消化管内視鏡検査にて特徴的な所見を証明することに加えて，感染性腸炎などを除外，鑑別するために便培養検査も必要である．

問題 2

急性期には多発びらん，不整形または縦走潰瘍，腸管の浮腫，粘膜内出血による発赤が特徴的な所見で，狭小化は治癒期に狭窄型では起こりうるが急性期では通常認められない．また壊死型が疑われる場合は穿孔の危険性が高く慎重に扱うべきである．

問題 3

安静，絶食，輸液による保存的治療が原則である．さらに中等症以上では二次感染予防のため抗生物質の投与を行う．プレドニンは二次感染のリスクを増加させるので禁忌である．

問題 4

虚血性大腸炎の病因としては，血管側因子として動脈硬化，心疾患，高血圧，糖尿病，脳血管障害，腹部手術の既往などがあり，発症，再発の予防には基礎疾患の管理を行うことが重要である．また，便秘や排便時のいきみも腸管側因子として腸管内圧の上昇として関与する．

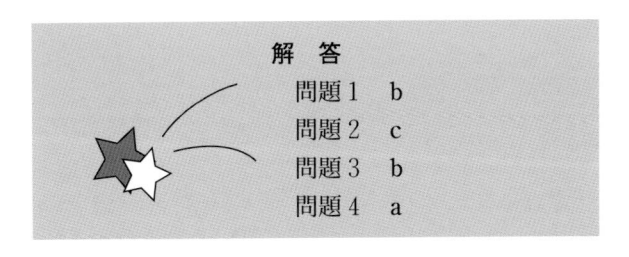

解　答
問題1　b
問題2　c
問題3　b
問題4　a

レベルアップをめざす方へ

疫　学

発生年齢は，Williamsらの診断基準では50歳以上と挙げられているように，高齢発症は特徴のひとつではあるが，若年者にも報告が散見され，高齢発症は必ずしも絶対条件ではない．また特に若年者では女性に多い傾向にある．

新しい補助的検査

　CT検査は，非侵襲的に腸管の浮腫性肥厚所見を直接とらえられることができ，また壊死型などの重症例では，肥厚した壁内にガス像を認めることがある．Balthazarら[6]は54例の虚血性大腸炎のCT所見より，48例に区域性の病変を認め，特徴的な臨床とCTにおける区域性病変の推移から虚血性大腸炎の診断が可能であると報告している．

閉塞性腸炎

　閉塞性大腸炎は，大腸癌，憩室などの狭窄性病変のために糞便が停滞し，口側腸管の拡張，血流低下をきたすことによって生じるびらん・潰瘍性病変であり，病態の基本は広義の虚血性腸炎と考えられる．

●文　献●
1) Boley SJ, Schwarz S, Lash J, et al : Reversible vascular occulusion of the colon. Surg Gynecol Obstet 116 : 53-60, 1963
2) Marston A, Phelis MT, Thomas ML, et al : Ischemic colitis. Gut 7 : 1-15, 1966
3) Williams LF, Wittenberg J : Ischemic colitis-A useful clinical diagnosis, but is it ischemic? Ann Surg 182 : 439-448, 1975
4) 飯田三雄：消化管出血・診断と病態―虚血性腸疾患・直腸出血―．日内会誌 83 : 1282-1287, 1994
5) 勝又伴栄，五十嵐正弘，佐田美和ほか：虚血性大腸炎の内視鏡診断と最新の知見．消内視鏡 9 : 1689-1697, 1997
6) Balthazar EJ, Yen BC, Gordon RB, et al : Ischemic Colitis ; CT evaluation of 54 Cases. Radiology 211 : 381-388, 1999

［中田　博也／中沢　和之／一瀬　雅夫］

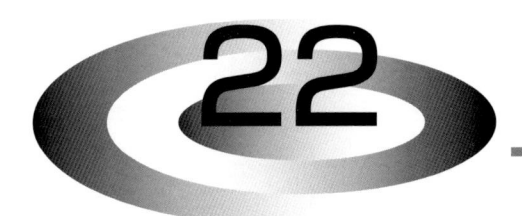

疾患 22 ブスコパンもソセゴンも効かない

問題編

● 症例呈示

症例：72歳　男性
主訴：腹痛
家族歴：特記事項なし
既往歴：心房細動，高血圧
現病歴：昨夜突然激しい腹痛が出現し，自宅で様子をみていたが改善がみられず，嘔吐もみられるようになったため救患室を受診した．
初診時現症：体温38.6℃，血圧86/54mm，脈拍112回/分（不整），意識はやや傾眠傾向．冷汗あり，表在リンパ節は触知せず，眼瞼結膜貧血なし，眼球結膜黄染なし．心音不整あり，雑音聴取せず，呼吸音は異常なし．腹部は上腹部に圧痛あるも，筋性防御なし，肝脾触知せず．下腿浮腫なし，神経学的所見は異常認められない．

受診時検査所見：
検尿：蛋白（−），糖（−）
検便：ヒトヘモグロビン（−）
赤沈：1時間値86mm
末血：WBC 19,000/ml（Neu 92％，Ly 7％，Eo 1％），RBC 465万/μl，Hb 14.3g/dl，Ht 46％，Plate 38万/μl
生化学：GOT 68 IU/ml，GPT 32 IU/ml，LDH 320 IU/ml，TP 6.1g/dl，Alb 3.2g/dl，BUN 22.0 mg/dl，Cr 1.1mg/dl，Na 142mEq/l，K 4.1mEq/l，Cl 102 mEq/l，TC 264mg/dl，TG 284mg/dl，CPK 285U/l，Amy 230IU/l
血清：CRP 18.3mg/dl
血液ガス：pH7.23，pO₂ 94mmHg，pCO₂ 42mmHg，HCO₃ 18mEq/l

心電図：心房細動
胸部レントゲン：大動脈弓部石灰化認めるも，肺野に異常なし
腹部レントゲン：腸管壁肥厚像，小腸の拡張像を認める

● 設問

問題1 来院当初に行うべき処置は下記のうちどれか．
(1) 上部消化管造影検査
(2) 大腸内視鏡検査
(3) 抗不整脈薬の投与
(4) 抗生物質の投与
(5) 静脈路確保と十分な輸液
a(1),(2)　b(2),(3)　c(3),(4)　d(4),(5)　e(1),(5)

問題2 確定診断のための有用な検査は下記のうちどれか．
(1) 造影CT検査
(2) 血管造影検査
(3) 小腸造影検査
(4) 大腸内視鏡検査
(5) 上部消化管内視鏡検査
a(1),(2)　b(2),(3)　c(3),(4)　d(4),(5)　e(1),(5)

問題3 本症例の治療方針として正しいものを選べ．
(1) イレウス管を挿入し，補液で経過観察
(2) ステロイドホルモン静脈投与
(3) 全身状態改善後ただちに手術
(4) 血栓溶解剤（ウロキナーゼ）の動注
(5) プロトンポンプ阻害薬の投与

a (1), (2)　b (2), (3)　c (3), (4)　d (4), (5)　e (1), (5)

解説編

上腸間膜動脈血栓症について

1. 疾患概念

腸間膜動脈系に血流障害が起こり，その支配域の腸管に高度の循環障害が生じる一群の疾患を腸間膜血管閉塞症と総称する．上腸間膜動脈閉塞症の頻度が最も高い．そのなかで，塞栓症が40～50％，血栓症が15～20％である．下腸間膜動脈は，上腸間膜動脈に比べ支配領域が狭く，血流量も少なく，側副血行路も発達しているため，重大な血流障害が起こる頻度は低い．また腸間膜静脈閉塞症の頻度も低く，5～10％である．なお，主幹血管に閉塞性病変がないにもかかわらず，心拍出量の低下などにより腸間膜に梗塞が起こることもあり，非閉塞性腸間膜梗塞症といわれており，その頻度は20～30％である[1]．

上記をまとめて分類すると以下のようになる．

1) 主幹血管の閉塞性病変によるもの
(1) 上（下）腸間膜動脈閉塞症
 ・塞栓症
 ・血栓症
 ・その他（解離性大動脈瘤，SLEや悪性関節リウマチなどの血管炎）
(2) 上（下）腸間膜静脈閉塞症：静脈血栓症

2) 主幹血管に閉塞性病変のないもの：非閉塞性腸間膜梗塞症

上腸間膜動脈血栓症が主題であるが，実際には血栓症か塞栓症かの鑑別はしばしば困難なため，急性上腸間膜動脈閉塞症ということで両者を同時に述べることにする．

2. 原因と病態

1) 塞栓症

僧帽弁狭窄症，急性心筋梗塞，心房細動，心内膜炎など心由来の塞栓が多い．塞栓による閉塞部位は，中結腸動脈分岐部や回結腸動脈分岐部に多い．

2) 血栓症

上腸間膜動脈起始部に粥状硬化が存在し，血栓による閉塞が生じる．閉塞部位が中枢側に多いため，塞栓症に比べ梗塞範囲が広く，全空腸，回腸に加え，上行・横行結腸にまで及ぶことが多い．一度閉塞が起こると，時間の経過で末梢の動脈や静脈にも二次血栓が生じるため，一層致命率が高くなる．

3. 頻度と疫学

欧米では入院患者の0.1％と報告されているが，わが国での発生頻度は欧米に比べて少ない[1]．Mishimaらの報告では1981～1985年の5年間における集計で，acute mesenteric ischemiaは162例（年間平均32.4例）であり，死亡率は65.4％となっている[2]．しかし，今後は高齢化に伴い発生頻度の増加が予想される．

年齢は70歳台から80歳台をピークとするものが多く，男女比についてはさまざまな報告がある．腸管の壊死部位としては，回腸が80％と最も頻度が高く，空腸62％，右側結腸50％，横行結腸48％の順である[3]．

4. 臨床的特徴

急性上腸間膜動脈閉塞症の早期診断には，この病気を強く疑うことが要求される．患者は50歳以上であることが多く，心不全，不整脈，あるいは最近心筋梗塞を起こしたなどの危険因子を持つ．その他低血圧や循環血漿流量減少などを引き起こすような重篤な併存疾患も急性上腸間膜動脈閉塞症を起こしやすい．

主症状は腹痛であり，患者の75％から98％にみられる[4]．腹部所見は強度の腹痛のわりには発症初期には局所所見に乏しく，腹膜炎を起こして初めて筋性防御などの腹膜刺激徴候が出現する．腹痛は激烈で臭化ブチルスコポラミン（商品名：ブスコパン）などの鎮痙剤や塩酸ペンタゾシン（商品名：ソセゴン）などの非麻薬性鎮痛薬を投与しても軽快しないことが多い．

その他嘔吐，下痢，血便なども出現するが，腹膜炎を併発すると，麻痺性イレウスの所見を呈し，ショック状態となる．

5. 検査所見

1) 血液検査

入院時では，75％の患者に15,000/mm^{3}を超える白血球増多がみられる．病態進行とともに血液濃縮が起こるとヘマトクリット値は上昇する．血液ガス分析上，症例の約50％に代謝性アシドーシスをみる．腸管の

虚血が進行すると，血清CPK（特に平滑筋由来とされるBB），LDH，ALP，アミラーゼも上昇する．また，血清，尿，および腹水中の無機リンが上昇することが報告されており，早期診断に有用であるとする報告もみられる[5]．

2）腹部単純X線検査（図1）

腹部単純X線検査では，初期には特徴的所見を認めないことが多く，消化管の穿孔や腸閉塞のような他の急性腹症を除外する目的で撮影する．病態が進行してくると，特異的な所見として，腸管壁の肥厚やケルクリングひだの消失，腸管壁内気腫や門脈内のガス像が見られる．また，非特異的な所見として，小腸の拡張やニボー形成，脾弯曲部cut off sign，糞便陰影の消失もしくは減少などが見られる[6]．

3）超音波検査

超音波検査は，上腸間膜動脈の血流を評価したり，閉塞が完全か不完全かを見たりするのに役立つが，腸管のガス像に妨げられ，観察が制限されることが多い．

4）CT検査

CT検査においては，腸管壁の肥厚，腸管内腔の拡張，血管内血栓などの所見を認める．頻度は少ないが特異的な所見として，腸管壁内気腫や門脈内のガス像が認められる[4]（図2，3）．

5）血管造影

血管造影は特異性が高く，最も直接的な診断法である．また診断のみならず，血管拡張剤注入経路としても有用であるとする報告も認められる[1]．動脈塞栓症では，上腸間膜動脈起始部から4～6cm末梢で，特に中結腸動脈分岐部直下に閉塞があることが多い．血栓症の場合と異なって，側副血行路は通常見られない．動脈血栓症では，上腸間膜動脈起始部に閉塞がみられることが多く，他の主要分枝血管の起始部に狭窄を伴っていることもある．また，側副血行路が認められることがある[7]．

6. 治　　療

1）全身的治療

多量の電解質液補充，十分な広範囲スペクトラム抗生物質の投与，抗凝固薬の投与が必要になる．

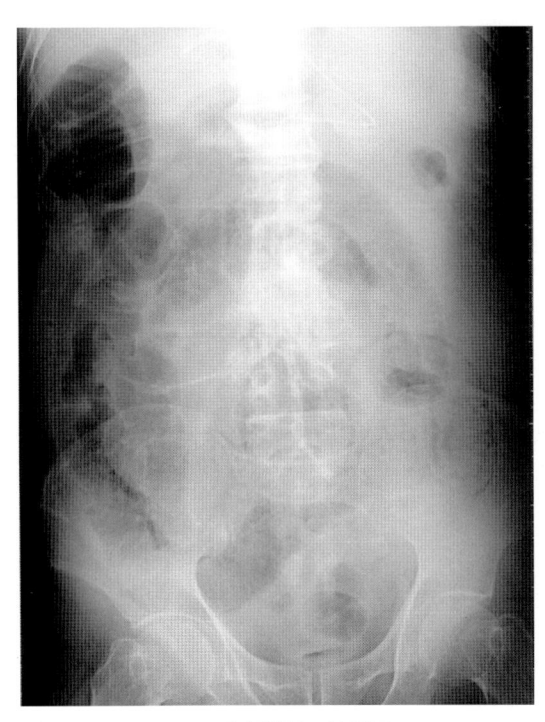

図1　腹部単純X線所見
腸管の肥厚，腸管壁内気腫が認められる．

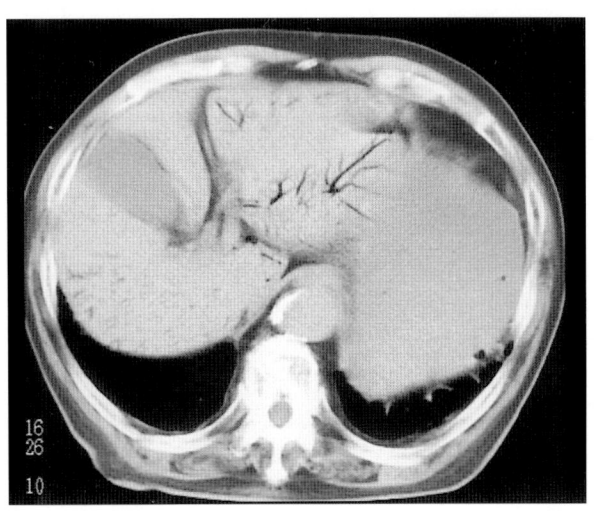

図2　CT所見（1）
肝内門脈のガス像が認められる．

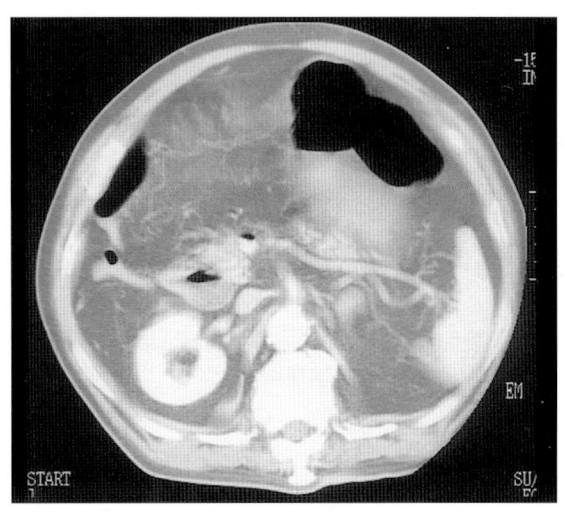

図3　CT所見（2）
上腸間膜静脈内のガス像が認められる．

2) 手術

開腹時にはすでに腸管が壊死していることがほとんどである．現実的には血管造影を直ちに行えない状況もあるため，腹膜刺激症状がある場合には開腹手術で腸管切除を行う．動脈閉塞部位に対しては，塞栓摘除，血栓内膜摘除，血行再建を行う．腸管の血流回復に問題があり，一次的吻合が不安な場合には，腸瘻造設にとどめ，2期的手術を考慮する．腸管や腹膜内出血の原因となるため，術後48時間は抗凝固療法を行わない．

3) 血管外科的手技による血流再開法

国外の文献では，従来より，上腸間膜動脈造影で塞栓が確認された時は，即効性のある血管拡張剤である塩酸トラゾリン（商品名：イミダリン）をワンショットで静注し，その後塩酸パパベリンを血管カテーテルから持続点滴する[4]．もし塞栓が認められた場合は，腸管壊死部を切除するしないにかかわらず，動脈造影にて塞栓を摘出する．

国内の文献においては，最近では血栓溶解療法が散見される．宗岡らは，「SMA本幹閉塞では5時間以内，SMA遠位部の閉塞では12時間以内がウロキナーゼを用いた血栓溶解療法のゴールデンタイムである」と述べている[8]．血栓の溶ける徴候がない場合，あるいは腹膜刺激徴候が進行してきた場合には，溶解療法は中止して，緊急手術に移行すべきである．また，血栓溶解可能であった場合でも腸管壊死や腸管出血が出現する可能性を念頭におき，注意深く経過観察することが重要である[8]．

7. 予　　後

上腸間膜動脈血栓症は，早期診断が非常に困難であり，高齢者や心疾患患者に多く，急速に病態が進行するために死亡率は70〜90％と高率である．術後も短腸症候群となり，長期の中心静脈または経管栄養管理が必要なことが多い．

問題の解説および解答

問題　1

急性腹症で来院した患者への基本的な処置法を問う問題である．意識レベルの低下があり，発熱や血圧の低下も認められ，敗血症性ショックを疑わなければならない．検査に先立ち全身状態の改善が重要である．

問題　2

上腸間膜動脈血栓症の診断には，造影CTにて上腸間膜動脈内の血栓や腸管壁の肥厚，腸管内腔の拡張などを確認する．また，より直接的には血管造影が有用であるが，実際には緊急で血管造影を行える施設が限られており，腸管壊死により緊急手術が先行することも少なくない．消化管造影検査や内視鏡検査は穿孔などの合併症を伴いやすく，これらの検査は禁忌である．

問題　3

多量の電解質液補充，十分な広範囲スペクトラム抗生物質の投与を行い，開腹手術で腸管切除を施行する．術前に診断がつかない場合も多く，原因不明の腹膜炎として開腹になることもある．腹膜刺激徴候が明らかになる以前で，急性上腸間膜動脈血行不全が疑われる症例には，積極的に血管造影検査を行う．血管の閉塞が認められ発症後早期であれば，カテーテルより血栓溶解剤の動注を開始する．

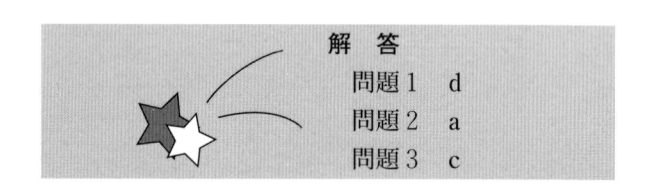

```
解　答
問題1　d
問題2　a
問題3　c
```

レベルアップをめざす方へ

その他の疾患（腸間膜動脈閉塞症以外の腸間膜血行不全）

1．腸間膜静脈閉塞症

男性にやや多く，40〜60歳に多い．原因としては，門脈圧亢進症（うっ血脾を伴う肝硬変，食道静脈瘤硬化療法後），炎症（膵炎，腹膜炎，炎症性腸疾患，骨盤内膿瘍，憩室炎），脾摘除後および腹部外傷後，凝固能亢進状態（悪性腫瘍，アンチトロンビンIII欠乏症，経口避妊薬，妊娠，多血症，血小板増多症）などの要因があげられている．静脈うっ滞によって腸管壁の浮腫や出血性梗塞などが起こる．腹痛で発症するが，動脈閉塞の時に比べるとやや緩徐である．確定診断は造影CT検査が有用で，腸間膜静

脈内の血栓が認められる．治療は，ヘパリンによる抗凝固療法や，ウロキナーゼによる血栓溶解療法が行われるが，腹膜刺激症状が強ければ開腹手術になる．

2. 非閉塞性腸管膜梗塞症

うっ血性心不全や心筋梗塞に基づく心拍出量の低下，ジギタリスによる腸間膜血管収縮，利尿剤投与による血液濃縮，高度消化管出血後の低血圧などが原因となる．血管造影にてSMAの狭小化，攣縮などが見られ，ショックや膵炎がなければこの病態が考えられる．治療としては，まず塩酸パパベリンの動注を行うが，20分を経過しても腹膜刺激症状が持続するような場合は，開腹して腸切除を行う．

●文　献●

1) Kaleya RN, Sammarto RJ, Boley SJ : Aggressive approach to acute mesenteric iscemia. Surg Clin N Amer 72 : 157-182, 1992
2) Mishima Y : Acute mesenteric ischemia. Jpn J Surg 18 : 615-619, 1988
3) Kairaluoma MI : Mesenteric infarction. Am J Surg 133 : 188-193, 1977
4) Brandt L, Boley S, Kauvar DJ : Intestinal ischemia. In : Management of Gastrointestinal Disease, end 2 (Ed, Winawer SHJ), Gower Medical Publishing . New York, 1992
5) Jamieson WG, Marchuk S, Rowsom J, et al : The early diagnosis of massive acute intestinal ischemia. Br J Surg 69 (Suppl) : 52-53, 1982
6) Tomchik FS, Wittenberg J, Ottinger LW, et al : The roentgenographic spectrum of bowel infarction. Radiology 96 : 249-260, 1970
7) 粟根康行：急性腸間膜血管閉塞症，新外科学大系23B，pp251-270，中山書店，東京，1991
8) 宗岡克樹，白井良夫，高木健太郎ほか：急性上腸間膜動脈閉塞症に対するウロキナーゼ動注療法－2症例の報告．日消外会誌 34 : 495-499, 2001

［根岸　道子／鳥居　明］

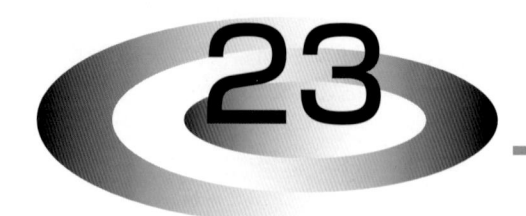

疾患 23 電車に乗るとトイレに行きたくなるんだけど…

問題編

症例呈示

症例：39歳　女性
主訴：下痢
家族歴：特記事項なし
既往歴：なし
現病歴：X-2年から電車に乗ると突然，腹痛，下痢，胸部不快感，ほてり，動悸，不安感などがあるようになった．通勤途中のトイレのある電車の駅やトイレの場所をすべてチェックするようになった．下痢と腹部不快感は普段でも毎日のようにあるとのことでX年Y月に外来を受診した．排便回数は1日，2～3回で，トイレに行くと腹部不快感や腹痛はよくなる．食欲良好，睡眠 中途覚醒がある，アルコール・喫煙歴 なし
初診時現症：身長158cm，体重55kg，体温36.5℃，血圧120/60mmHg，脈拍75回/min，意識清明，表在性リンパ節触知せず，眼瞼結膜・球結膜 貧血・黄疸なし，心音・呼吸音 異常なし，腹部 平坦・軟，肝・脾・腎触知せず，左下腹部に軽度の圧痛あり，筋性防御なし，腫瘤触知せず，下腿浮腫なし，神経学的所見異常なし

受診時検査所見：
検尿：蛋白（－），糖（－）
検便：免疫学的便潜血検査（－）
赤沈：1時間値3mm
末血：WBC 4,900/μl，RBC 442万/μl，Hb 13.1g/dl
肝機能・電解質：異常なし
血中ホルモン：TSH 2.6μg/dl，T3 0.8ng/ml，T4 8.9ng/ml
心電図・ホルター心電図：異常なし
胸部X線写真：異常なし
腹部単純撮影：異常なし
心理テスト：CMI領域Ⅳ，Y-GテストD型

設問

問題1　診断のため，追加が必要な検査は下記のうちどれか？
(1) 注腸造影
(2) 腹部超音波検査
(3) 大腸内視鏡検査
(4) 腹部MRI
(5) 追加は必要でない
a(1),(2)　b(2),(3)　c(3),(4)　d(1),(3)　e(5)

問題2　過敏性腸症候群に多い併存症はどれか？
(1) 機能性胃腸症
(2) 狭心症
(3) 大腸憩室疾患
(4) パニック障害
(5) 乳糖不耐症
a(1),(2)　b(1),(4)　c(2),(3)　d(3),(5)　e(4),(5)

問題3　本症例の診断を支持する症状はどれか？
(1) 心理・社会的ストレス
(2) 食後の腹痛
(3) 腹部膨満感
(4) 粘液便
(5) 背部痛
a(1),(2)　b(1),(5)　c(2),(3)　d(3),(4)　e(4),(5)

問題4　今後の治療方針について誤っている組み合わ

せを選べ．
(1) 症状の自己コントロールを治療目標とする
(2) 食事は低残渣食とするのがよい
(3) 心理療法は必ず行う
(4) 腹痛にはニトロールを用いる
(5) 腹痛には三環系抗うつ薬が有効なことがある

a (1), (2)　b (1), (5)　c (2), (3)　d (3), (4)　e (4), (5)

解説編

過敏性腸症候群 (irritable bowel syndrome, IBS) について

1. 診断基準

　Rome IIのIBSの診断基準を表1に示す．診断を支持する症状を表2に挙げる．診断に際しての留意点であるが，腹部膨満感は症状の持続が一定でなく，男性に少ないので診断基準に含めていない．症状は7日間に1日でもあれば有症状週とする．診断基準のなかに心理・社会的ストレスは診断には必要ないので含めていない．診断上，最も大切なことは，腹痛と便形状についての注意深い病歴聴取である．排便と関連する腹痛は腸由来を疑わせる．胃結腸反射の亢進による食後の症状増悪は限られた症例のみにある[1]．病歴で確かめるべきことは表3のリスク徴候である．IBSに併存することが多いのは機能性胃腸症，パニック障害，身体表現性障害などである[2]．身体所見は他疾患の鑑別に大切であるがIBSに特異的な所見はない．臨床検査は必要最小限にとどめる（表3）．おもな鑑別すべき疾患は炎症性腸疾患，乳糖不耐症，薬物による便通異常などである．

2. 生活指導

　IBSは生活の場に問題のあることが多い．身体症状のなかでも，便通異常や腹痛は，生活習慣のなかでの悪い条件づけによる行動変容によることもある．生活上の改善すべき点や問題のある環境因子などを指摘し，生活指導や環境調整をはかる．食事指導として高線維食を勧める．高線維食は特に便秘型に効果がある．

表1　IBSのRome II診断基準

過敏性腸症候群（IBS）
前提：症状を説明するだけの器質性異常または代謝異常がないこと．
腹痛または腹部不快感が，過去12ヵ月中の，連続とは限らない12週間以上ある．
下記の2項目以上の特徴がある．
　1）排便によって軽快する．および/また
　2）排便回数の変化で始まる．および/また
　3）便形状（外観）の変化で始まる．
Rome II基準は機能性消化管障害の診断基準であり，世界的に用いられている．その中にIBSの診断基準もある．

(Thompson WGら, 2000[1]から作成)

表2　IBSの診断支持症状

●排便回数の異常●　研究目的では排便回数は　3回>1日，あるいは　3回<週
●便形状の異常●　兎糞／硬便　または　軟便／水様便
●便排出の異常●　排便困難感，便意切迫，または残便感
●粘液の排出●
●腹満感，または腹部膨満感●
Rome IIではIBSの診断基準以外に，診断には必須ではないが，診断を支持する症状を挙げている．

(Thompson WGら, 2000[1]から作成)

表3　一般検査およびリスク徴候

1. 一般検査
1) 末梢血（白血球,赤血球,血色素），CRP,尿検査,血液生化学検査（総蛋白,GOT,GPT,γ-GTP）
2) 糞便検査，潜血検査

2. リスク徴候と精査希望
1) 45歳未満で家族歴がある．
2) 45歳以上での発症
3) 病悩期間が短く，症状が進行性
4) 異常な身体所見
5) 6カ月以内の予期しない体重減少（3Kg以上）
6) 症状による夜間の目覚め
7) 粘血便

○患者が精査を希望し，ある程度必要性のある検査はリスク徴候がなくとも行う．
　IBSの一般検査の範囲を示した．精査を行う必要があるのはリスク徴候がある場合と患者が精査を希望する場合である．

3. 薬物治療

1) 身体症状の薬物治療

IBSを1剤で治療するのは不可能であり，偽薬効果も高い疾患であるが，下痢，便秘，腹痛の強いときに薬物治療は有用である．Loperamideは下痢に有効であるが，過剰効果に注意する．Calcium Polycarbophilは中性条件下で膨潤・ゲル化し，便通を正常化する．抗コリン薬およびトリメブチンなどの消化管運動機能調整薬は効果が期待できる．

2) 向精神薬

抗不安薬は，一時的なストレスにより不安・緊張感が生じた場合や，身体症状がさらに不安を増すといった症例に用いるが，長期投薬を避ける．抗うつ薬のうち三環系抗うつ薬は，抗うつ作用の他に抗コリン作用，内臓知覚過敏改善作用もあり，便通異常と腹痛にも効果が期待できる．投薬量は精神科領域での使用量の1/3程度で十分であるが，症例によっては十分量の抗うつ薬の投薬を必要とすることもある．

3) 心理療法

心理面接を行い，検査結果を説明し，予後のよい疾患であることを説明し，生命を保証する．葛藤の発散，緊張の緩和をはかり，自己正常化を促すようにする．認知行動療法はストレス対策のみならず身体症状および精神症状の改善にも有効である．

4. IBSの予後

IBSの生命に対する予後は良好である．IBSを長期間追跡した調査でIBSと診断された後に他疾患が見い出されたのは5％程度にすぎない．一般にIBSは長期にわたり症状の寛解，増悪を繰り返す．患者の症状が不変でも，患者が症状をセルフコントロールし，社会的適応能を身につけていれば問題はない．

問題の解説および解答

問題 1

IBSの診断と鑑別診断のための臨床検査の範囲は，常識的な項目のみで良い．診断基準に合致している症例では尿，末梢血，生化学検査などの一般検査が異常値となることは1％以下である．

問題 2

IBSと併存することの多い疾患は，機能性胃腸症，パニック障害などである．二つの機能性消化管障害が併存する場合の用語は「オーバーラップ」を用いる[1]．機能性胃腸症とパニック障害は両者ともIBSの約30％に併存する．大腸憩室疾患と乳糖不耐症はIBSと類似の症状を訴えるが，IBSとは異なる疾患である．

問題 3

IBSの診断を支持する症状は表2を参照のこと．IBSは心理異常（psychologic distress）のある症例は多いが，発症に心理・社会的ストレスが関与するのは10％程度に過ぎない．心理・社会的ストレスは症状の増悪や再燃に関連する．また，IBSで胃結腸反射の亢進が多いというエビデンスはない．IBSでは背部痛の訴えは多いが診断には必要でない．

問題 4

IBSの治療は症状の自己コントロールが大切である．食事は高線維食が良い．軽症例の多くは心理療法は不要である．ニトロールは無効である．三環系抗うつ薬は内臓知覚過敏に対し有効なことがある．

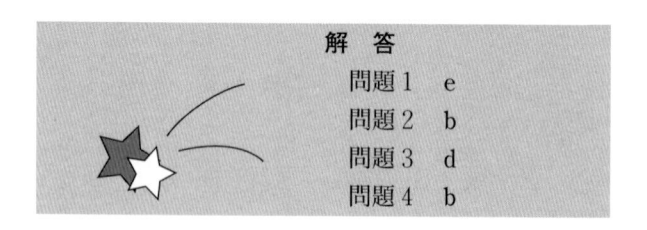

解　答

問題1　e
問題2　b
問題3　d
問題4　b

レベルアップをめざす方へ

疫　学

IBSは大腸疾患のなかで最も高頻度である．一般人口の9〜22％といわれている．女性に多く，20〜40歳台に多い．下痢型は男性が多く，便秘型は女性が多い．軽症は70％，中等症は25％，重症は5％程度である．

病因と病態生理

　成因は確定していない．消化管運動異常，内臓知覚異常とくに消化管刺激因子に対する過敏性または過剰反応，免疫異常などが想定されている．心理・社会的ストレスは発症の引き金となったり，増悪する要因であるが成因ではない．

　IBSの病態生理は，1）大腸運動，2）内臓知覚，3）中枢の知覚情報処理，4）免疫，などから検討されている．IBSに特異的な大腸運動はない．ストレスと大腸運動の関連では，甲状腺刺激ホルモン放出ホルモンおよび副腎皮質刺激ホルモン放出因子の受容体1が注目されている．内臓知覚であるが，乳糖・胆汁酸・短鎖脂肪酸などの侵害刺激に対する腸管の過剰反応がある．大腸への伸展刺激による腹痛に対して，異痛症（allodynia）と知覚過敏（hyperalgesia）がある．中枢機能異常であるが，IBSでは睡眠時脳波異常があったり，PETやfMRIを用いた研究から，末梢からの知覚や疼痛の情報を処理する中枢の機能異常がある．特に前頭前野，前帯状回，島などの機能異常が報告されている．また，腸炎後に発症するIBS（post-infectious IBS）のあることや，肥満細胞機能異常のあるものもあり，免疫と病態との関連が検討されている．

新しい治療法

　5-HT関連薬が注目を集めている．女性の下痢型に有効な5-HT3 AntagonistのAlosetron，女性の便秘型に有効な5-HT4 AgonistのTegaserodなどである．IBSの治療ガイドラインが次々と発表されている．英国消化器病学会ガイドライン[3]，AGAガイドライン[4]，（厚生省）過敏性腸症候群の診断・治療ガイドライン[5]などである．参考にされたし．

●文　　献●

1) Thompson WG, Longstreth GL, Drossman DA, et al : Functional bowel disorders and functional abdominal pain. In : Rome II : The functional gastrointestinal disordres（Eds, Drossman DA, et al），2nd ed, pp351-432, McLean, VA, Degnon Associates, 2000
2) Whitehead WE, Palsson O, Jones KR, : Systemic review of the comorbidity of irritable bowel syndrome with other disorders: What are the causes and implications? Gastroenterology 122 : 1140-1156, 2002
3) Jones J, Boorman J, Cann P, et al : British Society of Gastroenterology guidlines for the management of the irritable bowel syndrome. Gut 47（Suppl II）: ii1-ii19, 2000
4) Drossman DA, Camilleri M, Mayer EA, et al : AGA Technical review on irritable bowel syndrome. Gastroenterology 123 : 2108-2131, 2002
5) 福土　審，金澤　素，遠藤由香ほか：過敏性腸症候群．心身症診断・治療ガイドライン2002（西間三馨監修），pp103-124，協和企画，東京，2002

［佐々木　大輔］

182 Ⅱ. 疾患編

疾患 24 どういう時に手術？

問題編

◉ 症例呈示

症例：20歳　女性
現病歴：生来, 便秘気味であったが, 約1週間前より排便時の肛門痛と出血を訴えて来院した.

◉ 設　問

問題1 肛門部の所見を図1に示す. この疾患について正しいのはどれか.
(1) 自潰した肛門周囲膿瘍
(2) 肛門の前方に生ずることが多い
(3) 急性期には止痢剤を投与して排便を止める
(4) 保存療法としては軟便剤と軟膏を塗布する
(5) 手術療法は慢性裂肛に対して側方括約筋切開術が行われる.
a(1),(3)　b(2),(4)　c(1),(4)　d(3),(4)　e(4),(5)

問題2 痔核・痔瘻について正しいものはどれか, 2つ撰べ.
(1) 痔瘻の頻度として, extrasphincteric type が最も多い

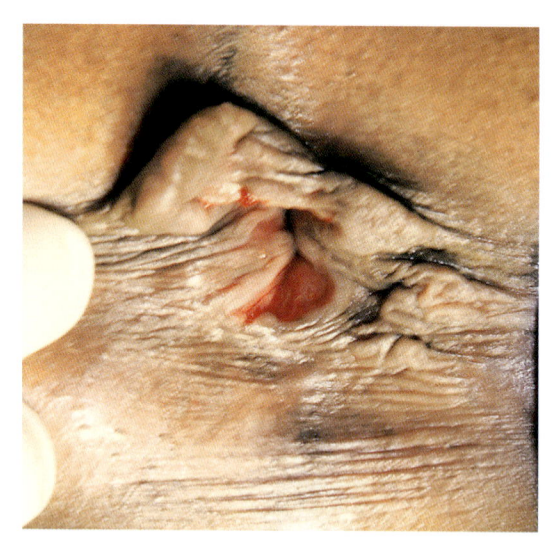

図1　来院時肛門部所見

(2) 内痔核の好発部位は, 上直腸動脈の末梢である3時, 7時, 11時の3ヵ所である
(3) 痔瘻の治療としては, 外科的治療が原則である
(4) 外口が肛門の前方にある痔瘻は, 原発巣が肛門の6時方向にあるものが多い
(5) 内痔核は肛門の歯状線より外側にある
a(1),(2)　b(1),(5)　c(2),(3)　d(3),(4)　e(4),(5)

解説編

◉ 痔　核

1. 疾患概念
　痔核組織は肛門管粘膜下の血管組織を含む柔らかい構造物であり, anal cushion を形成し, 肛門を密着させ, 肛門の閉鎖にあずかっていると考えられている[1]. これが鬱血腫大して, 出血や脱出などの症状をきたすと疾患としての痔核と呼ばれる. 歯状線より口側にあるものを内痔核, 歯状線より外側にあるものが外痔核である (図2).

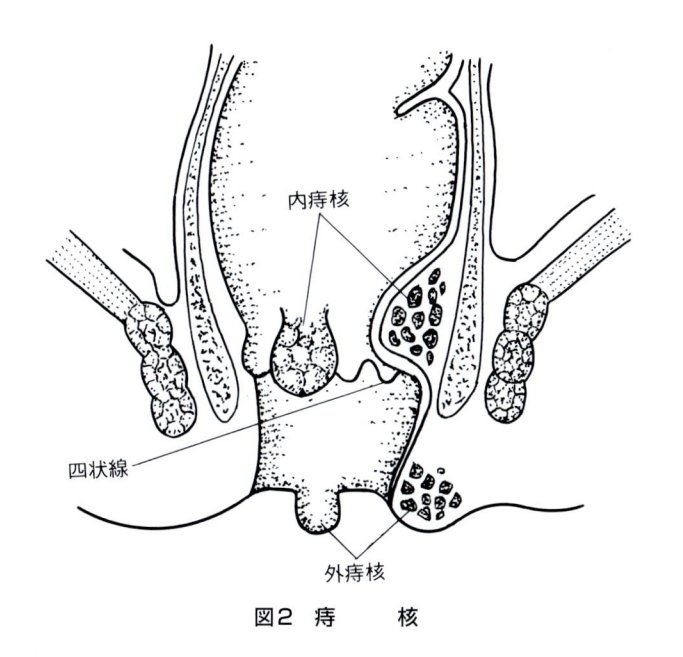

図2 痔　核

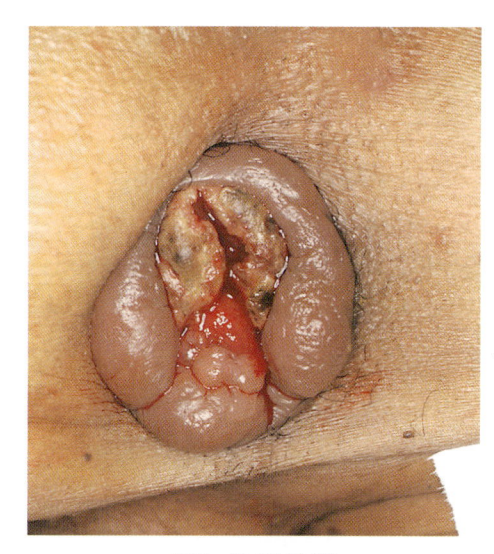

図3 嵌頓痔核
内痔核に外痔核を伴い，混合痔核ともいう．

2. 内 痔 核

内痔核の腫大の原因は肛門粘膜の滑脱と静脈鬱血と考えられている[2]．排便時の強いいきみの習慣がanal cushionの滑脱をきたす．また，静脈鬱血は肛門括約筋機能の亢進，妊娠や骨盤内腫瘍による静脈還流障害によりきたされる．anal cushionの滑脱がcushion内の結合組織の進展，脆弱化さらに脱出をきたすことになる．内痔核は上直腸動脈分枝の流入部位（肛門の3，7，11時）に主として発生する．

1) 症　状

おもな症状は出血と脱出である．内痔核を覆う粘膜は円柱上皮であるので，痛覚がなく疼痛を伴うことは少ない．出血は排便時の鮮紅色の出血で，紙に付着するものから，ほとばしるように出血するものもある．高度の出血が持続すると貧血をきたすこともある．脱出の程度により，肛門不快感，粘液分泌，排便終了感が得られないなどを訴える．粘液分泌が持続すると肛門周囲の糜爛，掻痒をきたすこともある．

2) 分　類

内痔核の脱出の程度により以下のごとく分類される．

1度：単に痔核が腫大したもの
2度：痔核が腫大して，排便時に肛門より脱出するが，排便後に自然に戻るもの
3度：排便後に脱出した痔核を指で戻すもの
4度：常に脱出したままのもの

内痔核が脱出したままになり，疼痛のため還納できなくなったものを嵌頓痔核と呼び，脱出組織の血行障害のため，血栓形成，懐死をきたす．したがって，嵌頓痔核の状態では外痔核も伴っており，混合痔核と呼ばれる（図3）．

3) 診　断

安静時といきみ時の肛門視診により，脱出の程度のおおよその診断がなされる．肛門鏡検査では正常でも3，7，11時のanal cushionの腫大がみられるが，いきませることにより，肛門鏡内に突出してくる程度により脱出の状態を推量できる．出血を訴える場合には上皮の怒張，発赤がみられる．脱出を繰り返している場合には粘膜上皮の線維化，硬結を触れる．

4) 治療方針

肛門鏡検査により腫大した痔核を認めても，ときに出血するのみで特段の苦痛がない場合には生活指導と保存療法を行う．急性発作を繰り返し，脱出の程度が増悪する場合には，保存療法のほかに非観血療法を試みる．3度あるいは4度で患者が苦痛を訴える場合には手術療法を行う．

保存療法は痔核の浮腫，腫脹などを軽減する効果を期待するものであり，坐浴や入浴により局所を清潔に保ち，消炎酵素剤の内服や坐剤を投与する．便秘や排便時のいきみの習慣は痔核を増悪させるので緩下剤を投与して便通を整えるなどである．非観血療法としては，急速凍結による懐死を目的とした凍結療法，熱凝固による赤外線凝固，輪ゴム結紮療法，痔核根部への硬化剤の注射による硬化療法などが行われる．3度から4度の痔核で，保存療法にて十分な効果が得られず，患者が手術に同意した場合に手術療法が適応とされる．

手術療法のおもなものは，局所切除縫合（Braatz

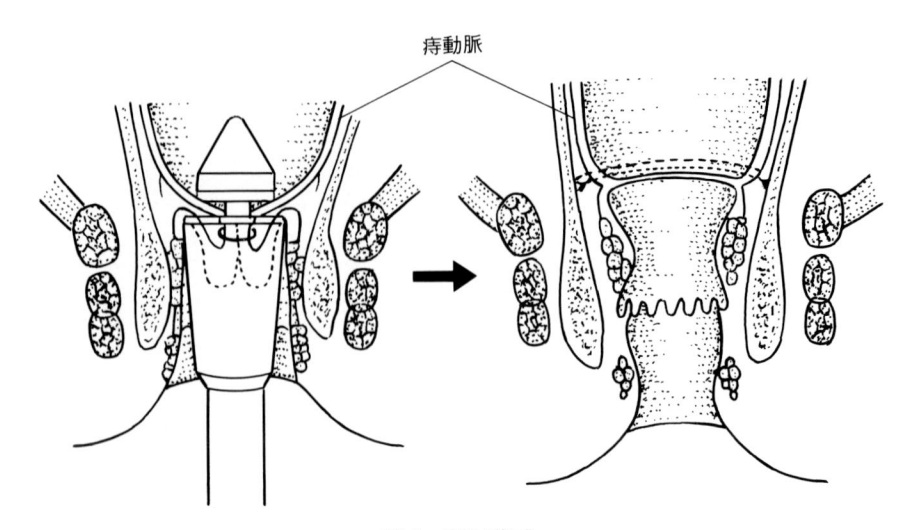

図4　PPH術式
操作は痛覚のない直腸内で行われるため，疼痛が少ない．

法），結紮切除法（Milligan Morgan法）である．最近，痔核組織を切除せずに，staplerを用いて痔核結節直上の直腸膨大部の粘膜を流入血管を含めて環状に切除縫縮することにより，anal cushionをつりあげ，滑脱を防止するPPH術式[3]が疼痛の少ない手術として注目されている（図4）．

3. 外痔核

外痔核は，知覚神経を有する肛門上皮下および皮下の血腫であり，血栓性外痔核と呼ばれる．排便時の怒責により生ずることが多く，疼痛を伴った肛門縁の腫瘤として訴える．自壊すると出血を認める．特徴は暗赤色の表面平滑，境界明瞭な有痛性の皮下腫瘤である．保存療法により急性期を経過すれば1週間以内に疼痛は消失し，約1ヵ月経過すれば血栓も吸収消失する．排便時怒責の習慣があるものは再発することがある．腫瘤が緊満して，疼痛が激しい場合には，局所麻酔下に腫瘤に小切開を加えると自然に血栓が脱出して疼痛が消失する．

● 痔　瘻

1. 疾患概念

歯状線に開口する肛門小窩から便中の細菌が侵入して，内外肛門括約筋間に膿瘍を形成し（原発巣），さらに肛門周囲に膿瘍が波及した肛門周囲膿瘍が自壊するか切開されることにより，切開孔（外口）と肛門小窩（内口）との間に形成される慢性瘻孔が痔瘻である．

2. 症　状

肛門周囲膿瘍を形成すると，肛門周囲の腫れ，発赤をきたし，激しい痛みを訴えるが，排膿すると痛みは消退する．痔瘻になると，排膿した外口から常時膿の混じた分泌物が排出して下着に付着したり，便に混じるのが主症状である．外口が閉鎖するとふたたび腫れ，発赤，痛みを繰り返しながら慢性に経過する．指診により肛門小窩に向かう瘻管の走行を触知するが，肛門の前方に外口がある場合には前方の肛門小窩に直線的に走行し，後方に外口がある場合には屈曲して走行し，肛門後方正中（6時）の肛門小窩に終わるものが多いとされている（Goodsallの法則）．

3. 分　類

痔瘻は，外口が1個のみの単純痔瘻と複数個の複雑痔瘻に大別される．Parksは瘻管の走行と肛門括約筋との関係で図5のごとく分類している．intersphincteric typeが全体の70％を占め最も多い．一方，extrasphincteric typeは2％と稀である[4]．

4. 治療方針

自然に治癒することはなく，手術療法が原則である．通常，外口より瘻管に沿ってくりぬき，原発巣を摘出すれば治癒する（crypt glandular theory）．創のドレナージが不良で難治性の場合には，細いチューブを摘出創に挿入しておくと，膿がチューブに沿ってドレナージされ，治癒を促進する（Seton法）．

5. 痔瘻で注意するべきこと

外口から排膿すると痛みなどの症状は軽快するので

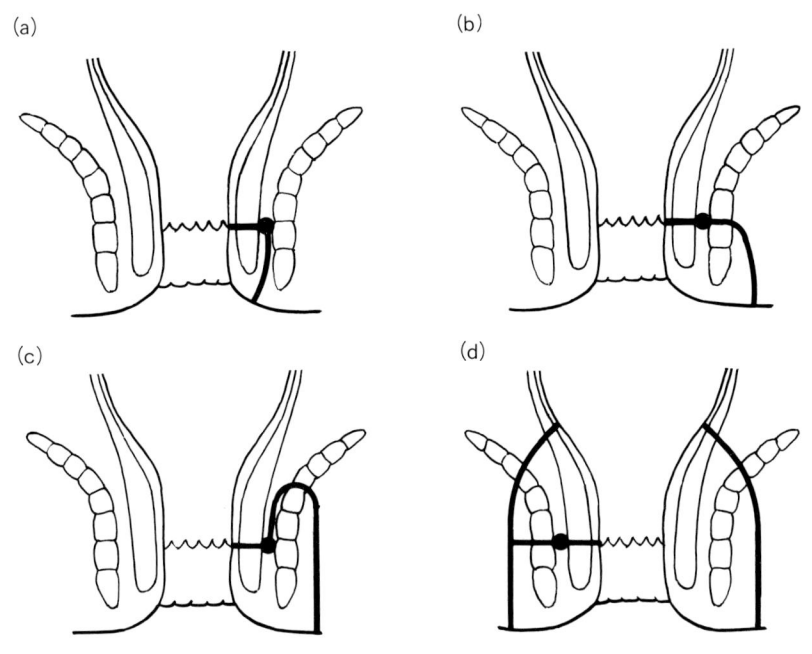

図5 痔瘻の分類（Parksによる）
a：Intersphincteric, b：Trans-sphincteric, c：Suprasphincteric, d：Extrasphincteric
（Milsom JW, 1992[1] より改変，引用）

放置されることが多いが，外口が複数個ある複雑痔瘻で長期（10年以上）に慢性炎症を繰り返しながら放置しておくと痔瘻癌が発生することがあるので，痔瘻と診断されたらなるべく早期に根治手術を受けることが重要である．

裂　　肛

1. 疾患概念

裂肛は，肛門の正中で歯状線の外側に生じた有痛性の裂創で，6時方向（90％）に多い．若い女性に多い疾患である．硬便排出時に内肛門括約筋が攣縮して裂傷を生じると一般に信じられているが，下痢のため頻回に排便した時にも発症するといわれている[5]．

2. 症　状

おもな症状は疼痛と出血である．排便時さらに排便後数時間にわたって肛門痛が持続する．疼痛のため排便を恐れ，便秘をきたすため硬便となり，裂傷を増悪させるということを繰り返す．

3. 分　類

一過性に経過する急性裂肛と急性の発作を長年にわたって繰り返し，裂創が器質化し，潰瘍を形成する慢性裂肛に分類される（図1）．

4. 治療方針

急性裂肛の大多数は緩下剤により便通を容易にし，ステロイドおよび麻酔剤含有軟膏の局所投与により軽快する．内肛門括約筋の攣縮を弛緩させるニトログリセリン軟膏の局所療法も有効という報告もある[6]．慢性裂肛に対しては保存療法に反応しないことが多く，外科的に内肛門括約筋の攣縮をとるため内括約筋側方切開術が行われる．

問題の解説および解答

問題 1

本例は肛門の6時方向に生じた慢性裂肛である．裂肛は若い女性に多く，その90％は6時方向に生じ，前方に生じるのは10％にすぎない．急性裂肛の大多数は緩下剤を投与して便を柔らかく保ち，軟膏の塗布にて軽快する．慢性裂肛に対してのみ，内肛門括約筋の攣縮を軽減するため側方内肛門括約筋切開術が行われる．

問題 2

痔瘻は瘻管の走行と肛門括約筋との関係で，Intersphincteric, Transsphincteric, Suprasphincteric, Extrasphincteric typeに分類され，最も頻度の高いも

のはIntersphincteric typeでExtrasphincteric typeは少ない．痔核は上直腸動脈の末端の分枝状態によってその発生部位およそ決まっている．上直腸動脈は直腸壁に達し，左右に分枝し，右枝はさらに前後に分枝する．左枝は肛門輪の左側方を走行する．したがって，痔核は肛門の右前方，右後方，左側方に主として形成される．痔瘻は内口の肛門小窩と原発巣が外科的に切除されねば治癒することはない．痔瘻の瘻管は肛門の前半分では直線的に走行し，肛門の後半分では屈曲して走行し，6時方向の原発巣に向かって走行する．内痔核は歯状線の口側に形成されるので疼痛を伴うことは少ない．

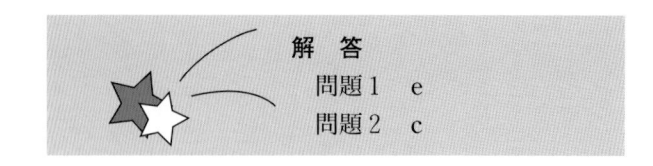

解 答
問題1 e
問題2 c

●文 献●

1) Milsom JW : Hemorrhoidal disease. In : Fundamentals of Anorectal Surgery (Eds, Beck DE, Wexner SD), pp192-214, McGraw-Hill, New York, 1992
2) Nicholls J, Glass R : Anal Disease. Coloproctology, pp75-126, Springer-verlag, Berlin, 1985
3) Longo A : Treatment of hemorrhoids disease by reduction of mucosa and hemorrhoidal prolapse with a circular stapler suturing device : a new procedure. Proceeding of the 6th world Congress of Endoscopic Surgery, pp777-784, 1998
4) Parks AG, Gordon PH, Hardcastle JD : A classification of fistula-in-ano. Br J Surg 63 : 1-12, 1976
5) Fleshman JW : Fissure-in-ano and anal stenosis. Fundamentals of Anorectal Surgery (Eds, Beck DE, Wexner SD), pp209-224, McGraw-Hill, New York, 1992
6) Gorfine SR : Topical nitroglycerin therapy for anal fissures and ulcers. New England Journal Medicine 333 : 1156-1157, 1995

[寺本 龍生]

疾患 25 原因は何？

問題編

症例呈示

症例：62歳　男性
主訴：腹痛，嘔吐
既往歴：特記事項なし．開腹手術歴なし．
現病歴：前日深夜より突然の腹痛，嘔気，頻回の嘔吐が出現した．朝より排便，排ガスともになくなった．腹痛は持続性で強く，近医にて鎮痙剤の投与を受けたが改善がなく，紹介入院となった．
現症：身長160cm，体重64kg，体温37.7℃，血圧94/60mmHg，脈拍112/分，意識清明，腹部は軽度膨満し，左上腹部から側腹部にかけて圧痛を認め，同部に一致して限局性の筋性防御を認めた．腸蠕動音は減弱していた．
検査所見：WBC 14,000/mm^3，RBC 392×10^4/mm^3，Hb 12.1g/dl，Ht 35.9％，Plt 21×10^4/mm^3，GOT 24 IU/l，GPT 20 IU/l，CPK 92 IU/l（＜180），LDH 229 IU/l（＜226），s-Amy 38 IU/l（＜126），TP 7.1g/dl，BUN 18.0mg/dl，s-Cr 0.5mg/dl，Na 135.5mEq/l，K 3.67mEq/l，Cl 98.2mEq/l，CRP 0.07mg/dl

図1に腹部単純X線写真を示す．

設問

問題1　診断，治療方針決定のために急いで行うべき検査は下記のうちどれか？
(1) 腹部CT検査
(2) 腹部超音波検査
(3) 注腸造影検査
(4) 胃内視鏡検査

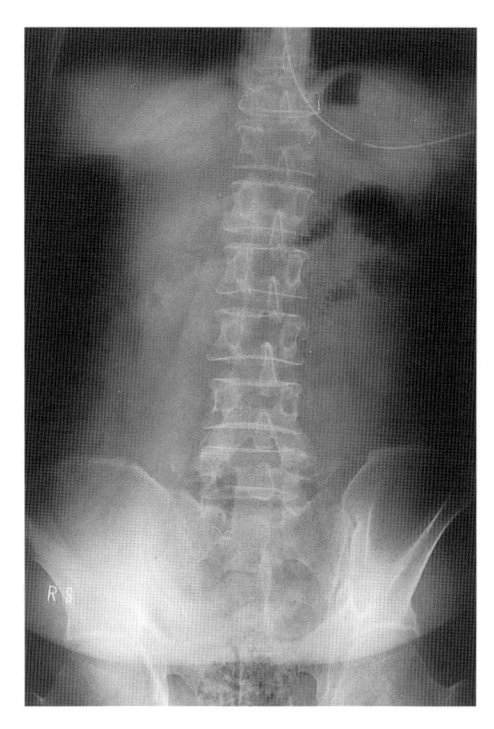

図1　腹部単純X線写真

(5) 小腸造影検査
a(1),(2)　b(2),(3)　c(3),(4)　d(4),(5)　e(1),(5)

腹部造影CT検査を行ったところ，図2のような所見が得られた．

問題2　腹部造影CT検査にて認められる所見は下記のうちのどれか？
(1) multiple concentric ring sign
(2) 腹水
(3) 腸間膜血管の収束像
(4) herring bone appearance

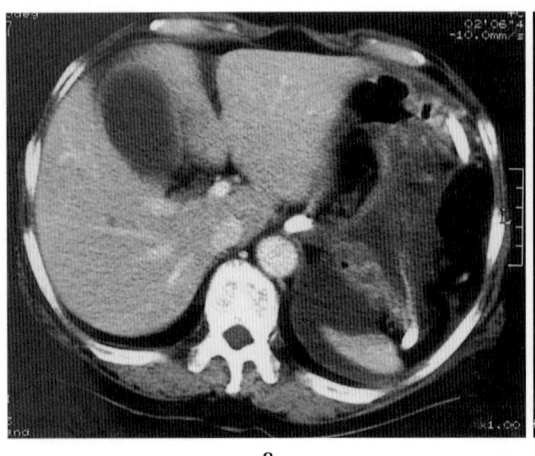

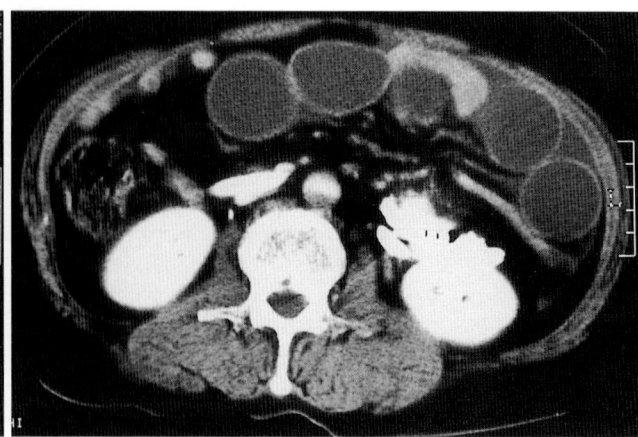

図2 腹部造影CT

(5) coffee bean sign

a(1),(2)　b(2),(3)　c(3),(4)　d(4),(5)　e(1),(5)

問題3 本例の治療方針は次のいずれが正しいか？
a．高圧酸素療法
b．イレウス管挿入，持続吸引
c．緊急開腹手術
d．プロスタグランディンF2α投与
e．高圧浣腸

解説編

イレウスについて

1．疾患概念・病因

　イレウスとは，種々の原因により腸管内容の通過性が障害された状態であり，その原因，病態から機械的イレウスと機能的イレウスの2つに大きく分類できる（表1）．

1）機械的イレウス
（1）単純性イレウス

　癒着，腫瘍，腸管内異物など種々の原因により器質的な腸管の閉塞が起こった病態である．

（2）複雑性イレウス

　腸管の閉塞のみならず，血行障害を伴ったもので，広義の絞扼性イレウスと表現されることもある．狭義の絞扼性イレウス（癒着，索状物などによる腸間膜の血行障害を伴ったもの），腸重積症，腸軸捻転症，内外ヘルニア嵌頓などがこれに含まれる．早期の診断，手術がなされないと腸管壊死を起こし，ときに致命的となるので，単純性イレウスとの鑑別が重要である．

2）機能的イレウス
（1）麻痺性イレウス

　汎発性腹膜炎，中枢神経系の障害，重症外傷，腹腔

表1　イレウスの分類

(1) 機械的イレウス
　(a) 単純性イレウス
　　　癒着性（腹部手術後）
　　　腸管壁の器質的変化（腫瘍，炎症性腸疾患，放射線性腸炎など）
　　　腸管内の異物（胆石，誤嚥異物，食物など）
　　　腸管外からの圧迫（上腸間膜動脈症候群など）
　　　先天性
　(b) 複雑性イレウス
　　　絞扼性イレウス
　　　腸重積症
　　　腸軸捻転症（S状結腸軸捻転など）
　　　内外ヘルニア嵌頓

(2) 機能的イレウス
　(a) 麻痺性イレウス
　　　神経性
　　　薬剤性（麻薬，節遮断剤など）
　　　腹腔内炎症（開腹術後，腹膜炎など）
　　　腸間膜血管閉塞
　(b) 痙攣性イレウス
　　　重金属中毒，ヒステリーなど

内出血など種々の原因で腸管の運動が低下した病態である．一般的には開腹術後や麻薬，節遮断剤といった薬剤の投与によって生じる．なお，腸間膜血管閉塞症は腸管の機械的な閉塞を必ずしも伴わないので麻痺性イレウスのカテゴリーに分類されるが，腸管の血行障害であるため複雑性イレウスと同様の病態を呈し，緊

急手術を要する．

(2) 痙攣性イレウス

比較的稀な病態で鉛中毒，ヒステリーに伴うものが知られている．

2. 症候

排便，排ガスの停止，腹痛，嘔吐が認められる．腹痛は通常間欠的であるが，絞扼性イレウスの場合は持続性に強い腹痛が認められることが多い．腹部触診上筋性防御，反跳痛など腹膜刺激徴候の出現は絞扼性イレウスおよび腹膜炎を示唆する所見であり，手術適応を決定するうえで重要である．単純性イレウスでは腸蠕動音は通常亢進し，金属音または有響音と表現されるようになるが，麻痺性イレウスや進行した絞扼性イレウスでは逆に減弱することが多い．また，絞扼性イレウスの際には発熱および頻脈，血圧低下といったバイタルサインの異常が認められることが多い．なお，絞扼性イレウス発症後早期の血圧低下，頻脈は痛みに伴う一次性ショックであるが，進行例ではエンドトキシン血症に伴う敗血症性ショックとなる．

3. 診断

イレウス自体の診断に加え，その病型，重症度を評価することが重要であり，以下1)〜5)および前項で述べたような自覚的所見，他覚的所見から総合的に判断することで的確な治療方針を決定することができる．

1) 病歴

開腹手術歴（癒着性イレウス），消化器癌や婦人科癌などの手術歴（癌性腹膜炎），放射線治療歴（放射線性腸炎），最近の食事の内容（食餌性イレウス，腸アニサキス症）などといった病歴の詳しい聴取は，イレウスの原因を診断するための有力な手がかりとなる．気をつけなければならないことは，開腹手術歴がなくともイレウスは起こりうるということである．

2) 腹部単純X線写真

拡張した小腸内のガスと液体によって形成される鏡面像が特徴的であるが，こうした所見を呈さず，逆にガスの少ないイレウスも存在し注意を要する．この場合，腸液の貯留し拡張した腸管をpseudotumor signおよび無ガス野としてとらえられることもある（図1）．

3) 腹部超音波検査

腹部単純X線写真にて，ガス像が少なく，イレウスの診断がむずかしいときに特に有効であり，拡張した腸管とKerckring皺襞を描出し，イレウスの診断を下すことができる．所見の客観性という意味では腹部CTに若干譲るところがあるが，腸管の動きに関するリアルタイムな情報が得られ，任意の断面を描出でき，かつ簡便で繰り返し行うことができるという点では腹部CTより有利である．腹水の存在および経時的増加，腸管運動の消失，高エコーの腸内容は絞扼性イレウスを示唆する所見であり，鑑別診断に重要であるが[1]，描出している腸管が絞扼腸管でないかもしれないという可能性を念頭に置く必要がある．また，腸重積症において，重積部腸管が何重もの同心円状に描出されることがあり，multiple concentric ring signと呼ばれる．

4) 腹部CT検査

腹部超音波検査同様，腹部単純X線写真にて診断がむずかしいときでも腸管の拡張を明瞭に描出することができる．また，いくつかのスライスにわたって丹念に腸管の走行を追うことで閉塞部を推測することが可能で，腫瘍によるイレウスでは腫瘍を同定することも可能であり，イレウスの診断を行ううえで威力を発揮する．高度の腎機能障害などの禁忌がなければ，所見を明瞭に描出するためにも造影CTを行ったほうが望ましい．絞扼性イレウスの鑑別診断にも有用であり，多量の腹水の存在（図2a, b），腸間膜血管の収束像（図2b），whirl sign（腸間膜血管の渦巻き像）などの所見が比較的特徴的である[1]．また，絞扼性イレウスおよび腸間膜動脈閉塞症において造影CTでの腸管壁の造影効果の減弱が認められることがあり，診断において有用な所見である．腸重積症において，腹部超音波検査と同様にmultiple concentric ring signが認められることがある．

5) 臨床検査所見

白血球数の増加，CRP値の上昇などの炎症所見，また脱水や電解質異常が認められることが多い．絞扼性イレウスと単純性イレウスの鑑別においてCPK，LDH値の上昇，B.E.の増大が有用とされるが[2]，絞扼性イレウスであっても必ずしも異常値を示さないことがあり，注意を要する．

4. 治療

診断に並行して，補液，腸管減圧チューブ挿入などの治療を開始し，全身状態の改善を図ることが肝要である．治療方針はイレウスの原因，病態によって大きく異なるが，ポイントは保存的治療で経過観察できるのか緊急手術を要するのかの的確な判断を下すことである．

1) 手術

緊急手術の適応は複雑性イレウスであり，待機的（準緊急）手術の適応は大腸癌などの腫瘍による単純性イレウス，あるいは保存的治療で解除できない癒着性イレウスなどである．腸間膜血管閉塞症も複雑性イ

レウスと同様の病像を呈し，緊急手術を要する．手術は，癒着性イレウスや腸管が壊死に至っていない絞扼性イレウスでは癒着剥離，捻転解除のみを行うが，壊死に至った絞扼性イレウスでは腸管切除を必要とする．

2）保存的治療

保存的治療の原則は，絶飲食，点滴による水分電解質バランスの是正と栄養の補給に加え，チューブによる腸管の減圧である．減圧チューブには胃内に留置する経鼻胃管（short tube），小腸内に留置するイレウス管（long tube）がある．

(1) short tube

単純性イレウスや機能的イレウスではまず腸管の減圧を行う．short tubeは減圧効果という点では下記long tubeに劣るが，挿入は容易で患者の苦痛も軽く，軽症のイレウスにまず試みられても良い．

(2) long tube

挿入に困難を伴うことがあり，患者の苦痛も比較的大きいが減圧効果に優れる．また，チューブからの小腸造影検査によって，器質的狭窄の有無，腫瘍性病変の有無など，手術適応を決めるうえで有用な所見を得ることができる．long tubeにて解除できない単純性イレウスは小腸造影で狭窄部を確認の上手術を選択することになるが，そのタイミングについては保存的治療開始から約7日間という意見が多い[3]．

5. 予後

絞扼性イレウスでは，エンドトキシン血症から多臓器不全，DICを併発し死に至ることがあり，死亡率は8.5～15.2％と報告されている[4)～6)]．最近では腹部CT検査や超音波検査により早期の診断，治療開始が可能になったこと，および全身管理の進歩によって死亡率は低下しつつある．

6. 患者の生活指導

癒着性イレウスを起こしたことのある患者はfood blockage（食餌性イレウス）を起こしやすいと考えられるので，山菜，海草類，キノコ類，こんにゃくなど，硬く消化されづらいものを控えるように指導するとよい．

● 問題の解説および解答

問題 1

本症例では，腹痛，嘔吐とともに排便排ガスの停止があり，また腹部単純X線写真上明らかなniveau像の形成はないが，腹部中央に無ガス野が認められ（図1），イレウスが疑われる．発熱，頻脈，血圧軽度低下といったvital signの異常がみられ，持続性の強い腹痛，腹膜刺激徴候を認めることから，絞扼性イレウスや腹膜炎を起こしている可能性がある．LDH，CPK，CRP値は正常であるが，発症後早期であったり，腸管が壊死に陥っていない場合は必ずしも異常値を示さないことも多い．まず，緊急開腹手術を要するのか否かを判断するための検査を優先しなくてはならない．

腹部CT検査，腹部超音波検査によって，イレウスの診断のみならず，腹水の出現や経時的な変化，腸管の運動性の消失，腸管の造影効果の減弱など絞扼性イレウスを鑑別診断するうえで重要な所見を得ることができる．注腸造影および小腸造影は，閉塞部位の診断には有用であるが，緊急手術の適応を決めるという点では優先しない．

問題 2

図2aにおいて脾周囲に，図2bでは拡張した小腸周囲に腹水が認められる．また図2bでは拡張腸管の間膜血管が車軸状に一点に向かって収束している像が認められ，収束点を中心とした捻転を疑わせる所見である．Herring bone appearanceとは，臥位の腹部単純X線写真にて拡張した小腸のKerckring皺襞がまるでニシンの骨のように見えることであり，coffee bean signとはS状結腸軸捻転の際に腹部単純X線写真にて認められる著明なS状結腸の拡張像である．

問題 3

腹膜刺激症状を認めること，腹腔内に多量の腹水が出現していること，腸間膜血管の収束像が認められることから本症例は絞扼性イレウスの可能性が高いと考えられる．本症例に対し開腹手術を行ったところ，Treitz靭帯より約100cmの部位と，さらにその肛門側約100cmの部位で小腸腸間膜同士が癒着しており，ここを中心に小腸が捻転し，絞扼を受け，著明に拡張して暗赤色を呈していた（図3）．捻転の解除により腸管の色調は速やかに正常化したので腸切除は施行しなかった．

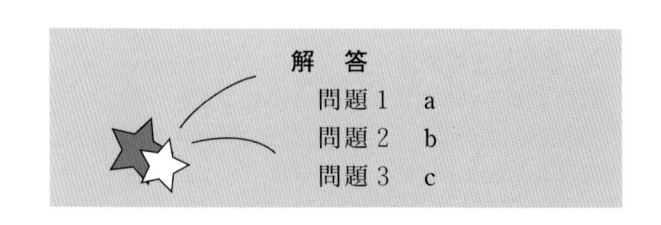

解答

問題1　a
問題2　b
問題3　c

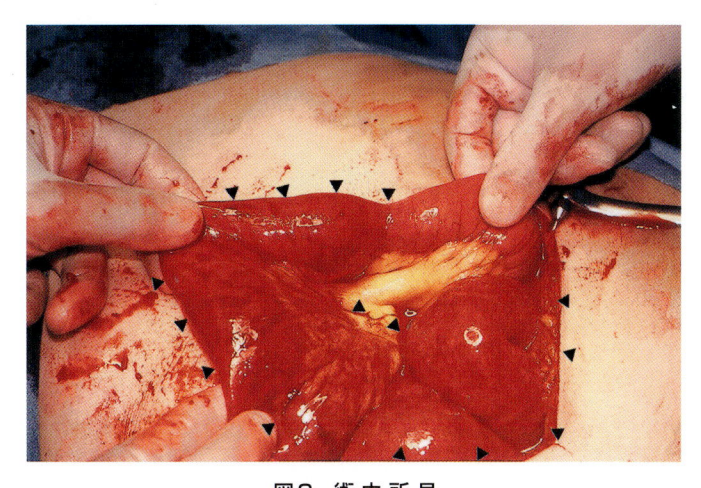

図3 術中所見
絞扼解除直後の状態．絞扼を受けていた小腸（▲）のうっ血および
間膜の漿膜下出血が著明であった．

レベルアップをめざす方へ

他の保存的治療について

1．経肛門的減圧チューブ挿入

結腸直腸癌などによる下部結腸，直腸の閉塞では，long tubeによる減圧は有効でないことが多い．こうした場合に経肛門的減圧チューブによる減圧が効を奏する．大腸内視鏡下にガイドワイヤーを閉塞部の口側まで通過させ，減圧チューブを挿入留置する[7]．減圧に成功すれば緊急開腹手術を回避し，結腸（直腸）切除，腸管吻合術を待機手術として一期的に安全に行うことができる．

2．高圧酸素療法

腸管局所の低酸素状態の改善や腸管内ガスの容積減少を図る治療法である．チューブによる腸管減圧との併用で有効との報告があるが[8]，設備の整った施設が少ないという制約がある．

3．薬物療法

麻痺性イレウスに対し，腸管蠕動促進薬として，パントテン酸，プロスタグランディンF2αの投与が試みられる[9]．ただし，投与前に器質的閉塞がないことを確認する必要がある．また，癒着性イレウスに対しlong tubeからの大建中湯投与が有効であるとの報告があり[10]，イレウス治癒後の再発予防にも効果を期待できる．

イレウスの病態生理に拡張腸管でのbacterial overgrowthと，それに引き続くbacterial translocationおよびエンドトキシン血症が関わっているとされている[11]．したがって，抗生剤の投与によって病態の改善が図れるとされているが，あくまでチューブによる腸管の減圧がなされたうえで投与されるべきと思われる．

●文　献●
1）坂本　力，小山敬己，井本勝治ほか：絞扼性腸閉塞の画像診断．日腹部救急医会誌 18：533-539，1998
2）疋田茂樹，掛川暉夫，溝手博義：術後イレウスの手術とそのタイミング．消化器外科 14：1647-1656，1991
3）冲永功太，安達実樹，白石賢子：癒着性イレウスの保存的治療と手術のタイミング．外科診療 37：335-342，1995
4）四方淳一：イレウスの診断ならびに救急処置に関する最近の進歩．現代外科学大系，79C，年刊追補（木本誠二監），pp111-131，中山書店，東京，1979
5）三重野寛治，奥島伸治郎，網野賢次郎ほか：絞扼性イレウスの診断と治療の問題点．腹部救急診療の進歩 7：613-617，1987
6）斎藤人志，岸本圭永子，原田英也ほか：絞扼性イレウス症例の臨床的検討．日腹部救急医会誌 18：525-531，1998
7）井上文彦，中村泰之，東克　己ほか：左側大腸閉塞によるイレウスに対する内視鏡的減圧術．消化器内視鏡 9：1271-1275，1997

8) 岡田忠雄, 吉田英生, 岩井 潤ほか：イレウス管と高圧酸素療法を併用した術後癒着性イレウスに対する保存的療法の検討. 日腹部救急医会誌 19：843-848, 1999
9) 高崎秀明, 恩田昌彦：麻痺性イレウスの治療. 外科 64：146-150, 2002
10) 橋本 剛, 中野眼一, 内田雄三：大建中湯の経ロングチューブ注入療法が有効であった癒着性イレウスの3例. 日腹部救急医会誌 17：821-824, 1997
11) 継 行男, 島田長人, 蕪木滋彦：イレウスの病態生理と治療方針. 消化器外科 14：1609-1619, 1991

［高橋　賢一／舟山　裕士／佐々木　巖］

疾患 26 病気がないのに腸閉塞？

問題編

● 症例呈示

症例：87歳　男性
主訴：腹痛
既往歴：83歳；胃潰瘍，86歳；直腸炎
家族歴：特記事項なし
現病歴：数日前より便秘気味であった．その後，腹痛を自覚するようになり，来院当日には痛みが増強し嘔吐も認めたため外来を受診した．来院前に排ガスと少量の泥状便を認めた．来院時，腹部の著明な膨満を認め，入院となった．
現症：体格中等，栄養普通，血圧110/90mmHg，体温36.7℃，眼瞼結膜 貧血なし，眼球結膜 黄疸なし，心音・呼吸音 異常なし，腹部 著明に膨満，軟，全体に鼓音，腸音低下，全体に軽度の圧痛あり，反跳痛なし，筋性防御なし，下腿浮腫なし
検査所見：
検尿：蛋白（−），糖（−）
検便：ヒトヘモグロビン（＋）
赤沈：1時間値10mm
末血：WBC 6,700/μl，RBC 392万/μl，Hgb 12.8g/dl，Hct 39.2％，Plt 17.3万/μl
生化学：TP 6.8g/dl，Alb 3.0g/dl，GOT 44 IU/l，GPT 22 IU/l，LDH 435 IU/l，CPK 267 IU/l，MB/CK 3.2％，Amy 370 IU/l，ALP 113 IU/l，ChE 158 IU/l，TTT 0.3KU，ZTT 3.6KU，T-Chol 178mg/dl，TB 1.5mg/dl，BUN 40.6mg/dl，Cr 1.6mg/dl，Na 140mEq/l，K 4.4mEq/l，Cl 97mEq/l，Glu 111mg/dl，CRP 1.1mg/dl

● 設問

問題1 腹部膨満の原因を調べるために優先して行うべき検査はどれか？
(1) 腹部単純レントゲン撮影
(2) 腹部エコー
(3) 大腸内視鏡
(4) 注腸造影
(5) 腹部CT
a(1),(2)　b(2),(3)　c(3),(4)　d(4),(5)　e(1),(5)

問題2 この時点で鑑別すべき疾患はどれか？
(1) 大腸癌
(2) 急性膵炎
(3) 中毒性巨大結腸症
(4) 消化管穿孔
(5) S状結腸軸捻
a(1),(2),(3)　b(2),(3),(4)　c(3),(4),(5)
d(1),(3),(4),(5)　e(1〜5のすべて)

入院後経過：
腹部単純レントゲン写真（図1）および腹部単純CT（図2）で大腸全体の拡張を認めたが，小腸の拡張は認めなかった．また，CTでは腹腔内遊離ガス像や膵炎を示唆する所見は認めず，大腸の腫瘍を疑わせる所見もなかった．さらにガトログラフィンによる注腸造影を施行したが遠位大腸の閉塞は認めなかった．
禁食とし輸液を開始したが，次第に腹痛および腹部の膨満が増強し，腹部単純レントゲン写真にて大腸の拡張に増悪傾向が認められた．

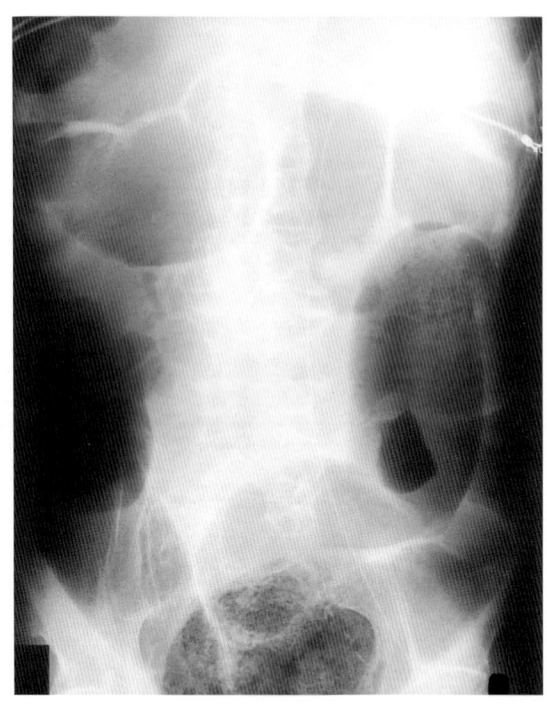

図1 症例の腹部単純レントゲン写真

問題3 今後の治療方針として検討すべきものはどれか？
(1) 保存的治療で経過観察
(2) 大腸内視鏡による減圧
(3) 開腹しての盲腸瘻造設
(4) 高圧浣腸
(5) ステロイド動注療法
a(1),(2)　b(2),(3)　c(3),(4)　d(4),(5)　e(1),(5)

問題4 この疾患の基礎疾患となりうるものはどれか？
(1) 外傷
(2) 感染
(3) 心疾患
(4) 骨盤内手術
(5) 神経疾患
a(1),(2),(3)　b(2),(3),(4)　c(3),(4),(5)
d(1),(3),(4),(5)　e(1～5のすべて)

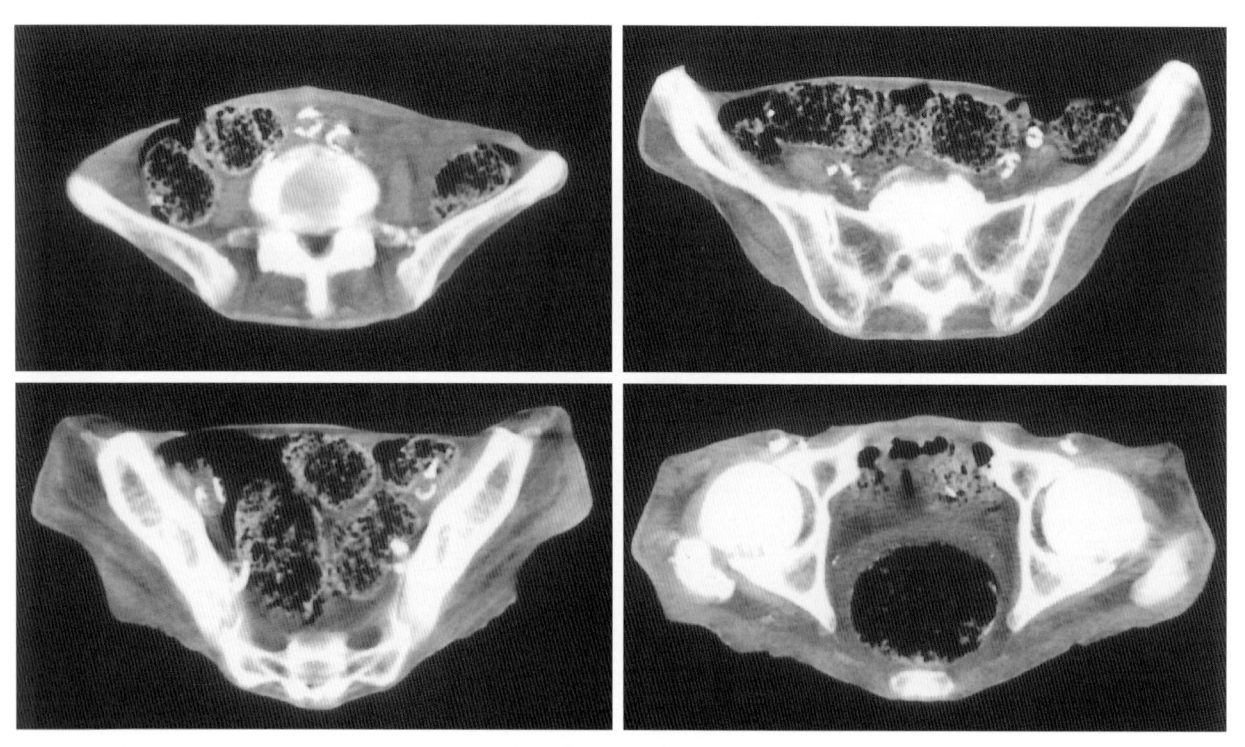

図2 症例の腹部単純CT

解　説　編

● 偽性腸閉塞症

1．疾患概念

　偽性腸閉塞症とは，腸管に明らかな機械的閉塞病変がないにもかかわらず，腸内容の輸送に障害をきたし，腸閉塞症状を呈する症候群である．経過により急性と慢性に分類されるが，病因・病態には多様性が認められる．

　1948年にOgilvie[1]が，大腸に器質的閉塞病変がなく大腸の閉塞症状を示す症例を報告して以来，急性に起こり機械的閉塞を伴わない大腸拡張症をOgilvie症候群（急性偽性腸閉塞症）と呼ぶようになった．欧米では400例に及ぶ症例が報告されている[2]が，本邦では24例の報告がある[3]．好発年齢は60歳台だが15歳から92歳までが報告されており，男女比は1.5：1と男性にやや多い[2]．

2．病　　因

　急性偽性腸閉塞症の多くは基礎疾患（表1）を有しており，特に明らかな誘因のない例は約6％である[2]．原因は不明だが，結腸の交感神経系の緊張欠如や骨盤副交感神経系の緊張が関係しているという説がある．自律神経障害説を支持する現象として，硬膜外麻酔が偽性腸閉塞症を軽快させたとの報告がある[4]．

表1　急性偽性腸閉塞症（Ogilvie症候群）の基礎疾患

外科的疾患（197/400例　49.0％）	
外　傷	11.3％
婦人科疾患	9.8％
骨盤内手術	9.3％
整形外科手術	7.3％
泌尿器手術	6.0％
胸部・心血管手術	3.5％

内科的疾患（267/400例　67.0％）	
感　染	10.0％
心疾患	10.0％
神経疾患	9.3％
癌	6.0％
肺疾患	5.8％
代謝性疾患	5.3％
腎疾患	5.0％

（Vanek VWら，1986[2]）

3．症　　候

　症状は器質的な大腸閉塞と同様であり，腹満感，腹痛，嘔気・嘔吐を認めるが，約40％の症例で排ガス，下痢をみる．身体所見上はほぼ全例に著明な腹部膨満を認めるが，腸音はむしろ亢進していることが多く，腸音の消失は12％の症例にとどまる．穿孔を伴わない例では圧痛を認めないことが多い．症状のみで腸管の虚血ないし穿孔の有無を予測することは困難であるが，虚血・穿孔を有する例では発熱を認める頻度が高いとされている[2]．

4．診　　断

　腹部単純レントゲン写真にて右側結腸優位の大腸の拡張を認め，肝彎曲部でのガス像の途絶を伴うことがある．ときに拡張が遠位大腸に及ぶこともある．通常，ハウストラは保たれ，ニボーは認めないことが多い．80％の症例に小腸の拡張も認める[2]．器質的病変を除外するために注腸造影が有用であるが，穿孔の危険性があることや，引き続き内視鏡検査を施行する場合の障害を考慮し，バリウムではなくガストログラフィンを使用すべきである．また，器質的病変の除外や粘膜面の評価に加えて，減圧治療を目的として大腸内視鏡検査も検討される．

5．治　　療

　本症は基本的には一過性の疾患であり，早期の適切な保存的治療により数日程度で改善することが多い．ただし，治療のポイントは早期に腸管の減圧をはかり腸管壁の虚血性障害を防ぐことである．

　禁食，輸液，胃内容吸引といった保存治療を行い，改善がみられなければ大腸内視鏡を挿入して吸引により減圧する．内視鏡は上行結腸まで挿入することが望ましいが，肝彎曲部までの挿入でも有効である．その後も12時間から24時間毎のレントゲン写真で経過を観察し，必要に応じて内視鏡による減圧を繰り返す．内視鏡的減圧の成功率はおおむね85％とする報告が多い．一方，内視鏡検査時に観察される潰瘍，粘膜下出血，黄色浸出液を伴う顆粒状で脆弱な粘膜は穿孔の危険信号とされる[5]．いったん減圧が成功した後の再発防止目的に，減圧カテーテルの留置やcisaprideの投与が報告されている[6]．

　上記の治療に反応しない例や腸管の虚血・穿孔が疑われる症例は手術適応である．また，レントゲン写真

表2 急性偽性腸閉塞症(Ogilvie症候群)の予後

治療法	死亡
保存的	17/120例 (14%)
大腸内視鏡	13/101例 (13%)
手術	53/179例 (30%)

(Vanek VWら, 1986[2])

上盲腸径9cm以上で穿孔の危険性があるとの報告もある[7]．ただし，手術例の死亡率は高い（表2）．術式としては，盲腸外瘻や盲腸部人工肛門が選択されるが，腸管壊死や穿孔をきたした症例では腸管切除が必要となる．

問題の解説および解答

問題 1

本症例の診断上まず行うべき検査は腹部単純レントゲン撮影である．注腸造影は器質的閉塞を除外する目的で行われるが最初に行う検査ではない．また，穿孔の危険性を伴うため過度の腸管内圧の上昇に注意する必要がある．同様の理由からバリウムの使用は禁忌である．内視鏡検査も器質的閉塞の除外および減圧治療目的に考慮されるが，最初に行う検査ではない．腹部エコーは腸管ガスの存在により情報量がきわめて少ないと考えられる．腹部CTは拡張した腸管の評価，器質的閉塞の有無，その他の基礎疾患の有無に関する情報が得られる一方危険性は低く，可能であれば腹部単純レントゲン撮影に続いて行うべき検査である．

問題 2

高齢の男性が腹痛を主訴に来院し，身体所見上，著明な腹部の膨満を認めた．この時点で何らかの原因により腸閉塞症状をきたしていることは明らかであり，その原因として鑑別すべき疾患を問う問題である．大腸癌，S状結腸軸捻は当然鑑別すべき疾患である．一般に中毒性巨大結腸症は潰瘍性大腸炎の経過中に出現するが，本例には先行する下痢・血便などの症状がない．しかし，1年前に直腸炎の診断を受けていることもあり，この段階で完全に否定することは困難である．また消化管穿孔，急性膵炎としては症状，検査データ異常ともに軽微だが，高齢であるために典型的な所見が現れにくい可能性も考え，鑑別疾患のリストに入れるべきである．

問題 3

入院後の保存的治療で軽快せず，むしろ自他覚所見ともに増悪傾向を示した．保存的治療のみで改善する可能性は低く，大腸の虚血性壊死，microbial translocation，大腸穿孔などの合併症をきたす可能性が高い．まず，大腸内視鏡による減圧を試みるべきである．この場合，過剰な送気や腸管の伸展による穿孔に十分注意する必要がある．内視鏡的減圧で状態が改善しない場合には，時機を逸することなく開腹術を選択すべきである．高圧浣腸は穿孔の誘因になるため禁忌である．ステロイドの動注療法で病態が改善することは期待できない．

問題 4

急性偽性腸閉塞症の90％以上に何らかの基礎疾患が存在すると報告されている．表1に示すように外科的疾患が49％，内科的疾患が67％の症例に認められるが，あらゆる種類の疾患が基礎疾患になりうることを念頭におく必要がある．

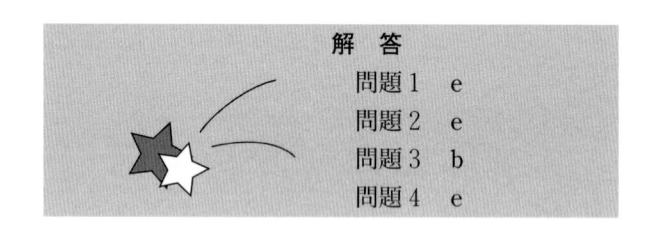

解 答

問題1 e
問題2 e
問題3 b
問題4 e

レベルアップをめざす方へ

慢性特発性偽性腸閉塞症 Chronic idiopathic intestinal pseudo-obstruction (CIIP)

偽性腸閉塞症のなかで慢性の経過を示すものであり，またさまざまな臓器が障害を受ける可能性があることからOgilvie症候群とはかなり趣を異にする症候群である．特発性と続発性に分類されるが（表3），このうち特発性のものをCIIPと呼ぶ．新生児期と思春期に始まることが多いが，老年になって発症する例もある．性差は認められていない．わが国での報告は40例程度である．

主症状は腹部膨満，腹痛，嘔気・嘔吐であるが，器質的腸閉塞と区別することはむずかしい．腸内細菌の増殖により下痢便を呈することが多いが，大腸に障害が及んでいる場合には便秘となる．慢性の

表3 続発性慢性偽性腸閉塞症の原因疾患

1●平滑筋をおかす疾患	膠原病，アミロイドーシス，原発性筋疾患
2●内分泌疾患	甲状腺機能低下症，副甲状腺機能低下症，糖尿病，褐色細胞腫
3●神経疾患	Parkinson病，Hirschsprung病，腸管低神経節，脊髄損傷，多発性硬化症など
4●薬　　剤	三環系抗うつ薬，フェノチアジン誘導体，アヘン類など
5●放射線性腸炎	
6●アルコール中毒	
7●精　神　病	
8●新　生　物	
9●鉛　中　毒	

(Faulk DLら，1978[8]) より一部改変)

経過をとるため，ほとんどの症例に栄養障害を認める．罹患部位は小腸が主体であるが障害の範囲はさまざまであり，本邦では小腸77.8％，十二指腸52.6％，結腸47.4％，食道26.3％，尿路系60％と報告されている[9]．

病理組織学的所見から，1) 神経性，2) 筋性，3) 病理組織学的異常を認めない例，の3群に分けられる．神経性では筋層内神経叢のニューロンの変性や膨化，筋性では筋層の筋線維の変性と空胞などを認めると報告されている．

腹部単純レントゲン写真では，胃，小腸，大腸全体の拡張とガス像が特徴的である．消化管造影では食道の異常が認められ，筋性症例では蠕動の消失と拡張，神経性症例では多発性で不規則な限局性収縮が観察される．特徴的なのは造影剤の通過の著明な遅れと，肛門側の閉塞を伴わない小腸や結腸の拡張である．

CIIPの診断には食道内圧測定が多く用いられる．筋性では食道下部の収縮は軽度であり，本来の蠕動運動を欠如しMecholyl testは陰性である．神経性では食道下部の弛緩は不完全で，中部食道からの連続した蠕動がなくMecholyl testは陽性である．膀胱の内圧測定も診断上有用である．

診断は上記の臨床症状，レントゲン所見，食道および膀胱内圧測定により可能だが，基本的には器質的閉塞を除外することが重要である．また，続発性症例の原因疾患をチェックすることも重要である．

根本的治療法はなく，中心静脈栄養による栄養管理が中心となる．基本的に薬物療法は無効と考えられているが，cisaprideが有効であったという報告がある[10]．

●文　献●

1) Ogilvie H : Large-intestine colic due to sympathetic deprivation : a new clinical syndrome. Br Med J 2 : 671, 1948
2) Vanek VW, Al-Salti M : Acute pseudo-obstruction of the colon (Ogilvie's syndrome) : an analysis of 400 cases. Dis Colon Rectum 29 : 203-210, 1986
3) 杉原健一：特殊なイレウス．(1)大腸偽性腸閉塞症（Colonic Pseudoobstruction）．臨床消化器内科 4 : 1179, 1989
4) Lee JT, Taylor BM, Singleton BC : Epidural anesthesia for acute pseudo-obstruction of the colon (Ogilvie's syndrome). Dis Colon Rectum 31 : 686-691, 1988
5) Fiorito JJ, Schoen RE, Brandt LJ : Pseudo-obstruction associated with colonic ischemia : successful management with colonoscopic decompression. Am J Gastroenterol 86 : 1472-1476, 1991
6) MacColl C, MacCannell KL, Baylis B, et al : Treatment of acute colonic pseudo-obstruction (Ogilvie's syndrome) with cisapride. Gastroenterology 98 : 773-776, 1990
7) Lowman RM, Davis L : An evaluation of cecal size in impending perforation of the cecum. Surg Gynecol Obstet 102 : 711, 1956
8) Faulk DL, Anuras S, Christensen J : Chronic intestinal pseudo-obstruction. Gastroenterology 74 : 922-931, 1978
9) 木戸訓一ほか：家族内発生を示した慢性特発性偽性腸閉塞症の経験と本邦報告例の検討．日外会誌 87 : 1569, 1986
10) Cohen NP, Booth IW, Parashar K, et al : Successful management of idiopathic intestinal pseudoobstruction with cisapride. J Pediatr Surg 23 : 229-230, 1988

［林　　篤／北洞　哲治］

疾患 27 お腹が硬い！

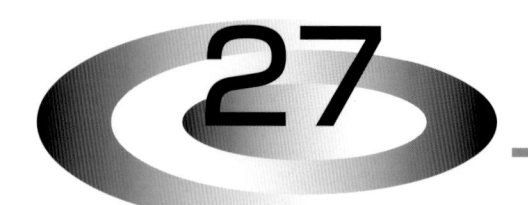

問題編

症例呈示

症例：21歳　男性
主訴：腹痛，下痢
家族歴：特記事項なし
既往歴：特記事項なし
現病歴：2年前に39℃の発熱，下痢，腹痛あり近医に入院し，小腸X線検査，内視鏡検査などを施行され小腸クローン病と診断された．重症例としてPrednisolone 40mg/日を投与されたところ速やかに症状改善し，Prednisolone漸減後退院した．Prednisoloneを10mg以下にすると腹痛が生じるため離脱が困難で，当科に紹介され外来通院中であった．今朝から腹痛が生じ徐々に増悪，発熱も認めたため外来を受診，治療目的に入院した．

入院時現症：身長168cm，体重56kg，体温37.5℃，血圧120/72mmHg，脈拍96回/分，整，眼瞼結膜 貧血なし，眼球結膜 黄疸なし，表在リンパ節触知せず，心肺打聴診上異常なし，腹部平坦，肝脾触れず，臍右側やや下方に圧痛あり，同部に限局して筋性防御とBlumberg徴候を認めた．腫瘤は触知せず，浮腫なし，神経学的所見 異常なし

受診時の検査所見を以下に示す．
検査所見：
検尿：蛋白（−），糖（−）
検便：便潜血陽性（免疫法）
赤沈：1時間値99mm
末血：WBC 14,700/μl，RBC 467万/μl，Hb 11.9g/dl，MCV 82.0 fl，MCH 25.5pg，Plt 56.1万/μl
生化学：AST 15 IU/ml，ALT 23 IU/ml，LDH 156 IU/ml，γ-GTP 51 U/l，AMY 70 IU/l，T.P. 8.3g/dl，Alb 4.5g/dl，BUN 7.2mg/dl，Cr 0.6mg/dl，Na 137mEq/l，K 4.7mEq/l，Cl 95mEq/l，T.chol 117mg/dl，TG 55mg/dl，FBS 96mg/dl，Fe 29μg/dl
血清：CRP 11.0mg/dl
心電図：異常なし
胸部X線写真：異常なし
腹部X線写真：異常なし

入院後，自他覚的に腹部症状の増悪なくPrednisoloneを40mg/日と増量し，抗生物質の投与を開始した．発熱は続いていたが徐々に腹痛は軽減し，第5病日には，右下腹部に軽い圧痛は認めるもののBlumberg徴候や筋性防御は消失していた．同日に施行した小腸二重造影では，回腸の数ヵ所に縦走潰瘍を認めた．瘻孔形成はなかった．

発熱は変わらず，第12病日になり深吸気時に増悪する右季肋部痛が出現した．
同日施行した腹部超音波検査所見を示す（図1）．

設問

問題1　超音波検査上認める所見は次のどれか．
a. 三層構造を伴う胆嚢壁の肥厚
b. 肝腫大と肝辺縁の鈍化
c. 多量の腹水
d. 被膜を有するhypoechoic space
e. 肝膿瘍

続いて腹部CT検査を行った（図2）．

問題2　CT検査上認める所見は次のどれか．

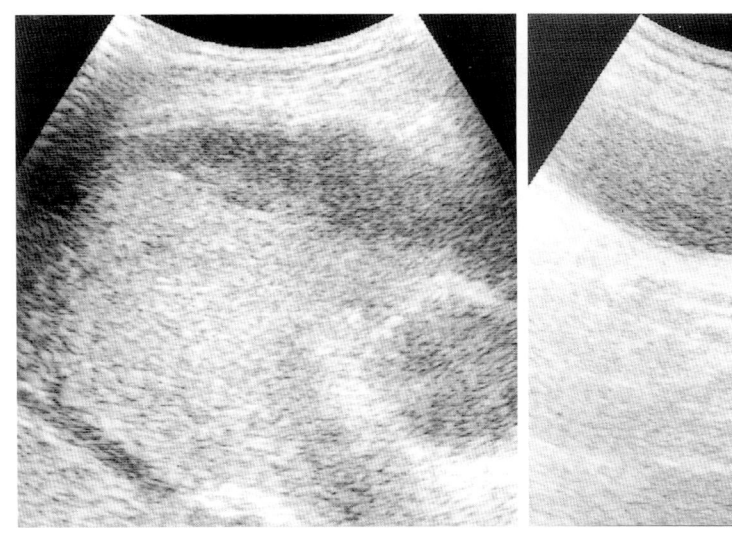

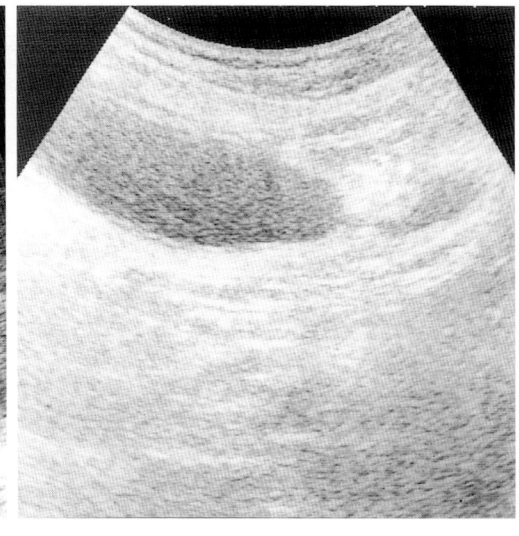

図1 腹部超音波検査所見
左：右肋間走査，右：右肋弓下操作

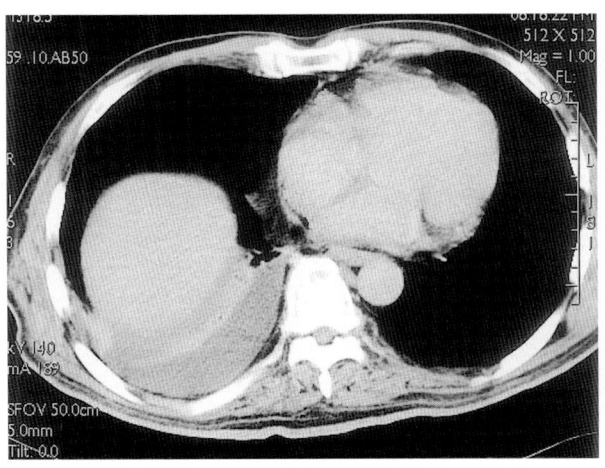

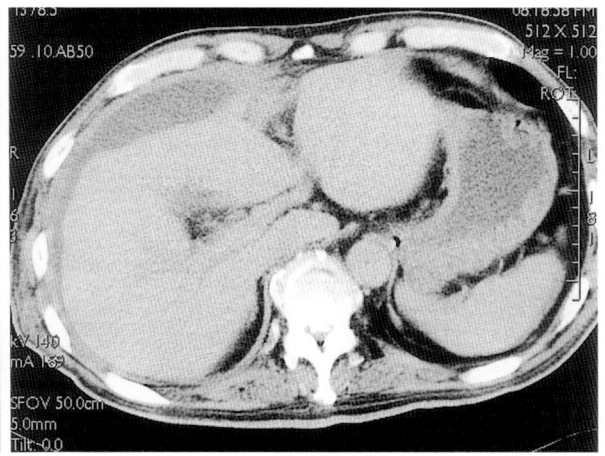

図2 腹部CT検査所見

(1) 右胸水
(2) 肝腹側の遊離ガス像
(3) 腸腰筋膿瘍
(4) 腸管皮膚瘻
(5) 横隔膜下膿瘍

a (1),(2)　b (1),(5)　c (2),(3)　d (3),(4)　e (4),(5)

問題3 次に行うべき治療として最も適切なものはどれか．
a. 抗生物質を変更し経過観察
b. 開腹ドレナージ
c. 腸管病変の外科的切除
d. 腸管病変の切除と，膿瘍ドレーンの留置
e. 超音波ガイド下穿刺ドレナージ

　超音波ガイド下にaspirationを行ったところ膿汁が採取され，横隔膜下膿瘍と診断した．右肋間からドレーンを挿入したところ速やかに解熱し，検査所見の改善を見た．2週間後の超音波検査，CT検査では膿瘍は消失しており，ドレーンを抜去した．

解説編

急性腹膜炎について

疾患概念

腹膜炎とは，腹腔内臓器からの細菌感染や科学的刺激などにより生じる腹膜の炎症である．発症の仕方により特発性と続発性に，原因により科学的，機械的，細菌性に，臨床経過から急性と慢性に分類される．

急性腹膜炎はその炎症の広がりから，1）急性汎発性腹膜炎，2）急性限局性腹膜炎に分けられる．

1) 急性汎発性腹膜炎

(1) 病因・症状

通常，突然の激しい腹痛で始まる．悪心・嘔吐，発熱，頻脈，呼吸促迫を伴い，腹痛は徐々に増強し腹部全体に広がる．他覚的には腹部の圧痛，Blumberg徴候，筋性防御を認め，病変が広がると腹壁全体が板状硬となる．発病初期では腸管運動は亢進するが，晩期には腸管麻痺がみられる．重篤例ではendotoxin shockを生じ，DIC，MOFで死亡する．

原因は外傷によるものや術後に発生したものを除けば大半は消化管の穿孔によるもので，なかでも胃・十二指腸潰瘍の穿孔が多い．下部消化管に起因するものとしては，炎症性腸疾患の穿孔，悪性腫瘍の穿孔，特発性結腸破裂，小腸の絞扼などがあげられる．虫垂炎や憩室炎，腸閉塞なども原因となり得るが，激烈な腹痛で突発的に始まることは稀で，また早期に治療されれば汎発性腹膜炎に進展することも少ない．

(2) 検査

・血液検査

病初期には正常値の場合もあるが，通常白血球数の増加を認める．高齢者では増加がみられないこともある．白血球数の減少を認める例の予後は不良である．

・単純X線写真

上部消化管の穿孔では立位X線写真で高率に腹腔内遊離ガス像を認めるが，下部消化管の穿孔では遊離ガス像を認めないことが多い．疼痛のため立位が困難な場合は左側臥位による撮影が有用である．腹部単純X線では腸管の麻痺状態を確認することもできる．

・腹部超音波検査，腹部CT検査

単純X線写真に比べて，より少量の腹水，遊離ガスの存在をとらえることが可能である．超音波検査は侵襲がなく，ベッドサイドで行えるという利点もある．

(3) 治療

治療の原則は外科的手術による感染巣の除去とドレナージ，腹腔内洗浄である．多くの場合，循環血漿量の減少を伴うため，十分に輸液を行い，感染に対して抗生物質を投与する．

2) 急性限局性腹膜炎

(1) 病因・症状

炎症の原因となる臓器が大網，腸管，腸管膜などにより周囲を覆われ，炎症が腹腔全体に広がらずに腹腔の一部に限局した状態である．汎発性腹膜炎と同様の原因で生じるが胆嚢炎，虫垂炎の穿孔，憩室炎の穿孔によるものが多い．また，汎発性腹膜炎の治癒過程で炎症が限局化した状態も限局性腹膜炎という．

腹腔内膿瘍が生じることも稀ではなく，その好発部位は仰臥位で低位となる骨盤腔，左右結腸傍溝，肝下腔，左右横隔膜下腔などである．

腹痛，発熱，悪心・嘔吐を認めるが，急性汎発性腹膜炎に比べてショックなど全身的に及ぼす影響は少ない．腹痛や圧痛の程度も汎発性腹膜炎より軽い場合が多く，限局した筋性防御やBlumberg徴候を認めることがある．横隔膜下膿瘍，骨盤内膿瘍では腹膜刺激症状を示さないことも多い．

(2) 検査

・血液検査

白血球数の増加，CRP値の上昇などの炎症所見を認める．

・単純X線写真

横隔膜下膿瘍では単純X線写真上胸水を認めることが多く，横隔膜の挙上がみられることもある．限局性腹膜炎では腸管全体が麻痺することはなく，部分的な麻痺像が認められる．

・腹部超音波検査，腹部CT検査

腹腔内膿瘍は超音波検査でecho-free spaceあるいはhypoechoic spaceとして，CT検査ではlow density areaとして観察される．

(3) 治療

限局性腹膜炎は炎症の広がりが小範囲の場合は補液，抗生物質の投与により，厳重に経過を観察しながら保存的に治療することも可能である．しかし，症状が悪化し汎発性腹膜炎へと進展しそうな場合は，速やかに外科的治療を考慮しなければいけない．

腹腔内膿瘍を形成した場合はドレナージが必要であるが，最近では多くの場合超音波ガイド下に穿刺ドレナージが可能となった．

問題の解説および解答

問題 1
超音波検査で肝の腹側に，被膜で腹腔と明瞭に区分されるhypoechoic spaceを認める．

問題 2
CT検査で右胸水と右横隔膜下にlow density areaを認める．臨床経過から考えて横隔膜下膿瘍が一番に疑われる．

問題 3
膿瘍の治療にはドレナージが必要で，穿刺ルートが確保できれば超音波ガイド下穿刺ドレナージの適応となる．膿瘍を広範囲に複数個認め，穿刺ルートの確保が困難な場合は外科的ドレナージが必要となる．

この症例では膿瘍は単発性で，被膜で覆われており，超音波検査所見から穿刺も容易であると考えられる．

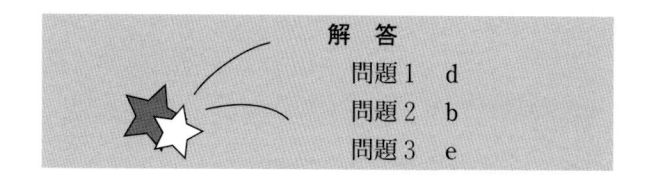

解 答
問題1　d
問題2　b
問題3　e

レベルアップをめざす方へ

クローン病は，全層性病変であるため消化管穿孔し，汎発性腹膜炎のため緊急手術が必要となることがある．しかし穿孔の頻度は低く，クローン病患者の約2％と報告されている[1]．多くの場合は穿通して周囲の組織に覆われ，腹腔内膿瘍や瘻孔を形成する．腹腔内膿瘍の発生頻度は10〜20％で外科的治療を要することが多い．八尾らのグループによると，クローン病患者330例中腹腔内膿瘍形成を認めた症例は33例で，そのうち経皮ドレナージと抗生物質投与などの保存的治療のみで軽快したものは6例（18.2％）にとどまり，27例（81.8％）に外科的治療が必要であったと報告している[2]．横隔膜下膿瘍は33例中1例のみで，その報告例も少ない[3][4]．

クローン病に合併した腹腔内膿瘍の治療では，腸間膜内の膿瘍や腸係蹄間に膿瘍が多発している場合，腸病変が腹壁に癒着して膿瘍を形成している場合などは，経皮穿刺ドレナージは困難，あるいは効果が乏しいと考えられる．腸管病変の活動性が低く，単発性で，被膜で隔てられているような膿瘍であれば，外科的治療の前にまず穿刺ドレナージが適応となる．

文 献
1) 杉田　昭，福島恒男，嶋田　紘：Crohn病（1）臨床像の特徴と診断基準．消化器診療プラクティス10．炎症性腸疾患，48-53，1995
2) 山口明子，櫻井俊弘，真武弘明ほか：当院におけるCrohn病の腹腔内膿瘍合併例の臨床像．日本大腸肛門病会誌 53：808，2000
3) 島　英樹，滝沢謙治，本田　実ほか：特異な横隔膜下膿瘍を形成したクローン病の1例．日本医学放射線学会雑誌 58：45，1998
4) 笠貫順二，石川隆尉，今泉照恵ほか：横隔膜下膿瘍を併発した小腸クローン病と思われる1例．日本消化器病学会雑誌 81：1837-1841，1984

［神　万里夫／渡辺　純夫］

疾患 28 平滑筋腫と平滑筋肉腫 どうやって区別するの？

問題編

● 症例呈示

症例：54歳　男性
主訴：肛門痛
家族歴：父が胃癌
既往歴：特記事項なし
現病歴：半年前から排便後残便感があるも放置していた．最近，同症状に加えて排便時肛門痛が出現するようになったため，近医受診したところ当科を紹介され入院した．

入院時現症：身長164cm，体重65kg，体温36.8℃，血圧150/70mmHg，意識清明，表在リンパ節触知せず，眼瞼・眼球結膜　貧血，黄疸なし，心・肺 異常なし，腹部 平坦・軟・圧痛なし，肝・脾・腎 触知せず

入院時検査所見：RBC 493×10⁴/μl, WBC 6,300/μl, Hb 15.2g/dl, Ht 44.2%, Plat 24.3×10⁴/μl, Na 140mEq/l, Cl 103mEq/l, T.p. 7.9g/dl, GOT 23 IU/l, GPT 39 IU/l, LDH 377 IU/l, Alp 146 IU/l, ChE 7,608 IU/l, Chol 196mg/dl, BUN 17mg/dl, Cr 0.7mg/dl, CEA 5.1ng/ml, CA 19-9 12U/ml, AFP<5mg/ml
心電図：異常なし
胸部X線検査：異常なし
腹部X線検査：異常なし

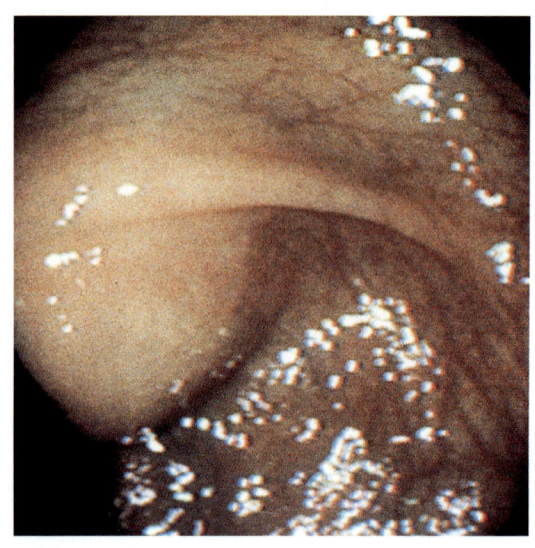

図1　内視鏡像

● 設問

問題1　診断のため，当初必要な検査はどれか．
(1) 便培養検査
(2) 超音波内視鏡検査
(3) 大腸内視鏡検査
(4) 腹部CT
(5) 肛門内圧検査
a(1),(2),(3)　b(1),(2),(5)　c(1),(4),(5)
d(2),(3),(4)　e(3),(4),(5)

直腸指診で肛門縁から3cmの直腸右壁に直径3cmの腫瘤を認めたため，大腸内視鏡検査を施行し，以下の内視鏡像を得た（図1）．

問題2　この内視鏡像から強く疑われる診断は？
(1) 脂肪腫
(2) 直腸静脈瘤
(3) 絨毛腺腫
(4) 直腸癌
(5) 平滑筋腫瘍
a(1),(2)　b(1),(5)　c(2),(3)　d(3),(4)　e(4),(5)

大腸内視鏡時に施行された生検診断からの直腸平滑筋肉腫と診断された.

問題3 本疾患の治療として通常行われないものはどれか？
(1) メチル酸イマチニブ投与
(2) 局所切除術
(3) 腹会陰式直腸切断術＋鼠径リンパ節郭清術
(4) 放射線療法
(5) 腫瘍核出術

a (1), (2), (3)　b (1), (2), (5)　c (1), (4), (5)
d (2), (3), (4)　e (3), (4), (5)

解説編

腸管の平滑筋腫瘍について

1. 概説

消化管に発生する平滑筋腫瘍は，胃・小腸に発生するものが大部分で大腸に発生するものは少ない．大腸では直腸に多いが，消化管全体でみると5～10％にすぎない．組織学的には平滑筋細胞に分化を示す細胞からなるとされ，おもに良性の平滑筋腫，悪性の平滑筋肉腫，その中間の悪性度を示す平滑筋芽腫に分類される．良・悪性の鑑別には核分裂像の多寡，Ki-67による細胞増殖活性の検索などが有用である．転移は血行性転移と腹膜播種がおもで，リンパ節転移は少ない．治療はまずは外科的切除であり，その際のリンパ節郭清の必要性には否定的な意見が多い．非切除・再発例のGISTにはメチル酸イマチニブ（Glivic®）投与の有効例が報告されている．

2. 疾患の解説

1）疾患概念

平滑筋腫瘍は間葉系由来の非上皮性腫瘍である．以前は筋原性腫瘍で平滑筋由来と考えられ，おもに良性の平滑筋腫，悪性の平滑筋肉腫，その中間の悪性度を示す平滑筋芽腫に分類されていた．その後，平滑筋腫瘍と診断されていたほとんどが，免疫組織学的，電子顕微鏡学的に平滑筋細胞への分化を証明できず，胃腸管間質腫瘍 gastrointestinal stromal tumor（GIST）と総称されるようになってきている．

これまでの平滑筋腫瘍を見直すと，GISTの割合は胃では大部分であるのに対して，食道では少ないなど消化管の部位別に異なっているのが分かってきている．

2）症候

下血，血便など出血による症状が最も高い頻度で認められる．他にイレウス，便柱細小，便秘などの狭窄症状や排便困難感，肛門部不快感なども認められる．部位により腹痛，肛門部痛などの痛みが出現することもある．小さな腫瘍では無症状で，癌検診や他の外科治療時に偶然発見される．

3）病理学的特徴

(1) 肉眼的特徴

腸管内腔に突出する粘膜下腫瘍の形態をとる．表面に潰瘍や出血を伴うこともある．ときに腸管外に向かって突出して漿膜下腫瘤を呈する病変もある．病変の境界は明瞭である．割面では弾性硬，多結節状で灰白色からピンク色の外観を示す．大きな腫瘍では囊胞状

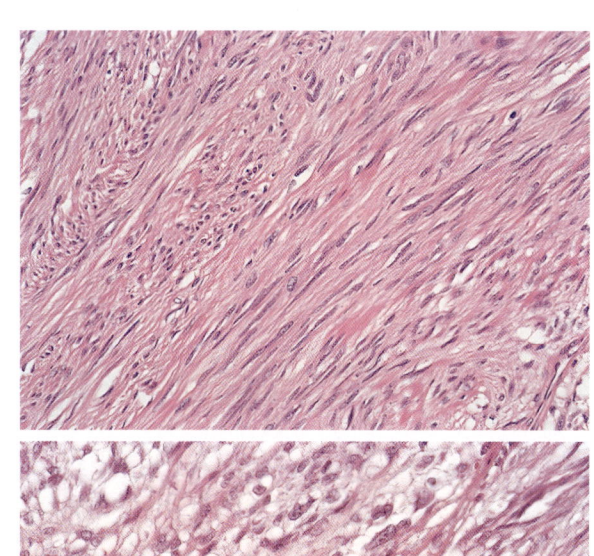

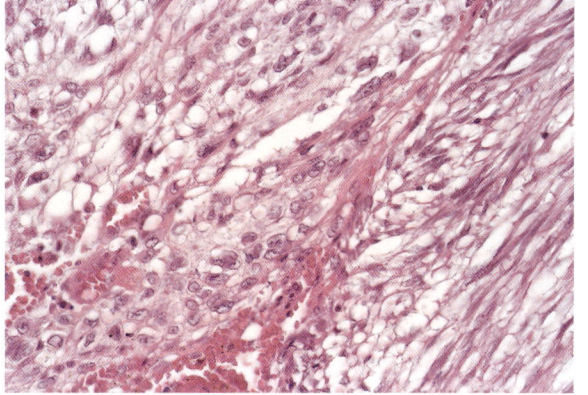

図2 平滑筋腫と平滑筋肉腫の組織像
紡錘形細胞からなる腫瘍細胞の束が縦走あるいは交錯する（上段a：平滑筋腫），明るい細胞質を有する腫瘍細胞からなり，核の異型度は高い（下段b：平滑筋肉腫）．

変性，出血，壊死がみられることが多い．

(2)組織学的特徴

平滑筋腫は紡錘形細胞からなり，好酸性細胞質と両端が丸みを帯びた棍棒状核を有した腫瘍細胞が束状に配列し，その細胞束の鋭角的な交錯像が認められる．さらに柵状配列palisadingがみられる．平滑筋肉腫は円形の類上皮細胞からなり，腫瘍は血管で包囲された腫瘍細胞巣を形成する．腫瘍細胞はやや大型で好酸性細胞体あるいは淡明な細胞質を有する（図2a, b）．

4）診　断

発生部位に応じた検査，例えば，上部・下部造影検査，内視鏡検査，直腸指診などで存在診断は容易である．多くは粘膜下腫瘍と診断される．腹部CT像では，辺縁境界の明瞭な実質像として描出され，そのCT値は実質臓器より低い．腹部超音波検査ではhypoechoicで境界明瞭な腫瘍として描出され，壊死の存在でモザイク状になる．癌との鑑別，確定診断のために小腸を除いて術前生検が行われるが，粘膜下腫瘍であることを考慮に入れ，確実に標本を採取する必要がある．

平滑筋腫瘍で問題となるのは，良・悪性の判定が難しいことである．臨床的に転移や他臓器への浸潤があれば悪性であり，腫瘍の大きさも悪性度の指標になるとされ，胃では5cm未満では再発が認められないとする報告が多い．従来から，消化管筋原性腫瘍の良・悪性の鑑別診断に，H-E標本上での核分裂数が最も信頼性のある指標として用いられてきた．しかし，H-E標本による核分裂像の判定には個人差があり，再現性が難しいため，Ki-67などによる細胞増殖活性の検索が有用とされる[1]．

5）治　療

治療はまずは切除であり，必要最小限の断端をとった部分切除術が行われる．切除方法については内視鏡的，腹腔鏡補助下あるいは通常の開腹手術となる．外科的切除の際，リンパ節郭清の必要性については，①リンパ節転移がきわめて少ない，②リンパ節転移例は予後不良，③おもな再発は肝と腹膜である，などから不必要と考えられるようになった．非切除・再発例のGISTにはメチル酸イマチニブImatinib mesilate（Glivic®，Gleevec®，STI 571）投与の有効例も報告されている．

6）予　後

平滑筋肉腫の予後は報告例で異なるが，一般に不良であり，5生率でみて胃で44〜84.3％，直腸で21〜30％，大腸で59％などの報告[2)3)]がある．最近の報告例では予後が良くなっているが，これは早期診断・治療により，腫瘍径の小さい症例が多くなっているためと考える．

● 問題の解説および解答

問題 1

平滑筋腫瘍の診断には大腸内視鏡検査で粘膜下腫瘍であることを確認することが必須である．また腫瘍が被膜を持ち，その内部構造は均一で，ときに出血，壊死や嚢胞化を伴い，筋層に連続することもあるため，超音波内視鏡，CT，MRIは有用な検査である．

問題 2

平滑筋腫瘍は大腸内視鏡検査では，粘膜下腫瘍の形態をとるため，通常bridging foldが認められる．上皮成分は認められず，絨毛腺腫や癌腫などの上皮性腫瘍とは異なる．色調は周囲より白色調となっているため，血管の怒張した静脈瘤とは明瞭に区別される．脂肪腫とは同じ粘膜下腫瘍であるため，画像では区別しにくいが，鉗子などで腫瘤を直接押してみれば，固さの違いから鑑別可能である．

問題 3

治療はまずは外科的切除であり，その際，リンパ節郭清については，平滑筋腫瘍のリンパ節転移がほとんどなく，転移陽性例は非常に予後不良であるなどのため必要がないとする意見が多くなっている．必要最小限の断端をとった部分（局所）切除術が行われる．核出術は腫瘍が破裂しやすく，破裂すると腹膜再発を起こすため適応とならない．鼠径リンパ節郭清は上記理由と郭清後のQOLの低下および予後の悪さからやはり行われない．放射線療法と従来の化学療法は効果がない．最近，非切除・再発例のGISTに対するメチル酸イマチニブ投与の有効例が報告されているが，本邦ではまだGISTに対してメチル酸イマチニブの保険適応はない．

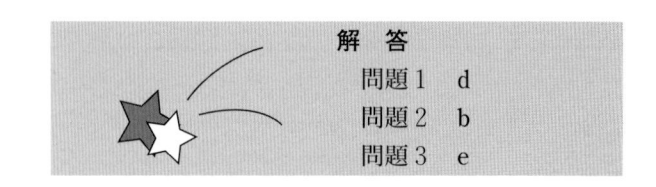

解　答
問題1　d
問題2　b
問題3　e

レベルアップをめざす方へ

GISTの定義・発生

従来，消化管の紡錘形細胞からなる間葉系腫瘍は組織学的に平滑筋腫，平滑筋肉腫，神経鞘腫，神経線維腫など，良・悪性が比較的明瞭に判断去れ，その臨床的対応も容易であった．しかし，最近，これらの腫瘍は胃腸管間質腫瘍 gastrointestinal stromal tumor（GIST）と総称して呼ぶようになった．

Rosaiは，消化管の紡錘形細胞ないし類上皮細胞からなる非上皮性腫瘍を広義のGISTとして捉えた．これらを免疫組織科学的および電子顕微鏡的所見を参考にして表1のごとくに4つに分類し，4）のuncommitted typeを狭義のGISTと定義した[4]．ほとんどのuncommitted typeはCD34とc-kit遺伝子産物（KITレセプター，CD117）に陽性であり，一般にGISTというとuncommitted typeを指すことが多い．前記の分子マーカーはカハールの介在細胞（Imterstitial cells of Cajal）と共通しており，GISTがカハールの介在細胞由来の腫瘍である可能性を示している．GISTの多くは散発性であり家族性はない．また，そのほとんどが単発性であり，c-kit遺伝子の突然変異は腫瘍組織のみに認められる体細胞突然変異とされる．また，小さなGISTと大きなGISTの間でc-kit遺伝子の突然変異の頻度に差がないことから，c-kit遺伝子の突然変異は腫瘍の発生初期に起こる変化であり，悪性化と関係が少ない可能性がある[5]．

表1　GIST（gastrointestinal stromal tumor）の定義・分類

1．胃腸管の紡錘形細胞ないし類上皮細胞からなる非上皮性腫瘍（広義）

2．上記を免疫組織科学的および電子顕微鏡的所見から分類
1）平滑筋細胞への分化を示すもの……………………smooth muscle type
2）神経細胞への分化を示すもの………………………neural type
3）平滑筋細胞と神経細胞の両方向への分化を示すもの……combined smooth muscle-neural type
4）いずれの細胞へも分化がみられないもの…………uncommitted type（狭義）

(Rosai J, 1996 [4])

GISTとメチル酸イマチニブ

GIST治療に関して，最近の特記すべき話題は，メチル酸イマチニブの出現である．メチル酸イマチニブは，BCR/ABLキメラ蛋白やKITレセプターという腫瘍発生の責任遺伝子産物を選択的に阻害する新しいタイプのがん分子標的治療薬であり，本来慢性骨髄生白血病の治療薬として開発された．2001年Joensuuらにより転移性GIST例でのメチル酸イマチニブの有効性が初めて報告された[6]．その後，Demetriらは147名の切除不能あるいは転移性GISTに対するメチル酸イマチニブの使用経験を報告した[7]．メチル酸イマチニブを400mg or 600mg/日投与したところ，CR：0％，PR：53.7％，stable disease：27.9％，Progressive disease：13.6％であった．本検討では，約80％に抗腫瘍効果が認められ，本剤の有効性が示されているが，follow up期間の中央値が288日であるため，引き続き今後の検討も必要である．

自験でも，切除不能あるいは転移性GIST症例10例において80％の症例で腫瘍の縮小効果が認められ（図3），メチル酸イマチニブが進行GISTに対する標準治療になりうるものと期待している[8]．

208　II. 疾患編

a(1),(2)　b(2),(3)　c(3),(4)　d(4),(5)　e(1),(5)

　入院後便秘と下腹部膨満感が強く，直腸診で直腸壁の硬化を認めた．大腸内視鏡は直腸からS状結腸の狭窄が強く挿入不可能．腹部エコーでは多量の腹水貯留を認めていた．

問題3　この時点で行うべき処置はどれか？
(1) 腹水試験穿刺
(2) 腹部造影CT検査
(3) 大腸X線検査
(4) 直腸バルーン拡張
(5) 腹水ドレナージ
a(1),(2),(3)　b(1),(2),(5)　c(1),(4),(5)
d(2),(3),(4)　e(3),(4),(5)

　胃癌病期分類stage IVと考え，本人に根治不可能と告知．中心静脈栄養とメソトレキセートを中心とする全身化学療法を行ったが効果不十分で，下腹痛，腹部膨満感が徐々に増強．夜間に痛みのため覚醒するようになった．

問題4　次に行うべき治療は？
(1) 腹水ドレナージで完全な腹水除去をする
(2) 硫酸モルヒネ徐放錠内服による除痛
(3) 非ステロイド性消炎鎮痛剤（NSAID）で除痛
(4) 頓服鎮痛剤と在宅中心静脈栄養で療養
(5) 塩酸モルヒネ持続皮下注射による除痛
a(1),(2)　b(2),(3)　c(3),(4)　d(4),(5)　e(1),(5)

　鎮痛剤で夜間安静時の疼痛は消失したが，体動時に左大腿部の痛みが出現し始めた．

問題5　次の項目のうち正しくない治療は？
(1) 安静では痛みがないので経過観察
(2) 硫酸モルヒネ徐放錠だけでは除痛困難なため，NSAIDを併用
(3) 完全な徐痛までモルヒネを増量
(4) 完全な徐痛までNSAIDを増量
(5) 鎮痛剤の増量で除痛困難な為，経過観察
a(1),(2),(3)　b(1),(2),(5)　c(1),(4),(5)
d(2),(3),(4)　e(3),(4),(5)

解　説　編

消化器癌による疼痛とそのコントロール

　末期消化器癌患者の疼痛は，癌性腹膜炎や腸閉塞，癌の神経浸潤などによって起こる．特に消化管閉塞による症状は，病気進行に伴い徐々に症状が出現するため[1]，病気の発見が遅れることがある．疼痛管理を行う時に最も大切なことは痛みの診断である．痛みの部位，強さ，性質，持続時間（持続性か間欠性か）などをよく問診し，すべての医療従事者が用いることのできる客観的な評価スケールを用いて痛みの程度を把握する（図2）[2) 3)]．

1．薬物療法

　癌性疼痛は，薬物療法によってその70～90％が除痛可能であり，疼痛が出現すれば速やかに除痛を図るべきである．その投与法は，WHO方式がん疼痛治療法[3) 4)]に基づく．
　1）経口的に：できるだけ簡便な投与法を選択する．
　2）時刻を決めて規則正しく：効力の落ちる1時間前に次の分を服用．
　3）除痛ラダー（図3）に沿って効力順に：鎮痛薬の強さを3段階に分け，弱い順に使用．
　4）患者ごとに個別的な量で：疼痛と副作用の状況を見ながら患者ごとに適量を決定．
　5）そのうえで細かい配慮を：副作用や患者の心理状態に配慮し，最小の副作用で最大の効果を．

2．鎮痛薬の種類

　効力の弱い順に，非オピオイド（NSAID），弱オピオイド（コデイン），強オピオイド（モルヒネ）の3つに分けられる．その他，神経性疼痛に対しては抗不整脈薬，抗痙攣薬などが有効なことも多い．

3．モルヒネの投与法

　除痛ラダーに沿ってNSAID，コデインの投与を行うも目標に応じた除痛（図3）[4)]が得られなければ，できるだけ早期にモルヒネ投与を開始する．すなわち，夜間に目が覚める状態の強い痛みは，一両日のうちに取り除くべきである[5)]．NSAIDとコデインには有効限界があり，最大投与量以上の投与はせず，除痛が得ら

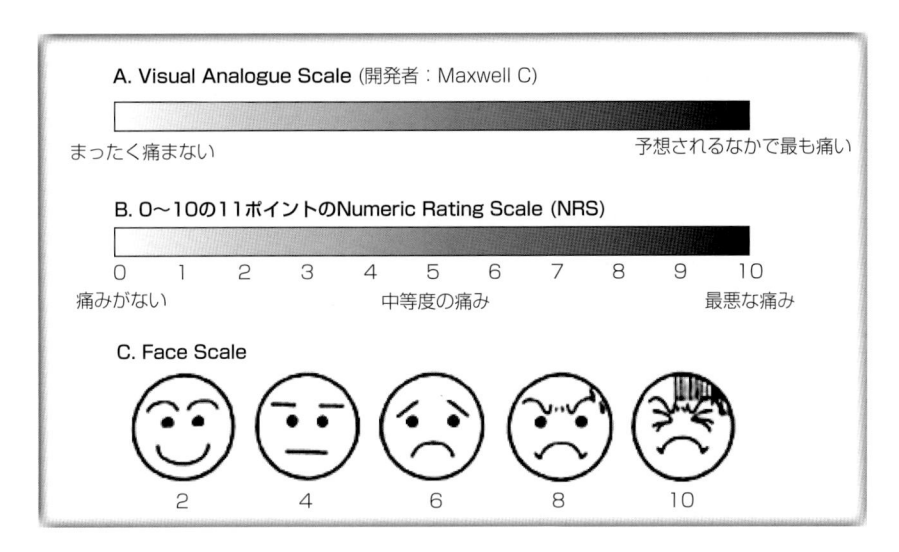

図2 痛みの評価法

A. Visual Analogue Scale（開発者：Maxwell C）

まったく痛まない　　　　　　　　　　　　　予想されるなかで最も痛い

B. 0〜10の11ポイントのNumeric Rating Scale (NRS)

0　1　2　3　4　5　6　7　8　9　10
痛みがない　　　　中等度の痛み　　　　最悪な痛み

C. Face Scale

2　4　6　8　10

VAS（Visual Analogue Scale）：左端がまったく痛みがない状態，右端が最も痛い状態とした10cmの直線において，現在の痛みの程度のところに印をつけてもらい，0mmからの長さを測定．

NRS（Numeric Rating Scale）：「0：痛みがない」から「10：最悪な痛み」を両端として，直線を11段階に区切り，痛みのレベルの数字に印をつけてもらう．

Face scale：人間の顔の表情で痛みの程度を示す．言葉や数字を理解できない小児などで有用．

（日本緩和医療学会がん疼痛治療ガイドライン作成委員会編, 2000[4]）

【詳細な問診（アセスメント）】　【丁寧な診察　CT，MRI，骨シンチグラムなどの画像診断など】　【患者の心理・社会的およびスピリチュアルな側面への配慮】

↓

痛みの原因・性状の十分な把握

↓

症状や病態に応じた治療法の選択

↓

段階的な治療目標の設定
第1：痛みに妨げられない夜間の睡眠時間の確保
第2：安静時の痛みの消失
第3：体動時の痛みの消失

鎮痛薬使用の5原則
・経口的に
・時刻を決めて規則正しく
・WHO三段階除痛ラダーに沿って効力順に
・患者ごとに個別的な量で
・その上で細かい配慮を

(Evidence-Based Medicineに則った疼痛治療ガイドライン, 2000[4])

第1段階：軽度の痛み
　非オピオイド
　±鎮痛補助薬

第2段階：中等度の痛み
　弱オピオイド
　±非オピオイド
　±鎮痛補助薬

第3段階：高度の痛み
　強オピオイド
　±非オピオイド
　±鎮痛補助薬

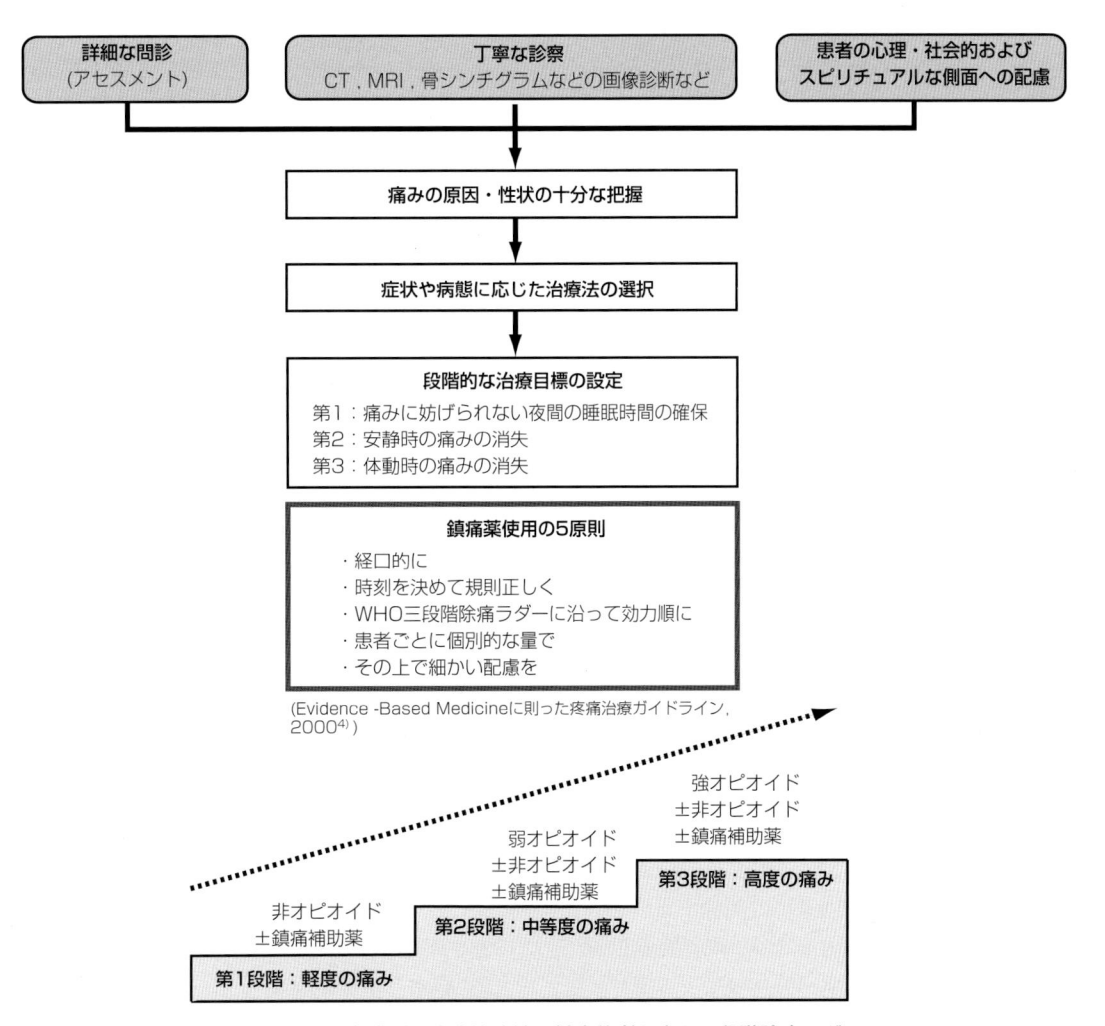

図3　WHO方式がん疼痛治療法の基本的考え方と3段階除痛ラダー

表1 モルヒネ製剤の種類と投与間隔

一般名	商品名	効果発現	投与間隔
塩酸モルヒネ末	塩酸モルヒネ	10分以内	4時間
塩酸モルヒネ錠	塩酸モルヒネ錠	10分以内	4時間
硫酸モルヒネ徐放錠	MSコンチン錠	70分	12時間
硫酸モルヒネ徐放カプセル	カディアンカプセル	40分	24時間
硫酸モルヒネ徐放スティック	カディアンスティック	40分	24時間
硫酸モルヒネ徐放細粒	モルペス細粒	60分	12時間
塩酸モルヒネ坐剤	アンペック坐剤	20分	8時間
塩酸モルヒネ注射液	塩酸モルヒネ注射薬	数分	持続*

＊：塩酸モルヒネ注は，硬膜外注入では8〜12時間効果が持続する．

れなければより上位の薬に変更する．モルヒネに有効限界はない．また，NSAIDはモルヒネの併用によって，相加的効果以上の鎮痛効果を見ることが多い[4]．ただし臨床の場においては，中〜高度の痛みや余命数ヵ月の患者の除痛を図る場合，最初からモルヒネ投与を考慮することも多い．モルヒネには剤型によっていくつかの種類（表1）がある．硫酸モルヒネ徐放錠は初回投与時や高齢者などでは10〜20mgの少量より内服開始し，24時間後に効果と副作用を判定する．このときに副作用がなく疼痛が残存すれば，順次50％ずつ増量する．腸閉塞，嘔吐などにより経口投与不能な場合，坐薬や注射を用いる．注射薬は持続皮下注射や持続静注を行うことが多いが，痛みの強い場合には静注も可能である．

4. モルヒネの副作用

モルヒネのおもな副作用に，便秘，嘔気・嘔吐，眠気，呼吸抑制，錯乱・幻覚，排尿障害などがある．最も頻度の高いものは便秘で，予防的に緩下剤を投与する．嘔気・嘔吐はモルヒネ増量時等に一時的に生じるが，1〜2週以内に催吐作用に対する耐性ができる．これも予防的に制吐剤を投与することがある．眠気も3〜5日間で耐性ができる．呼吸抑制の予防には，投与初期に副作用を見ながら少量より開始することが大切で，抑制が起こればモルヒネ拮抗薬（ナロキソン）の投与を考慮する．錯乱・幻覚はモルヒネ投与初期に，高齢者，不安の強い患者などごく少数の患者で見られることがある．

5. モルヒネが効かないとき

モルヒネを120mg/日で投与しても十分な除痛が得られない時は，鎮痛補助薬の併用や神経ブロックなどの治療法も考慮する．鎮痛補助薬には鎮痛を目的とした第1種，緩下や制吐を目的とした第2種鎮痛補助薬がある．第1種には抗不整脈薬，抗うつ薬，ステロイドなどがあり，神経障害性・骨転移性疼痛などに用いられる．補助薬でも効果が乏しい場合，神経ブロックや外科的局所切除，放射線照射，抗癌剤投与などが行われる．ただし，モルヒネに有効限界はないため，副作用なくモルヒネ増量で除痛が得られる場合，1,000mg/日以上投与することもある．

消化器癌による腹水とそのコントロール

1. 概念

癌性腹水は癌の腹膜播種や癌による門脈血流障害によって生じる．癌細胞によるリンパ・血流障害や毛細管からの漏れ現象などが関与しているとされる[6]．消化器癌，卵巣癌などの腹膜播種によることが多い．

2. 診断

腹水穿刺が有用である．癌性腹水は比重1.018以上，蛋白3g/dl以上の滲出性である．色調は血性や混濁を示すことが多い．腹水中の腫瘍マーカー高値や，細胞診での悪性細胞陽性を示すこともある．腹水の存在部位や量を見るには，CTやエコーが有用である．

3. 症状

少量では症状がまったくないこともあるが，高度に貯留すると腹部膨満感や食欲不振，嘔気，便秘などを生じる．したがって，腹水を有する末期癌患者は，そのコントロールによるQOL改善も重要となる．

4. 治療法

1）利尿剤投与

ループ利尿剤やK保持性利尿剤を使用することが多い．高齢者や栄養状態不良例では，腹水貯留と同時に血管内脱水状態にあることが多く，効果に乏しいうえに脱水が増悪することがあり注意を要する．

2）腹水ドレナージ

経皮的に腹腔を穿刺し，チューブを用いて腹水を体

外へ排出させる．しかし，腹水産生の原因を根本的に除去したわけではないので，再貯留することが多い．腹水中にはアルブミンが含まれており，急に多量の腹水を抜くと低アルブミン血症に伴うショックをきたすことがある．したがって，1L/h 以上，また総量でも2Lを超えて抜かない．低アルブミン血症を予防するために，抜いた腹水中のアルブミンのみを選択的に再静注することがある．また，頻回のドレナージを要する症例では，腹腔-静脈シャントを外科的に造設することもある．その他，抗癌剤腹腔内投与で局所的に炎症，硬化を生じ，腹水貯留を抑える方法もあるが，あまり有効ではない．

問題の解説および解答

問題 1

体重減少，軟便，腹痛などの症状から，まず消化器系の疾患を想定する．小球性貧血でvital signに異常なく，突然の出血よりは鉄欠乏性貧血や慢性の出血を考える．出血性胃潰瘍も否定はできないが，CEA高値，体重減少などを見ると，胃癌・大腸癌などの悪性疾患を疑う．虚血性腸炎は，高齢者の突然の下腹痛や下血が特徴的である．神経性食思不振症は，若年者の体重増加不安に基づく摂食障害である．

問題 2

内視鏡では胃の巨大皺襞と内腔狭窄を認め，組織所見からも典型的な Borrmann 4 型胃癌（スキルス）である．手術適応決定のために病変の他臓器浸潤や遠隔転移を調べる必要がある．全身検索として選択肢の検査はいずれも有用だが，スクリーニングは非侵襲的なものから行う．胸部X線検査で，肺，縦隔リンパ節転移や胸水貯留の有無を，腹部エコーで周囲臓器への癌の直接浸潤や腹腔内臓器・リンパ節への転移，腹水の有無などを検索できる．

問題 3

4型胃癌と腹水に直腸壁の硬化・狭窄があれば，まず胃癌のSchnitzler転移を考える．これはDouglas窩への腹膜播種で，腹水穿刺で癌細胞を認めれば可能性が高い．内視鏡の挿入不可能なため，大腸狭窄の程度と狭窄の多発の検索には大腸X線検査が良い．狭窄の範囲の確認は，狭窄部を切除する姑息手術の際に有用である．腹部造影CTは，エコーで観察困難な膵尾部や腹腔内リンパ節への転移などを詳しく観察するために有用である．

問題 4

腹水ドレナージは，利尿剤などで腹水コントロールの困難な場合に，腹満軽減目的に行われることが多いが，完全に消失するまでドレナージを行うと，低アルブミン血症や電解質異常をきたすことが多く危険である．癌性疼痛には，WHO3段階除痛ラダーを用いてNSAID，オピオイドなどの薬剤を積極的に選択する．常に痛みのない状態が理想であり，疼痛時に頓服で対処するのは望ましくない．まずは経口投与などの容易な方法で開始する．

問題 5

除痛の目標は，副作用の程度を考慮して個別に設定すべきだが，基本的には完全な除痛が理想である．そのためには鎮痛剤の増量が必要だが，NSAIDは有効限界があり最大投与量以上の投与は行わない．オピオイドは有効限界がないが，骨転移の強い痛みに対してはNSAIDの併用で除痛効果の増強が得られることがあり，薬の減量を期待できる．

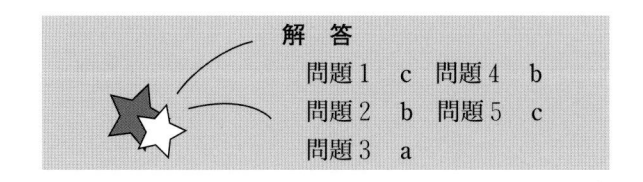

解答
問題1　c　問題4　b
問題2　b　問題5　c
問題3　a

レベルアップをめざす方へ

癌性疼痛は，さまざまな末期癌の約70％以上で生じる[7]．癌の周囲臓器圧迫，神経への直接浸潤などが原因だが，消化器癌の場合，内腔の狭窄・閉塞による疼痛も現れる．この除痛には鎮痛薬のみでは不十分で，手術・化学療法，放射線療法，神経ブロックなども適応となる．

手術療法

手術療法には拡大手術と姑息手術がある．拡大手術とは定型手術に加え，周囲臓器合併切除を行うものである[8)9)]．進行癌だが根治を目指すものであり，遠隔転移・腹膜播種症例は適応外である．これに対

し根治不能症例で，消化管狭窄，癌からの出血などのためにQOLが著しく障害される場合に姑息手術を行う．腫瘍切除による出血の予防，閉塞腸管摘出とバイパス術による通過障害の軽減，経管栄養のための胃瘻・腸瘻造設などがある．食道癌や大腸癌などではStent留置による狭窄軽減も行われる．直腸癌では，内視鏡的にNd：YAGレーザーやPDT（photo dynamic therapy）を用いた腫瘍の焼灼法も選択される[10]．ただし，こうした治療により術後感染や創部痛，腸閉塞の助長をきたし，逆に患者のQOLを悪化させることがあるため，その選択には十分な検討が必要である[11]．

化学療法

手術不能癌の抗癌剤のみでの根治は不可能だが，腫瘍縮小や延命効果は可能である．CDDPや5-FUを中心にさまざまな抗癌剤が選択され，30〜50％の奏効率を示すこともある[9]．嘔気，骨髄抑制などの副作用が強く出ることがあり，選択には十分な検討が必要である．

放射線療法

胃癌，大腸癌などは，放射線への感受性が低く根治は望めないが，局所への照射により狭窄，疼痛の軽減が可能である．しかし，効果の出現は緩徐で，広範囲の照射では嘔気・骨髄抑制などの副作用が懸念されるので注意を要する．ある程度余命が長いと見込まれる症例では，うまく使うことで鎮痛薬の減量を図ることが可能である．

鎮痛剤

モルヒネは，消化管狭窄のない患者でもそのほとんどに便秘を生ずる．したがって，狭窄があればさらに便通異常が悪化する可能性が高い．高度な便秘が懸念される時には，下剤の増量やモルヒネの減量・中止が必要となる．2002年にフェンタニルパッチ製剤が日本でも導入された[12]．フェンタニルはオピオイドμ受容体アゴニストの合成オピオイド製剤で，モルヒネの50倍以上の鎮痛力価をもつが，消化器症状などの副作用は軽度である．したがって，腸管狭窄，閉塞を有する癌性疼痛症例には第1選択となる．持続性の経皮吸収製剤で72時間毎に貼りかえる．効果発現に時間がかかるため，急激な疼痛出現時にはモルヒネ注射剤などの併用で対処する．

鎮痛補助薬

消化管閉塞に伴う疝痛，嘔気などにscopolamine butylbromide，metoclopramide，haloperidol，octreotideなども有効である．また，ステロイドが腫瘍による腸管の炎症・浮腫を抑え，腸管閉塞症状を軽減させるという報告もある[1][13]．癌による消化管閉塞症状には，鎮痛薬，鎮痛補助薬を症状に応じて組み合わせて使用することが必要である[13]．それでも有意な改善が得られなければ，外科的療法などの侵襲的治療を考慮する．

●文　献●

1) Ripamonti C: Management of bowel obstruction in advanced cancer. Curr Opin Oncol 6 : 351-357, 1994
2) がん疼痛治療の実践と連携．Pharma Medica 20 : 51-61, 2002
3) World Health Organization : Cancer Pain Relief : with a guide to opioid availability 2nd, Geneva, Switzerland, World Health Organization, 1996
4) Evidence-Based Medicineに則ったがん疼痛治療ガイドライン，日本緩和医療学会がん疼痛治療ガイドライン作成委員会編，真興交易（株）医書出版部，東京, 13, 2000
5) 平賀一陽：がん疼痛の治療（1）痛みの評価と治療効果の評価．日本医事新報 No4050, 2001
6) 古江尚ほか訳，癌化学療法ハンドブック第4版（Roland TS, ed），pp431-433，メディカルサイエンス，東京, 2001
7) 川浦幸光：末期消化器癌に対する疼痛管理．外科治療 84 : 483-484, 2001
8) 胃癌取り扱い規約 第13版 日本胃癌学会編, 1999
9) 胃癌治療ガイドライン 日本胃癌学会編, 2001
10) Dohmoto M, Hunerbein M, Sohlag PM, et al : Eur J Cancer 32A : 25-29, 1996
11) 小松弘尚，徳毛宏則，中尾　円ほか：緩和ケアの視点からみた癌性消化管狭窄に対する金属ステント治療の功罪－患者遺族へのアンケート調査との比較検討－．消化器内視鏡 13 : 1687-1692, 2001
12) 下山恵美，下山直人：フェンタニルパッチのがん性疼痛治療における有用性と問題点．緩和医療学 4 : 9-14, 2002
13) Mercadante S, et al : Supportive Care in Cancer 3 : 190-193, 1995

［大瀬　貴之／木下　芳一］

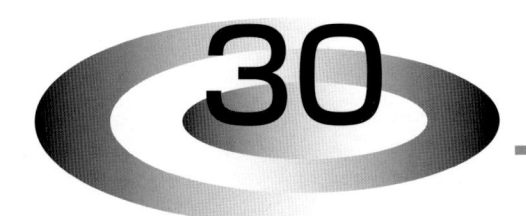

疾患 30 腫瘍マーカーが高いって言われた…

問題編

症例呈示

症例：65歳　男性
主訴：便通異常
家族歴：特記事項なし
既往歴：10年前にS状結腸のポリープを内視鏡的に切除
喫煙歴：1日20本，40年間
現病歴：これまで上記既往の他，大きな病気をしたことはない．3ヵ月前よりしばしば便秘となり，その後下痢となることを繰り返すようになった．近医を受診し，血液検査を受け，内服薬処方された．しかし症状に変化なく，後日再受診した際，腫瘍マーカーが高いと言われ精密検査を勧められたため外来を受診した．

初診時現症：身長158cm，体重55kg，体温36.5℃，血圧128/70mmHg，脈拍78回/分，意識清明，眼瞼結膜　貧血なし，眼球結膜　黄疸なし，心音・呼吸音　異常なし，腹部　平坦・軟，腸蠕動音　正常範囲，深触診にて下腹部に軽度の圧痛あり，表在リンパ節　触知せず，四肢に異常所見なし，神経学的所見　異常なし

受診時検査所見：
検尿：蛋白（－），糖（－）
便潜血：ヒトヘモグロビン法（2+）
末血：WBC 8,200/μl（Neu 62％, Eo 2％, Ly 31％, Mo 5％），RBC 355万/μl, Hb 11.6 g/dl, MCV 90fl, MCH 29.8pg, MCHC 32.5g/dl, Plt 25.4万/μl
生化学：AST 20 IU/L, ALT 18 IU/L, LDH 230 IU/L, ALP320 IU/ml, T.P. 6.5g/dl, Alb 4.2g/dl, BUN 20mg/dl, Cr. 0.8mg/dl, Na 145mEq/l, K 4.2mEq/l, Cl 103mEq/l, T.Chol 166mg/dl, TG 70mg/dl
血清：CRP 0.10以下，CEA 9.2ng/ml
心電図：異常なし
胸部X線：異常なし
腹部X線：異常なし

設問

問題1　腫瘍マーカーに関する記述で正しいのは次のどれか？
(1) CEAは大腸癌に特異的な腫瘍マーカーである
(2) 腫瘍マーカーは癌が存在しなくても陽性となることがある
(3) CEAはStage Ⅲ以上の大腸進行癌でも陰性となりうる
(4) 複数の腫瘍マーカーを組み合わせて測定すれば診断の精度を高めることができる
(5) CEAは早期癌でも検出率が高く，癌の早期発見やスクリーニングに有用である
a(1),(2),(3)　b(1),(2),(5)　c(2),(3),(4)
d(1),(4),(5)　e(3),(4),(5)

問題2　診断のため，はじめに計画すべき検査は下記のうちどれか？
(1) 大腸内視鏡検査
(2) 逆行性膵胆管造影
(3) 便培養検査
(4) ガリウムシンチ
(5) バリウム注腸造影
a(1),(2)　b(2),(3)　c(3),(4)　d(4)(5)　e(1),(5)

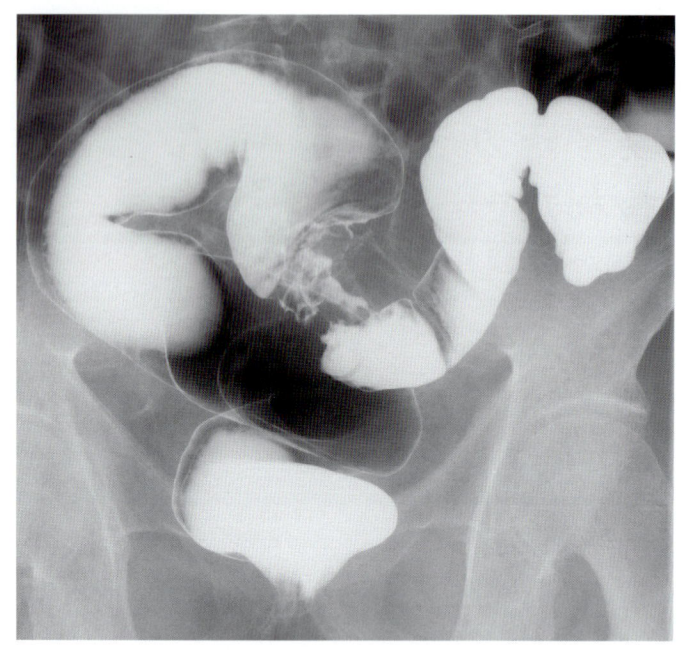

図1　外来施行のバリウム注腸造影像

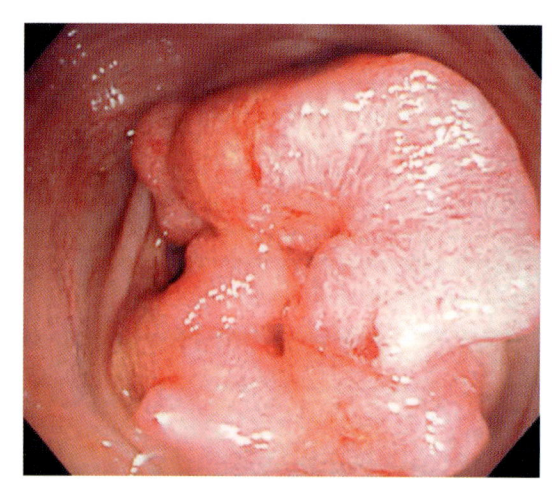

図2　大腸内視鏡像

患者本人の希望もあり，はじめに外来でバリウム注腸検査を施行し，続いて大腸内視鏡検査が行われた．その結果，次のような画像が得られた（図1, 2）．

問題3　注腸造影像で認められる所見の病変と部位の正しい組み合わせはどれか？

a. S状結腸－亜有茎性ポリープ
b. 結腸－apple-core sign
c. 直腸－潰瘍浸潤型（3型）進行癌
d. S状結腸－apple-core sign
e. 下行結腸－潰瘍浸潤型（3型）進行癌

問題4　この疾患で陽性率が比較的高いと考えられる腫瘍マーカーは次のどれか？

(1) CA19-9
(2) TPA
(3) DUPAN-2
(4) AFP
(5) SCC

a(1),(2)　b(2),(3)　c(3),(4)　d(4),(5)　e(1),(5)

さらに腹部CT，腹部超音波検査が行われた結果，明らかな癌の転移を示唆する所見はなく，外科的切除が選択された．

問題5　結腸癌の予後に関して正しい記述はどれか？

(1) 肉眼的形態分類は術後生存率に影響しない
(2) 病理組織型で高分化癌は印環細胞癌と比較して予後不良である
(3) 進行度分類での5年生存率はⅠに対してⅡは著しく不良である
(4) CEAは術後の癌再発を発見する手がかりとして有用である

a(1),(2)　b(1),(3),(4)　c(3),(4)　d(4のみ)
e(1〜4のすべて)

解　説　編

◯ 消化器癌の腫瘍マーカー

1. 定義・概念

腫瘍マーカーとは，癌細胞が産生する物質とその物質に反応して担癌生体が産生する物質で，血液や体液などから検出することにより，癌の存在，癌細胞の組織学的由来，またはその臨床的進行度を推測するうえで指標となりうるものをいう[1]．

消化器癌の腫瘍マーカーは多いが，特に症例の大腸

癌で利用される代表的な腫瘍マーカーとしてはCEA（carcinoembryonic antigens），CA19（carbohydrateantigen 19-9）が挙げられる．CA72-4，TPA（tissue polypeptide antigen）なども陽性率の高いことが知られているが，前2者に対して，CA 72-4 は腹膜転移や浸潤を生じた例で陽性となりやすく，TPAはほとんどすべての消化器癌で陽性を示す特徴があり，臨床的には補助的に利用される．

2. 診　　断

1） CEA

　大腸癌の診断におけるCEAの意義は異常値が示された場合に生ずる．進行大腸癌，直腸癌の約70％で異常値を示す[2]．CEAの成人での正常値は5ng/ml以下であるが，検査キットにより基準値が異なることがあり，他施設の検査結果を確認する場合，注意を要する．胸水，腹水，心囊液，尿などでは血清値の2倍以上の時，癌性浸出液を考える．
　CEAは，食道癌，胃癌，胆囊・胆管癌，膵臓癌などの消化器癌の他，肺癌，甲状腺癌，乳癌など消化器以外の癌でも異常値を示すことがある．また，肝硬変を含めた肝障害，胆石症，腎不全あるいは糖尿病に代表される代謝異常など，良性疾患でも異常値を示す可能性がある．この他，高齢，喫煙なども異常値の原因となり得るので十分な問診を行い，これらの疾患の鑑別に留意する．

2） CA19-9

　CA19-9 は胆道系および膵臓癌で高い陽性率を示し，大腸癌，直腸癌でも約55％で陽性となる[2]．CEA同様，胆石症，閉塞性胆管炎などの胆道系良性疾患でも陽性となることがある．CA19-9 の大腸癌・直腸癌における陽性率はCEAにやや劣るが，胆道系疾患を除く良性疾患で偽陽性を示すことが少なく，また，CEAと違い加齢，喫煙などの影響を受けにくいことから，両者を組み合わせて測定する[3]ことで陽性率を高め，診断の精度を上げることができる．

3） 画像診断

　CEAやCA19-9などの腫瘍マーカーは診断に有用であるが，これのみでは不十分である．後述するように，腫瘍マーカーが陰性でも癌の存在を否定できない．大腸癌，直腸癌の診断には大腸内視鏡や注腸造影検査が不可欠である．また，腹部CT，MRIなど侵襲の少ない検査も必要に応じて行われるべきである．

3. 病　　期

　大腸癌の80％以上でCEAが産生される．しかし，癌が粘膜内にとどまるm癌では約95％でCEAは基準値内にとどまる．進行度別の陽性率はstage分類でI-IIでは陽性率が低い[4]．また，低分化腺癌はCEA産生能が低いため，stage III以上でも基準値以下のこともある．進行癌でのCEA陽性率は高いが切除不能例でも85％である．以上のことから，CEAの値だけで大腸癌の進行度や病期を判定するのは困難である．しかし，肝転移を有する進行癌でCEAの異常高値がしばしばみられることは知られている．またCA19-9がDukes分類Dで陽性率が高いことから，両者を組み合わせて測定する[5]ことにより進行癌の診断や予後の判定には有用である．

4. 治　　療

　治療前にCEAやCA19-9などの腫瘍マーカーが異常値を示した症例では，大腸切除や肝切除などの術後や化学療法の治療効果判定に，これらの腫瘍マーカーは有用である．また再発時に，CTや大腸内視鏡，注腸造影検査などの画像診断に先立ちこれらの腫瘍マーカーが上昇することがある．したがって，治療後も定期的にこれらを測定することは重要である．

問題の解説および解答

問題 1

　大腸癌の診断において腫瘍マーカーを測定することは，その存在診断には有用である．しかし，良性疾患や非癌例での偽陽性，また早期癌や低分化癌などの偽陰性例も少なくない．CEAは大腸癌だけではなく非消化器癌を含め，さまざまな癌細胞がその産生を有する．これらの欠点を補うためCA19-9など複数の腫瘍マーカーを組み合わせて測定する，コンビネーションアッセイが推奨されている．

問題 2

　CEAの異常値が認められた場合，大腸癌だけではなく非消化器癌も含めて考える必要がある消化器系の癌では，胆道系および膵臓癌の可能性も考慮されるべきであるが，はじめに非侵襲的検査が選択されるべきである．本例では，腹部所見，便潜血検査の情報が得られており，次の段階の検査としては大腸内視鏡，あるいは注腸造影検査は不可欠である．

問題 3

　注腸造影では，骨盤腔内を蛇行する腸管に全周性の狭窄を生じている．狭窄部の両端に不整型の弧状を呈する隆起性病変が描出されている．いわゆるapple-core sign（napkin ring sign）である．apple-core sign

は2型の進行癌（潰瘍限局型）の基部が管腔の1/2週以上を占めている状態である．

問題 4

大腸癌で陽性率の高い腫瘍マーカーとしてCEA（進行癌で約70％），CA19-9（約55％）が知られている．また，CA72-4（約60％）は腹膜への癌の浸潤，転移を有する場合に有用である．

TPAは大腸癌で約80％と高いが，他の癌でも同等の陽性率を示し，大腸癌の特異的腫瘍マーカーではない．DUPAN-2は大腸癌でも異常値を示すことがあるが，その陽性率は10％前後である．AFPは肝細胞癌に特異性の高い腫瘍マーカーである．SCCは扁平上皮癌で陽性となり，消化器癌では食道癌の診断に用いられる．

問題 5

大腸癌の予後[6]を規定する因子はよく知られている．肉眼型では，限局型より浸潤型，腫瘤型より潰瘍型の予後が悪い[7]．組織型では，分化型に比較し粘液型[8]の予後は不良である．

最も重要なのは壁深達度とリンパ節転移である．進行度分類ではこの両者が反映され，累積5年生存率はstage I, IIに対しstage III, IVで有意に不良である．

CEAが異常値を示した症例では特に治療後の再発時に数値が上昇することがあり，上記の比較的予後良好とされる群も含め，治療後の経過観察のうえで有用と考えられる．

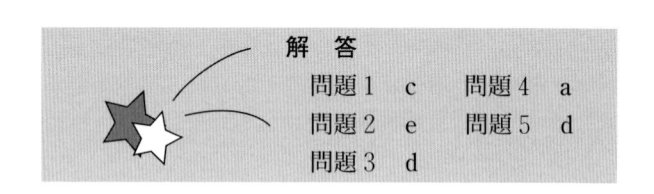

解 答

問題1	c	問題4	a
問題2	e	問題5	d
問題3	d		

表 1

臨床的病期分類（clinical stage）

Stage		壁深達度	リンパ節転移	腹膜転移	肝転移	腹腔外遠隔他臓器転移
0		M	N(−)	P0	H0	M(−)
I		SM, MP	N(−)	P0	H0	M(−)
II		SS, SE, A1, A2	N(−)	P0	H0	M(−)
III	a	Si, Ai	N1(+)	P0	H0	M(−)
	b	壁深達度に関係なく	N2(+) N3(+)	P0	H0	M(−)
IV		壁深達度に関係なく	N4(+)	P1以上	H1以上	M(+)

組織学的病期分類（histological stage）

Stage		壁深達度	リンパ節転移	腹膜転移	肝転移	腹腔外遠隔他臓器転移
0		m	n(−)	P0	H0	M(−)
I		sm, mp	n(−)	P0	H0	M(−)
II		ss, se, a1, a2	n(−)	P0	H0	M(−)
III	a	si, ai	n1(+)	P0	H0	M(−)
	b	壁深達度に関係なく	n2(+) n3(+)	P0	H0	M(−)
IV		壁深達度に関係なく	n4(+)	P1以上	H1以上	M(+)

注1：組織学的病期におけるP, H, Mは臨床的所見を用いるが，組織（細胞）診が陽性の場合にはこれを優先する．
注2：早期癌とは壁深達度がm, smの癌とし，リンパ節転移の有無を問わない．

（大腸癌取扱い規約，1998[6]）

レベルアップをめざす方へ

CEA

CEAは，1965年にGold&Freedom[9]により，消化管上皮由来の腺癌と胎児消化管とに共通して認められた分子量180〜200kDaの糖蛋白で，抽出された由来組織にちなみCarcinoembryonic antigen（CEA）と命名された．当初は大腸癌特異抗原と考えられたが，現在では先に記述したように他の消化器癌でも上昇することが知られており，その臓器特異性は低い．しかし，進行結腸癌・直腸癌では70％の陽性率を示し，臨床的に最も汎用される腫瘍マーカーである．実際には特異性が低いことと早期癌や分化度の低い癌での陽性率に難があるため，他の腫瘍マーカーを併用することで診断の信用性を高めることが望まれる．

糖鎖抗原

CA19-9は，1979年にKoprowskiら[10]によって，結腸癌細胞からモノクロナール抗体を用いて同定された糖鎖抗原である．膵癌，胆道系腫瘍で最も高い陽性率を示すが，大腸癌でも55％の陽性率があり，CEAと違い，癌細胞以外の因子に影響されにくい特徴があるため，CEAと併用することにより，大腸癌診断における有用性を高める効果が期待できる．この他，糖鎖抗原の腫瘍マーカーとしては，1981年にColcherらにより同定されたムチン様の高分子糖蛋白であるCA72-4と，これとほぼ同様の抗原決定基を有するシアリルTn（STN）がある．

これらは，CEAやCA19-9を産生しない低分化腺癌や印環細胞癌で陽性を示すことがあり[11]，臨床的には腹膜転移例で異常値を示すことから，治療後の予後観察やCEAやCA19-9が陽性を示さない大腸癌の診断に有用である．

その他

最近の研究では，癌関連遺伝子であるK-ras[12]の変異を検出する方法や自己抗体である，抗p53抗体を測定することで高危険群の発症前診断やスクリーニングに利用する試みがなされている．

●文　献●

1) 倉久　直：腫瘍マーカーの臨床的意義．病理と臨床（臨時増刊号）腫瘍マーカーの新展 18：4-11, 1990
2) 太田慎一ほか：診断のための検査法．血液検査．Medicinavol 39：772-773, 2002
3) 黒木正秀：消化器系マーカー．Oncologia 24：24-32, 1991
4) 島野高志，富田尚裕：大腸癌と腫瘍マーカー．Modern physician 12：965-969, 1992
5) Gupta MK, Arciaga R, Bocci L, et al：Measurement of a monoclonal antibody difined antigen（CA19-9）in the sera of patient with malignant and nonmalignant disease in comparison with carcinoembrionic antigen. Cancer 56：277-283, 1985
6) 大腸癌研究会／編：大腸癌取扱い規約．改訂第6版，金原出版，東京，1998
7) 高橋　孝ほか：癌の治療成績とそれを左右する因子 II. 大腸癌．癌の臨床 27：857, 1988
8) 廣田映五ほか：大腸癌の組織型と予後．日本臨牀 39：2108, 1981
9) Gold P, Freedmann SO：Demonstration of tumor specific antigen in human colonic carcinoma by immunological tolerance and absorption techniques. J Exp Med 121：439-471, 1965
10) Koprowski H, Steplewski Z, Mitchell K, et al：Colorectal carcinoma antigens detected by hybridoma antibodies. Somatic Cell Genetics 5：957-972, 1979
11) 湯本泰弘，辻　孝夫：消化器系の腫瘍マーカー．消化器疾患　新しい診断法と治療，pp59−72，杏林書院，東京，1996
12) Anker P, et al：K−ras mutation are found in the DNA extracted from the plasma of patients with colorectal cancer. Gastroennterology 112：1114−1120, 1997

［藤盛　健二／太田　慎一／勝原　研司］

IU/ml, T.P. 7.3g/dl, Alb 3.9g/dl, BUN 12.9mg/dl, Cr 0.5mg/dl, Na 140mEq/l, K 4.2mEq/l, T.Chol 127mg/dl, TG 88mg/dl

血清：CRP 0.1
心電図：異常なし
胸部レントゲン：異常なし
腹部レントゲン：腸管ガス貯留像を認める以外異常なし

妊娠反応は陰性，内診・超音波検査にて骨盤内に腫瘍を認め，子宮挙上痛，子宮付属器周囲・ダグラス窩に圧痛を認めた．

MRI画像（図3，4）において，T1強調像で高信号を示し脂肪か出血が考えられたが，周囲に明らかなchemical shift artiact（CSA）を認めないため，脂肪成分を含む皮様嚢胞腫ではないと考えられた．また，T2強調像で中～高信号を示し，一部にshading（低信号）が認められたことから，両側の子宮内膜症によるチョコレート嚢腫が疑われた．

内診所見で認められる子宮付属器周囲の圧痛・子宮挙上痛・ダグラス窩圧痛とあわせて，子宮内膜症と診断した．子宮頸部細胞診はclass IIで異常なし．CA125は410 IU/mlと高値であった．注腸造影にて図5のような腸管の内腔狭窄を示すapple core signがRS領域に半周性に認められた．

問題5 本症例の治療方針として正しいものを選べ．
(1) 抗生物質投与
(2) 抗癌剤投与
(3) 手術療法（腹腔鏡）
(4) 手術療法（開腹術）
(5) GnRH agonist投与
a (1), (2)　b (2), (3)　c (3), (4)　d (4), (5)　e (1), (5)

開腹手術にて両側卵巣腫瘍摘出術を行った．ダグラス窩は子宮・両側卵巣が一塊となり，Re-AFS分類でstage IVであった．また，下行結腸の一部の内径が約1cmに狭窄し，それより上方20cmにわたり糞便が蓄積していた．このため，低位前方切除術および人工肛

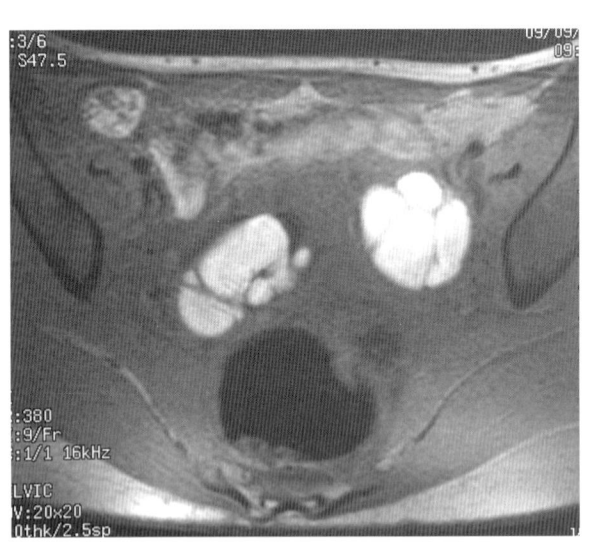

図3　MRI T1強調画像

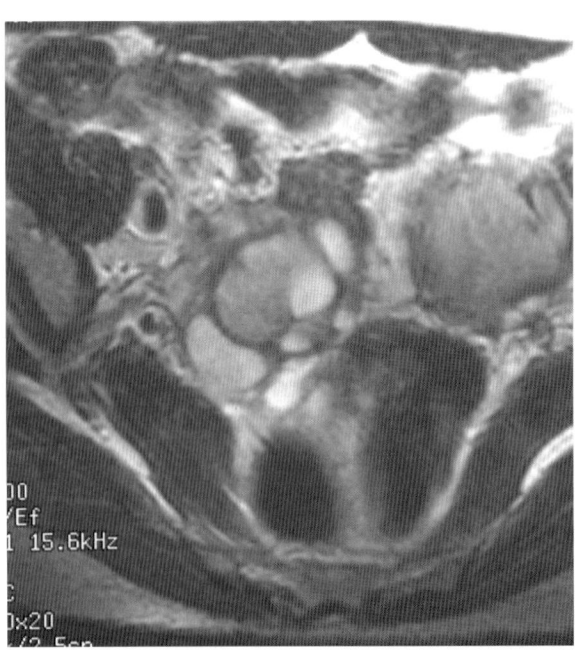

図4　MRI T2強調画像

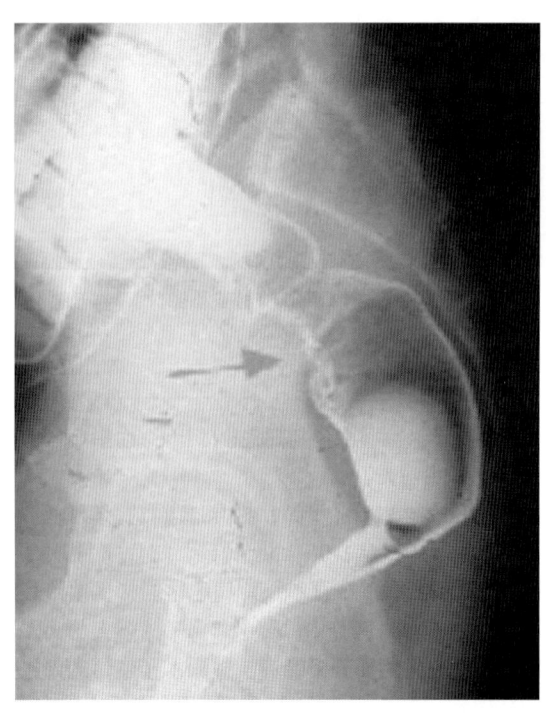

図5　注腸造影像

門造設術を施行した．病理学的には，両側卵巣子宮内膜症，直腸子宮内膜症であった．術後経過は良好で，退院1ヵ月後，人工肛門閉鎖術を施行し，以後外来にて6ヵ月間GnRHagonist療法を施行し，CA125は17 IU/mlと低下した．

解説編

婦人科疾患の概説（総論）：診断のポイント

まず，女性が腹痛を主訴に来院した場合，月経歴・妊娠歴の聴取が重要である．女性を診る時は常に妊娠の可能性を考え，安易にこれを否定してはならない．特に，最終月経から1ヵ月以上経過している場合や，1ヵ月経過していなくても最近の月経量がいつもより少量の場合や，月経周期が不規則な場合は，まずは採尿し，妊娠反応（HCGテストパックプラス，ゴナガードHCG，クリアビューHCGなど）を調べることが大切である．月経周期が28日周期で規則的な場合，最終月経の初日から28日後，あるいは受精後14日で感度50 IU/lの免疫学的妊娠試薬で陽性となる．妊娠に関連した腹痛の場合，子宮外妊娠・切迫流産・切迫早産・妊娠合併の虫垂炎などの可能性があり，婦人科医による早急な診察が必要となる．

妊娠反応が陰性の場合，内科・外科的視点から検査診察を進めて良いが，婦人科疾患による腹痛もいくつか存在する．骨盤内の腫瘍や子宮付属器の感染は，痛みや発熱を伴うことがしばしばあり，腸疾患との鑑別に苦慮することも少なくない．それらのなかから，1) 子宮内膜症（腸管内膜症），2) クラミジア感染症，3) 卵巣腫瘍，について解説する．

主要疾患の解説

1. 腸管内膜症

子宮内膜症患者の7～37％に病変の脈管侵襲がみられ，12％の子宮内膜症患者に腸管子宮内膜症がみつかり，その72.4％はS状結腸・直腸との報告がある[1)2)]．また，子宮内膜症が重症であれば50％の患者は腸管にまで病変が及んでおり，直腸S状結腸接合部（51％），虫垂（15％），小腸（14％），直腸（14％），盲腸と結腸（各5％）に腸管内膜症が発生する[3)]．

1) 症　状

S状結腸・直腸内膜症では，下痢，便秘，血便，排便痛，便の狭小化，仙痛などがみられる．骨盤子宮内膜症の侵襲が漿膜を超え筋層に及ぶと，腸管の狭窄を呈する．長期にわたると局所の線維化が起こり，さらに筋層への病巣が進行すると腸閉塞を起こすことがある．またS状結腸には，卵巣子宮内膜症が直腸との接合部に癒着し病変が波及することもある．直腸子宮内膜症は，ダグラス窩子宮内膜症の浸潤と直腸腟中隔の深部子宮内膜症から波及したものであるため，後転した子宮と直腸との癒着がみられる．このため，月経時に排便刺激症状（排便痛）がみられる．

2) 診　断

双合直腸診にて，直腸刺激症状を伴う仙骨子宮靭帯の肥厚，ダグラス窩閉塞，直腸の固着，卵巣腫瘤形成などがみられる．直腸内膜症においては，直腸に固着した後転子宮とその下側方に圧痛のある硬結を触れる．この場合，注腸や内視鏡（直腸鏡）検査を行うが，筋層から粘膜を貫いて直腸内に露出することは稀である．

3) 治　療

薬物療法は効果の期待が薄く，手術療法が主体となる．問診で，頑固な便秘の存在や注腸造影検査で狭窄が明らかな腸管内膜症症例では，腸管切除が必要となることもある．しかし，線維化を伴った筋層浸潤が少なくとも腸管の半周以上に及んでいないときは，腸管切除の必要はないと考えられている[4)]．

2. 子宮内膜症

1) 疾患概念

子宮内膜症とは，子宮内膜あるいはその類似組織が子宮以外の組織に存在する疾患で，病理学的には良性の増殖性腫瘍に属する．婦人科疾患のなかでも頻度の高い疾患で，一般人口の6～10％，開腹手術患者の5～15％に，腹腔鏡施行例では，不妊症女性の30％に認められるといわれている[5)]．また，月経困難症の50％，下腹部痛・腰痛などの15％に子宮内膜症が存在するといわれている．

子宮内膜症の多くは生殖器や骨盤内の腹膜表面にみられるが，人体のいかなる臓器にも発生が認められ，癒着が形成される．骨盤腹膜および骨盤腔の内臓表面の漿膜に発生した内膜症病巣は，出血と増殖を繰り返

しながら，徐々に強固な癒着や硬結を形成していく．何年にもわたってみられていた月経痛がある時期から次第に増強し，排便痛・性交痛・腰痛を呈し，鎮痛剤の内服が欠かせない場合，子宮内膜症の存在が疑われる．また，何年にもわたり頑固な便秘が続いている場合，子宮の周辺臓器（特に腸管）へ波及・癒着している重症の内膜症の存在が考えられる．

2）病因
子宮内膜症の病因については種々の発生説があるが定説はない．最も有力なものとしては，子宮内膜移植説と体腔上皮化生説がある．

(1) 子宮内膜移植説
月経血が経卵管的に腹腔内に逆流する際に，子宮内膜の組織が腹腔内に散布され，子宮以外の場所（腹膜面）に接着し発育することで発症すると考えられている．生殖器から離れた臓器へは血行性，リンパ行性に移植される[6]．

(2) 体腔上皮化生説
もともと女性性器と腹膜中皮は同一の起源から発生し，腹膜中皮と卵巣表層上皮はある条件下では，ミュラー管系上皮（卵管型，子宮内膜型，頸管内膜型）に分化する能力をもつと考えられている．そのミュラー管への化生能を有する腹膜中皮に，炎症・内因性外因性ホルモン刺激が加わることで，体腔上皮に由来する腹膜中皮および漿膜上皮が子宮内膜類似組織に化生することにより子宮内膜症が発生すると考えられているが，化生の機序は明らかではない[7]．

上記仮説に基づく発生に引き続き，さらに月経周期に伴うエストロゲンの周期的変化が加わることで，子宮内膜症の病巣は増殖・出血を繰り返しながら徐々に進行していくことになる．

3）症候
典型的な疼痛は月経2，3日前から月経時に自覚され，性交痛・骨盤痛・排便痛・排尿痛を呈するが，重症化すると疼痛の期間が排卵期まで持続するようになり炎症症状を伴うようになる．卵巣においては表面の病巣に加え，間質でも病巣が増殖し，古い血液の貯留した嚢胞（チョコレート嚢胞）が形成される．肺に内膜症が存在すれば血痰を，胸膜に存在すれば気胸を，腸管内膜症であれば下血を，尿路系では血尿を月経時に一致して呈する．しかし，不妊症を主訴とし疼痛を伴わない症例においても，高頻度に腹腔鏡下に子宮内膜症が確認される．

4）診断
(1) 問診
いつ頃から月経痛が自覚されるようになったか，鎮痛剤の内服の有無，また鎮痛剤による症状の軽減の程度などを問診にて確認する．20歳代以降に次第に増強してくる月経痛は内膜症によるものであることが多い．

(2) 内診所見
可動性の少ない子宮を触知し，子宮腟部を動かすと痛みが増強する（子宮挙上痛）．直腸診では，ダグラス窩に有痛性の硬結や仙骨子宮靱帯の短縮あるいは有痛性抵抗を触知する．内膜症が進行し，骨盤臓器が癒着のため一塊となり，Douglas窩が閉塞した状態をfrozen pelvisという．チョコレート嚢胞を形成した場合は嚢胞を伴った卵巣が触知される．直腸内膜症では直腸の狭窄を呈する．

(3) 画像所見
超音波では粘稠な血液成分を反映し，内部に微細エコーがびまん性に分布する．嚢胞壁は厚く，単房性/多房性を呈し，両側性に存在する場合もある．

MRI画像においては，反復性の血液の貯留を反映してT1・T2強調像で高信号を示す．嚢胞内部の凝固血塊や壊死物質を反映してT2強調像で低信号を示す（shading）こともある．脂肪成分もT1・T2強調像で高信号を示すため卵巣皮様嚢胞腫との鑑別が必要となるが，皮様嚢胞腫においては脂肪抑制により腫瘤全体の信号が抑制されることで子宮内膜症と鑑別する．

(4) 血中CA125
卵巣悪性腫瘍で高値を示すが，子宮内膜症の腺と間質でも産生され，比較的高値を示すことがあり，進行例ほど陽性率が高い．月経時や腹膜炎・胸膜炎などの炎症性疾患，妊娠初期で値が上昇することを念頭に入れながら診断の補助あるいは治療効果の判定に利用する（カットオフ値35 IU/ml）．

(5) 腹腔鏡診断
直腸とダグラス窩・子宮後壁，卵巣と卵巣窩・広靱帯後葉・S状結腸，卵巣同士（kissing ovaries）など，病巣とその近くの臓器が密な癒着を起こす．癒着が進行すると，ダグラス窩がまったく観察できないfrozen pelvisの状態になる．

5）治療
子宮内膜症の治療は，今後妊孕性を保持する必要性があるか否かで決まる．

(1) 妊孕性を保持する必要がない場合
・鎮痛剤：NSAIDs，プロスタグランジン合成阻害剤，抗炎症剤，鎮痙剤，精神安定剤などで対症療法を行う．

・根治手術：対症療法が無効の場合，子宮付属器摘出術を選択する．若年の場合，卵巣を温存することもあるが，この場合症状が持続することがある．

・ホルモン療法：偽妊娠療法，プロゲスチン療法，

ダナゾール療法，GnRHagonist療法などにより無月経となり，病巣からの出血は止まり，病巣の縮小がみられ，治療中は月経痛が回避され，深部性交痛や骨盤痛が緩和される．対症療法が無効で手術療法を希望しない場合や手術療法まで期間がある場合に選択される．

(2) 妊孕性を保持する必要がある場合

・ホルモン療法：排卵を抑制してエストロゲン濃度を低値に保つことで内膜症病変を退行させる治療法

・ダナゾール療法：（ボンゾール®400mg/日を4から6ヵ月間内服）合成プロゲスチンで，下垂体と直接子宮内膜に作用し，内膜の萎縮をはかる．副作用としては，体重増加・にきび・男性化（変声・多毛）・血栓症がある．肝機能障害に注意し，GOT・GPTが150〜200 IU/ml以上になれば休薬とする．

・GnRHagonist療法：（リュープリン®・スプレキュア®・ナサニール®を6ヵ月点鼻または皮下注射）GnRH（gonadotropin releasing hormone）の反復刺激により下垂体のGnRHレセプターが減少し下垂体の反応性が低下することで低エストロゲン状態となる．副作用として更年期症状（頭痛・肩凝り・のぼせ）の出現や骨塩量の減少などがみられる．

偽妊娠療法：（エストロゲン・プロゲステロンを3〜4ヵ月内服，ピルの持続内服）子宮内膜が脱落膜化し壊死に陥ることで内膜症の進行を防ぐ．

・手術療法：

腹腔鏡下手術：電気メスによる焼灼術・癒着剥離術・チョコレート嚢腫穿刺あるいは摘出術・アルコール固定術

開腹術：癒着剥離術・チョコレート嚢腫摘出術・漿膜・腹膜表面の病巣焼灼

6) 予　　後

子宮内膜症患者では，卵管周囲の癒着やチョコレート嚢腫による卵管の通過性や可動性の障害がみられ，30〜50％が不妊症を合併している．

Danazol療法にて70％，GnRHagonist療法にて80％に症状の軽快がみられるが，治療後1〜5年以内に30〜53％の例は症状が再現するという．一方，ホルモン療法後の再発は30〜40％に過ぎないとの報告もある．手術療法で90％の月経困難症が軽快するが，保存手術後には2〜47％が再発するともいわれている[8]．子宮内膜症を呈する患者は，骨盤内の癒着や排卵障害の他に，自己免疫的な因子やプロスタグランディンなどの因子に関連して不妊になることがある．

3. クラミジア感染症

STD（Sexually transmitted disease 性感染症）の一種で，以前は風俗業や性生活の活発な人々の間で蔓延していた疾患であるが，ここ数年は一般の夫婦やカップルにおいても増加傾向にある．その要因としては，初体験の低年齢化に伴い，20歳以下のクラミジア感染率が20歳以上の感染率に比べ2〜3倍高いこと，男性避妊具の未使用やオーラルセックスによる咽頭感染などの影響があげられる．また，感染例の3分の2がほぼ無症状に経過することが感染をさらに広げる原因となっている．妊婦のクラミジア感染は2〜24％といわれているが，未婚妊婦でのクラミジア検出率は風俗業の女性と同等に高く，その検出率は平均13.2％で，10代では18.4％，20代前半では15.8％との報告もある．このため，中絶経験者，未婚妊婦，性活動の盛んな女性ではクラミジア検査を行うことが推奨される[9)10)]．

1) 病　　因

chlamydia trachomatisによる感染症でSTDのなかで最も頻度が高い．性交により感染し，女性は感染成立時に自覚症状が乏しく，尿路感染症の症状と腟分泌物の増量にとどまる．また，男性はおもに尿道炎を起こし排尿痛・排膿を認めることがあるが，淋菌性尿道炎に比し症状が軽く，潜伏期間が8〜21日と長いため自覚のないまま経過し，性交を繰り返すことで感染範囲が広がる．なお淋菌との混合感染が10〜20％にみられる．

2) 症　　候

子宮頸管から上行性に子宮内膜，卵管，骨盤腹膜と炎症が波及し，卵管内や付属器周囲の癒着を起こし，不妊症や子宮外妊娠の原因となる．さらに炎症が広がると骨盤腹膜炎・肝周囲炎に至る．症状は，頸管炎では帯下増加にとどまるが，卵管炎や骨盤腹膜炎にまで進展すると，発熱，腹痛，下腹部の圧痛，付属器・子宮の抵抗・圧痛，ダグラス窩の圧痛・膨隆などがみられる．血液検査では，白血球が増加し，CRPが陽性となり，赤沈が亢進する．上腹部へ炎症が波及し，肝周囲炎を伴うFitz-Hugh-Curtis症候群を呈している場合，右上腹部痛を伴うことがある．

3) 診　　断

子宮頸管の分泌物を取り除いた後，子宮頸管粘膜上皮を十分擦過し，核酸検出法（PCR・LCR・DNAプローブ）で抗原を検出することで70〜90％が診断可能だが，結果が判明するまで3〜7日を要する．血中の抗クラミジアトラコマティスIgG・A抗体は補助診断として用いられる．IgAの上昇は活動性の高い感染を，IgGの上昇はクラミジアの既往の有無を示す指標として用いられる．また，性交の盛んな女性においては20〜40％が抗体陽性となる[11)]．

4) 治　　療

クラリスロマイシン（クラリス®・クラリシッド® 400mg/日），あるいはニューキノロン系(クラビット® 300mg/日・オゼックス® 450mg/日・スパラ®200mg/日)，テトラサイクリン系(テラマイシン® 2,000mg/日)，オフロキサシン(タリビット®300mg/日)，ミノサイクリン（ミノマイシン®200mg/日）をセックスパートナーとともに14日間内服し，2週間後に抗原の有無を確認する．劇症骨盤腹膜炎にはドキシサイクリン（ビブラマイシン® 200mg/日を7日間）が，妊婦に対してはエリスロマイシン（アイロタイシン® 2,000mg/日），あるいはクラリスロマイシン（クラリス®・クラリシッド® 400mg/日）が選択される．

4）生活指導

性器挿入のみが感染を成立させているわけではなく，オーラルセックスによる咽頭感染がクラミジアの感染の広がりをさらに増大させている．このため，いかなる性交でもその前後の清潔保持と男性避妊具の使用に努めることが大切である．また，軽微な症状でも早めに受診し，パートナーとともに治療を行うことで重症化を防ぐことができる．何よりも患者および性的パートナーが感染を拡大させぬよう，節度ある性行動の指導が必要である．

4. 卵巣腫瘍[12)13)]

1）病因

卵巣から発生する女性の性腺腫瘍で，正常では母指頭大の臓器である卵巣が原発性あるいは転移性に腫瘍を形成する．排卵・ホルモン産生という重要な生理的機能を有する卵巣の表層上皮から発生する腫瘍が60～80％を占める．生殖年齢の女性の卵巣上皮では，排卵に伴い細胞の破壊と修復が繰り返されることにより腫瘍が発生しやすくなるといわれている．このため，無排卵の女性やピル内服者，妊娠・授乳の既往のある人は卵巣腫瘍の発生が少ないといわれている．

2）分類

卵巣腫瘍取り扱い規約では，組織発生に基づき分類される．病理組織学的には，表層上皮性・間質性腫瘍，胚細胞腫瘍，性索間質性腫瘍，その他に区分されている．同時に，腫瘍の良・悪性度により，良性・境界悪性・悪性に3分されている．良性腫瘍では30％が漿液性，10～20％が粘液性，40～50％が皮様嚢胞腫である．また，悪性腫瘍では表層上皮由来の腺癌が最も多くみられ，近年増加傾向にある．

3）症候

良性腫瘍では，無症状で経過していたものが人間ドックなどで偶然発見されることもあり，正確な発症頻度は把握困難であるが，卵巣腫瘍はいかなる年代の女性にも発生しうる．初期病変では症状に乏しいため進行してから受診するケースが多く，悪性の場合は死亡率が高く，しかも増加傾向にある．

4）症状

無症状で経過することが多いが，下腹部腫瘤感，腹部膨満感，腰痛，不正性器出血，月経異常，排便・排尿違和感などを訴えることもある．しかし，いずれも卵巣腫瘍特有の症状ではないため，症状のみで卵巣腫瘍を確定することは困難である．

(1)下腹部腫瘤感・腹部膨満感

腫瘍が増大した場合，臥位で尖腹を呈し，腹水が貯留すると蛙腹（腹部全体が均一に膨満）を呈する．

(2)下腹痛・腰痛

卵巣腫瘍の茎捻転は激痛をきたし，皮様嚢胞腫で起こりやすい．対処が遅れると腫瘍内部がうっ血し壊死に陥り，卵巣の機能温存が難しくなる．

(3)排尿・排便違和感

腫瘍の増大に伴って出現する．悪性腫瘍では腫瘍の進展により周囲臓器を圧迫・狭窄・閉塞することで水腎症・イレウスなどの症状が起こる．

(4)女性化・男性化兆候

生殖年齢における卵巣腫瘍患者の15％に月経異常がみられる．性索間質性腫瘍の莢膜細胞腫は閉経後に多く，この場合，エストロゲン産生に伴い不正出血が見られたり，年齢に比し若々しい印象をうけることがある（再女性化）．一方，初潮前の女児では女性化兆候（乳房発育・恥毛・早発月経）がみられることがある．アンドロゲン産生腫瘍では，無月経・希発月経・男性化兆候（乳房萎縮・多毛・嗄声・陰核肥大など）がみられる．

5）診断

卵巣腫瘍の診断には，まず卵巣に腫瘍の存在を確認し，その腫瘍が良性か悪性かを診断する必要がある．

(1)問診

年齢・症状・月経歴・妊娠歴を聴取し，視診・触診・内診により卵巣腫瘍の有無を確認する．

(2)超音波

経腟エコーでは膀胱に尿を充満させる必要はないが，経腹エコーでは膀胱に尿を充満した状態で観察する必要がある．嚢胞部分に乳頭状増殖や内部に突出する充実性部分の有無，腫瘍壁や隔壁の肥厚の有無，腹水の貯留の有無を確認する．充実性腫瘍のほぼ75～80％は悪性腫瘍である．良性腫瘍のうち最も頻度の高い皮様嚢胞腫では，点状ないしは短い線状の高輝度エコー（hair-line）・高輝度エコーの集合体（hair-ball）・水平面の形成という特徴的な所見を呈する．

(3)CT

表1 画像所見による良・悪性の鑑別ポイント

	良　性	悪　性
性　状	囊胞性	充実性あるいは囊胞性と充実性の混在
隔壁の厚さ	3mm以下	3mm以上で隔壁が多く，不均一
左　右	片側性	両側性
その他	石灰化，特に歯芽の存在	腹水貯留 血流エコーにて豊富な血流の存在

脂肪成分が低信号，骨・石灰成分が高信号を呈するなど皮様囊胞腫の診断に優れている（腹部単純レントゲンでも骨成分・石灰化像が写ることがある）．

(4) MRI

病巣の広がりや腫瘍の質的診断に有用である．囊胞腺腫ではT1強調像で低信号，T2強調像で高信号を呈する．内膜症性囊胞（チョコレート囊胞）では，T1強調像で高信号，T2強調像で高信号を呈することが多いが，囊胞の壁面にshadingと呼ばれる低信号を認めることがある．皮様囊胞腫では，脂肪成分がT1強調像で高信号を示すが，脂肪抑制画像で抑制されることによりチョコレート囊胞と区別される．また，脂肪に満たされた皮様囊胞腫では，脂肪と脂肪以外の成分の間に帯状の低信号の境界面CSA（chemical shift artifact）が出現する．線維腫や莢膜細胞腫等ではT2強調像で低信号の充実性腫瘍を呈する．

(5) 腫瘍マーカー

CA125・CA602は漿液性囊胞腺癌・類内膜腺癌・Krukenberg腫瘍や子宮内膜症性囊胞で，CA546は粘液性腺癌で，CA19-9は皮様囊胞腫，CEAは消化器系の転移性腫瘍で，AFPは卵黄囊腫瘍・一部の未熟奇形腫・胎芽性癌で，hCGは絨毛癌・胎芽性癌で，エストロゲンは莢膜細胞腫・顆粒膜細胞腫で，LDH，ALPは未分化胚細胞腫で高値となることが多い．

6）治　療

(1) 開腹手術

卵巣悪性腫瘍では手術療法が第一選択となるが，病巣の広がりや病理組織型により術式・術後の治療法が決まる．しかし，若年者のⅠ期癌や胚細胞腫瘍では，妊孕能の温存についても考慮される．

(2) 化学療法

悪性腫瘍では，組織型と臨床期別分類に基づき，術前術後に抗癌剤による治療が選択される．表層上皮性腫瘍ではシスプラチン，カルボプラチン，サイクロフォスファマイド，パクリタキセル，ドセタキセル，塩酸イリノテカンなどを組み合わせたレジメンにより治療を行う．胚細胞腫瘍ではブレオマイシン，エトポシド，シスプラチンの組み合わせで優れた成績が得られている．

問題の解説および解答

問題　1

女性が受診した場合，まずは妊娠の有無をチェックし，妊娠に関連した腹痛（子宮外妊娠・切迫流早産・常位胎盤早期剥離・子宮破裂・妊娠合併虫垂炎）を除外することが大切である．採尿し，妊娠反応にて妊娠が否定されたら，腹痛を伴う患者においては超音波検査にて，卵巣・卵管腫瘍や子宮筋腫・子宮腺筋症などの腫瘤の有無を確認する．超音波検査は非侵襲的で，なおかつコストの面でもスクリーニングとして第一に選択すべき検査である．その後，腫瘤（＋）ならMRI検査を，腫瘤（－）ならクラミジアの抗体ないしは抗原検査，CA125を検査し，骨盤内感染や子宮内膜症の有無を確認する．

問題　2

MRIにてT1強調像で低信号，T2強調像で高信号を呈しており，囊胞内部に充実性成分や乳頭状増殖がみられないことと，腫瘍マーカーのCA125の上昇がみられないことから漿液性卵巣腫瘍と診断される．

問題　3

クラミジアは，感染局所から抗原を検出（子宮頸管の円柱上皮細胞を綿棒で擦過）することで確定診断される．しかし，本症例のように右上腹部痛を伴う場合，上腹部へ炎症が波及し，肝周囲炎を伴うFitz-Hugh-Curtis症候群を呈している可能性がある．子宮付属器炎のように感染局所からの抗原検出が難しい場合は，補助的診断法として抗体検査を行う．血中の特異的抗クラミジア抗体価IgGの上昇は，クラミジア感染の既往の有無を示し，IgA抗体価の上昇は活動性感染が示唆される．また，本症例のようにクラミジアによる感染が存在する場合，STDとして淋病や梅毒と混合感染を伴うことがあるため，あわせてこれらの感染の有無を調べる．クラミジアの感染が疑われる場合，マクロライド系（クラリス®），テトラサイクリン系（ミノマイシン®），ニューキノロン系（クラビット®）な

どの抗生剤をセックスパートナーとともに10〜14日間投与することが大切である．

問題 4

PID症例においては，卵管采が炎症により癒着・閉塞し，卵管腔に膿が貯留した卵管留膿腫や卵管腔に漿液性滲出液が貯留した卵管留水腫を呈することがある．卵管の炎症は，内腔の癒着や卵管の骨盤腹膜，あるいは子宮漿膜，腸管への癒着を招き，その結果，将来不妊症や子宮外妊娠の原因となることが少なくない．

問題 5

子宮内膜症における手術療法は，臨床進行期分類（Re-AFS分類）にあたり，原則として治療前に腹腔鏡が全例に行われるべきであるが，本症例のように頑固な便秘と注腸造影の所見から腸管の狭窄が示唆されるような子宮内膜症の進行例においては，腸管切除や閉鎖したダグラス窩の開放なども考慮して開腹術が優先されると考えられる．また子宮内膜症では，術前，術後にホルモン療法（GnRHagonist）により内因性エストロゲンレベルを低下させて，子宮内膜症病巣を萎縮に導く治療法が選択される．

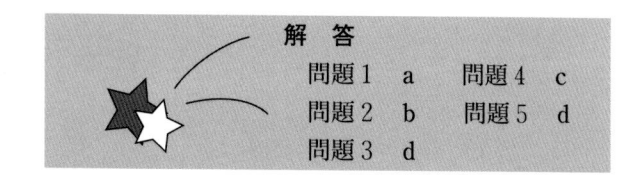

解 答
問題1　a　　問題4　c
問題2　b　　問題5　d
問題3　d

レベルアップをめざす方へ[14]

妊娠している患者が，妊娠を自覚する以前に内科・外科的診断を理由にレントゲンやCT検査を受けたということで，知識不足から大きな不安をかかえ，不必要な妊娠中絶を選択することがある．しかし，適切な診断手法で照射された場合，胎児が受ける線量で，出生前死亡，奇形，あるいは精神発達障害のリスクが増加することはほとんどないと報告されている．女性患者を診察するにあたっては，妊娠についての知識，なかでも胎芽/胎児の放射線の影響については正しい知識を身につけておく必要がある．

受胎後第3週から第8週までは主要器官形成期，第9週から25週までは中枢神経系の発達に関わる重要な期間である．このため，受胎後最初の2週間の胚芽期は，被曝によって奇形あるいは胎児死亡が起こる可能性は小さい．また，100〜200mGy以下の線量での奇形のリスクは小さく，これは骨盤CT（胎児の吸収線量は一般に約10〜40mGy）を3回，腹部・骨盤に対する通常のX線診断を20回施行しても，胎児線量が100mGyに達することはないということになる．腹部・骨盤の透視では胎児に直接ビームが入るが，バリウム注腸造影の際の胎児線量は3〜7mGyの範囲である．バリウムを用いた二重造影の線量は透視時間が長くなるので，単一造影に比べて約2倍高くなり，特に透視時間が7分を超えるような場合，胎児線量は50mGyに近いかそれを超える可能性がある（表2）．したがって，高線量手法が行われ，胎児が一次X線ビーム内にあることが分かっている時は，後になって胎児線量の推定ができるように技術的な因子を記録しておくべきである．

表2　英国における通常の診断手法から受けるおよその胎児線量

	平均（mGy）	最大（mGy）
従来型X線検査		
腹　部	1.4	4.2
胸　部	<0.01	<0.01
静脈性尿路造影	1.7	10
腰　椎	1.7	10
骨　盤	1.1	4
胸　椎	<0.01	<0.01
透視検査		
バリウム造影（上部消化管）	1.1	5.8
バリウム注腸造影	6.8	24
CT		
腹　部	8.0	49
胸　部	0.06	0.96
腰　椎	2.4	8.6
骨　盤	25	79

(Pregnancy and Medical Radiation, 2000[15])

全妊娠期間を通して放射線に関連したリスクが存在し，それは妊娠週数と胎児の吸収線量に関係する．IQ70以下の精神発達遅延の自然発生率は3％であるが，受胎後8〜15週の期間に1,000mGy（1Gy）程度の胎児線量を受けると，重篤な精神発達遅延が起こる確立は約40％まで増加する．しかし，子宮内被曝後における小児がんの確立はきわめて小さく，1,000人当たり3〜4人であり，小児がんと白血病の自然発生率（1,000人当たり約2〜3人）と比較すると大差がないということが分かる．

以上より，100mGy以下の胎児線量では放射線リスクから判断して妊娠中絶は正当化されないと考えられる．これよりも高い胎児線量では，十分な説明を行ったうえで個人の事情に基づいて妊娠中絶を決定すべきであるが，適切な診断手法で胎児が受ける線量により，出生前死亡，奇形あるいは精神発達障害のリスクの増加がほとんどないことを念頭に，適切な診断のために必要不可欠な検査が選択・施行されるべきであると思われる．

● 文　　献 ●

1) Macafee CH, Hardy Green HL : Intestinal endometriosis. A report of 29 cases and a survey of the literature. J Obstet Gynecol Br Emp 67 : 539-555, 1960
2) Prystowsky JB, Stryker SJ, Ujiki GT, et al : Gastrointestinal endometriosis. Incidence and indications for resection. Arch Surg 123 : 855-858, 1988
3) Jenkins S, Olive DL, Haney AF : Endometriosis : Pathogenetic implications of the anatomic distribution. Obstetrics Gynecol 67 : 335-338, 1986
4) Coronado C, Franklin RR, Lotze EC, : Surgical treatment of symptomatic colorectal endometriosis. Fertil 53 : 411-416, 1990
5) Mahmood TA, Templeton A : Pathophysiology of mild endometriosis : review of literature. Hum Reprod 5 : 756-784, 1990
6) Sampson JA : The development of the implantation theory for the origin of peritoneal endometriosis. Am J Obstet Gynecol 40 : 549-557, 1940
7) Donnez J, Nisolle M, Smoes P, : Peritoneal endometriosis and endometriotic nodules of the rectovaginal septum are two different entities. Fertil Steril 66 : 362-368, 1996
8) Schweppe K-W, et al : Clinical problems after medical and/or surgical therapy for endometriosis. The first endometriosis congress Sep 1993 Heidelberg, 1993
9) 熊本悦明，塚本泰司，岩澤晶彦：クラミジアの陰にエイズあり－従来のSTDとHIV感染との関連性－．臨床と微生物 24 : 387-396, 1997
10) 熊本悦明：性のある所，感染あり－HIV感染/性感染症流行の現況－．治療学 31 : 796-803, 1997
11) Steven WA, Susan MR. : Sexually Transmitted disease and pelvic infections. Current obstetric and gynecologic diagonosis and treatment, 9th edition, 716-750, 2003
12) Karen Purcell, James EW, : Benigh disorders of the ovaries and ovidusts. Current obstetric and gynecologic diagonosis and treatment, 9th edition, pp708-715, 2003
13) Oliver Dorigo, Vicki VB, : Premalignant and malignant disorders of the ovaries and oviducts. Current obstetric and gynecologic diagonosis and treatment, 9th edition, 933-946, 2003
14) 社団法人　日本アイソトープ協会　妊娠と医療放射線　ICRP　Publication　84
15) Pregnancy and Medical Radiation: Annals of the ICRP, Vol, No. 1, 2000

[瀬藤　江里／宇田川康博]

228 Ⅱ.疾患編

疾患 32 カルチノイドって経過観察でいいの？

問題編

● 症例呈示

症例：48歳 男性
主訴：便潜血陽性
家族歴：特記事項なし
既往歴：なし
生活歴：特記事項なし
現病歴：検診便潜血陽性のため大腸内視鏡検査を施行し，下部直腸に隆起性病変を指摘した．生検組織診断の結果はカルチノイドであった．
受診時現症：身長175cm，体重67kg，体温36.2℃，血圧140/67mmHg，脈拍60/min，表在性リンパ節触知せず，眼瞼結膜 貧血なし，眼球結膜 黄疸なし，心音・呼吸音 異常なし，腹部平坦・軟，肝・脾・腎触知せず，神経学的所見 異常なし

受診時の検査所見を以下に示す．
検査所見：
検尿：蛋白（−），糖（−）
検便：ヒトヘモグロビン（1＋）
赤沈：1時間値2mm
末血：WBC 6,700/ml，RBC 404万/mm³，Hb 12.7g/dl，Ht 37.7％，Plt 25.7万/mm³
生化学：T.P. 6.6g/dl，Alb 3.1g/dl，T.Bil 0.5mg/dl，GOT 13 IU，GPT 13 IU，LDH 214 IU，BUN 12mg/dl，Cr 0.7mg/dl，Na 144mEq/l，K 3.8 mEq/l，Cl 102mEq/l，T chol 156mg/dl
血清：CRP 0.1 mg/dl
血中セロトニン，尿中5HIAA：異常なし
心電図：異常なし
胸腹部X線検査：異常なし

● 設問

問題1 追本例に認められる可能性がある症状はどれか？
(1) 皮膚紅潮
(2) 下痢
(3) 脱毛
(4) 低血糖
(5) 喘息様発作

a(1),(2),(3)　b(1),(2),(5)　c(1),(4),(5)
d(2),(3),(4)　e(3),(4),(5)

大腸内視鏡写真を提示（図1）する．

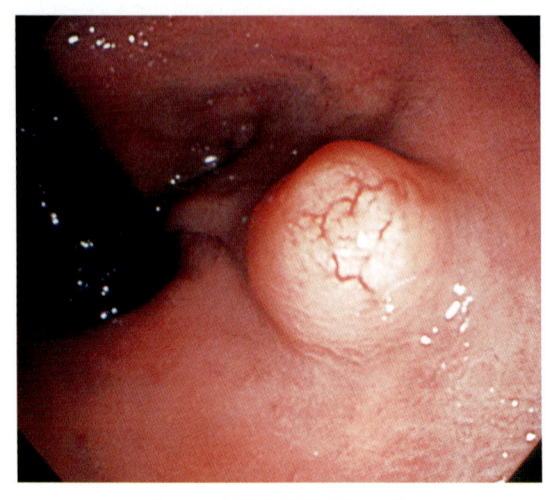

図1 大腸内視鏡所見（1）

問題2 本例の内視鏡所見上治療方針にかかわる重要な所見はどれか？
(1) 色調

(2) 大きさ
(3) 中心陥凹
(4) 血管の増生・拡張
(5) 部位
a(1),(2)　b(2),(3)　c(3),(4)　d(1),(5)
e(1〜5のすべて)

問題3 内視鏡治療の適応を決めるための深達度診断に有用な検査はどれか？
(1) 超音波内視鏡検査
(2) 注腸X線検査
(3) 拡大内視鏡検査
(4) CT
(5) MRI
a(1),(2)　b(2),(3)　c(3),(4)　d(1),(5)
e(1〜5のすべて)

本例は内視鏡的には表面は平滑で，注腸X線による計測で腫瘍径が15mm，EUSで深達度はsmと判定された．転移は認めなかった．

問題4 本例の治療方針として正しいものを選べ．
(1) 経過観察
(2) 内視鏡的粘膜摘除術
(3) 経肛門的局所切除術
(4) 開腹手術
(5) 化学療法

解説編

a(1)　b(2),(3)　c(4)　d(5)　e(4),(5)

● 大腸カルチノイドについて

1. 疾患概念

カルチノイドは，1907年Oberndorfer[1]が，通常の癌腫より浸潤傾向が少なく，良好な経過をとる小腸腫瘍に対して命名したことに始まる．今日では，原腸系臓器，組織に散在性に存在する消化管ホルモン産生細胞を母細胞とする内分泌細胞腫瘍と広義に解釈されている．組織型形態を曽我らはA型（充実性結節型），B型（索状・吻合状，リボン状），C型（管腔状，腺房状，ロゼット状），D型（低分化型），E型（混合型）と分類している[2]．本邦では一般的に，組織学的に小型で円形〜卵円形な核を持ち，特有の細胞配列の胞巣を形成し，核分裂像も稀な悪性度の低いものが古典的カルチノイド腫瘍とされ，高度の核異形と細胞分裂像を認め，早期に転移がみられる進行の早い内分泌細胞癌と区別している[3]．岩淵ら[4]は，消化管内分泌細胞腫瘍における本邦の組織分類をWHO（欧米）分類と

表1　消化管内分泌細胞腫瘍の日本分類とWHO（欧米）分類との対比

日本分類	WHO分類
カルチノイド腫瘍 （低異型度） （高異型度）	Well-diff endocrine tumor-carcinoid endocrine cell : mild or no atypia solid nests, trabeculae or pseudoglandulae depth : mucosa or submucosa angioinvasion (−) size≦1cm, mitoses≦2/10HPF Well-diff endocrine carcinoma-malignant carcinoid endocrine cell : moderate atypia solid nests, trabeculae, larger aggregates depth : muscularis propria or beyond metastases size<1cm, mitoses>2/10HPF, Ki-67 index>2%
内分泌細胞癌 （小細胞癌）	Poorly diff endocrine carcinoma-small cell carcinoma endocrine cell : high atypia large aggregates necrosis, angioinvasion, perineural invasion metastses mitoses>10/10HPF, Ki-67 index>15%, p53
腺内分泌細胞癌	Mixed endocrine and exocrine tumor

（岩淵三哉ら，2002[4]）

比較している（表1）．本邦では腫瘍細胞の異型度のみを分類の基盤としているのに対し，欧米では異型度に加え，浸潤ないし転移の存在を重要視している．すなわち，癌同様に浸潤，転移が悪性腫瘍であることの判定根拠とする，基本理念の相違を反映しているものと考えられる．

2. 疫学

本邦での大腸カルチノイドの発生年齢は9〜92歳で40〜50代に多く，男女比はやや男性に多い傾向にある[5]．好発部位は欧米と本邦で際立った違いが見られ，欧米では消化管カルチノイドは虫垂に圧倒的に多く小腸にも多い．Sandersら[6]の集計では，大腸病変は消化管カルチノイド中6.3％で，そのうち虫垂は66.8％，直腸は29.3％である．本邦では，大腸カルチノイドは全臓器の約30％で最も多く，なかでも直腸が全臓器の24.5％と大腸カルチノイドの大部分を占めている[5]．直腸のなかでは肛門縁より10cm以内の下部直腸が多いとされる[7]．以前は比較的稀な疾患と考えられていたが，近年，大腸内視鏡検査の急速な普及に伴い，報告例は増加している．

3. 症状・症候

直腸カルチノイドは多くが10mm以下で発見され，その場合は無症状で偶然に発見されることが多い．症状としては，下血，肛門痛，下痢などが挙げられているが，本症と直接的因果関係のない愁訴が契機となっている．

機能性腫瘍という側面よりセロトニン産生によるカルチノイド症候群が稀にみられる．カルチノイド症候群には，皮膚紅潮発作，下痢，喘息，心機能異常などの症状がみられるが，多くは肝転移を伴った例でその発現頻度は全消化管カルチノイドで3.6％，直腸例に限っては0.7％ときわめて稀である[8]．

4. 診断，治療，予後

カルチノイドは上皮性腫瘍でありながら粘膜深層より発生し，おもに粘膜下層で膨張性に発育することより粘膜下腫瘍の形態を呈することが多い．近年，報告される小さな直腸カルチノイド腫瘍の多くは内視鏡的に発見されたものが多く，その診断には色調などを詳細に観察できる内視鏡検査が中心をなしている．内視鏡所見は正常粘膜に覆われた表面平滑な隆起性病変（図2）でIIaやIs状を呈し，大きくなるにつれ，くびれが明らかになるものが多い．特徴的なのは色調でやや黄色を帯びたものが多く，ときに同色から黄白色の症例もある．表面には拡張した腫瘍血管の増生がしばしば認められる（図3）．10mmを超えると表面の凹凸や中心陥凹が出現し，20mmを超えるとびらん，潰瘍などを伴い，癌や平滑筋肉腫などとの鑑別が必要となる（図4）．超音波内視鏡（EUS）像は，粘膜下層に相当する第3層に主座を置く内部低エコーの境界明瞭な腫瘤（図5）として描出され，一部第2層と接して描出されることが特徴的[9)10)]とされている（症例3）．しかし，EUSによる粘膜筋板由来の筋原性腫瘍との鑑別は困難である．EUSは本症の深達度診断および壁在リンパ節転移診断にきわめて有用性が高く，治療法の選択にあたっては欠くことのできない検査法となっている．直腸カルチノイドの腫瘍径は2cm以下の小さなものが多く，そのなかでも1cm以下が約70％を占め[8]，生物学的悪性度が癌に比し低いことより，それらの小さなカルチノイドの治療には内視鏡的粘膜切除術（EMR）および外科的局所切除が選択されることが多い．従来，直腸カルチノイドの転移率は，腫

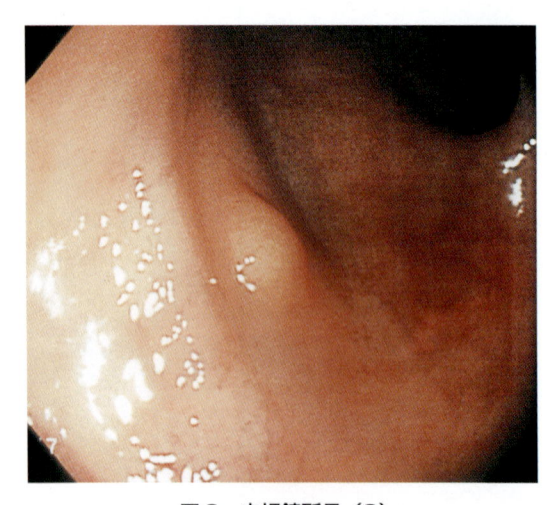

図2 内視鏡所見（2）
正常粘膜に覆われた表面平滑な隆起性病変．

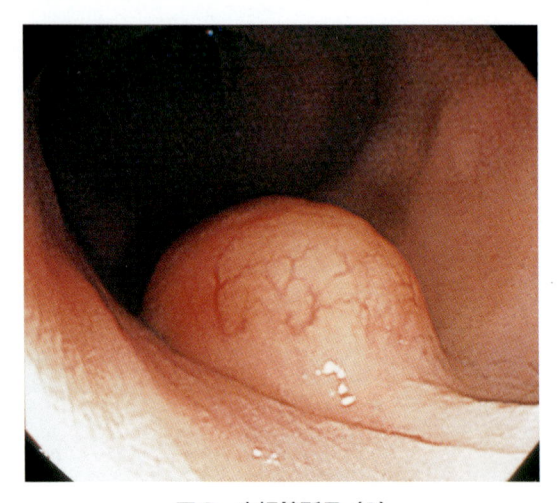

図3 内視鏡所見（3）
表面に拡張した腫瘍血管の増生が認められる．

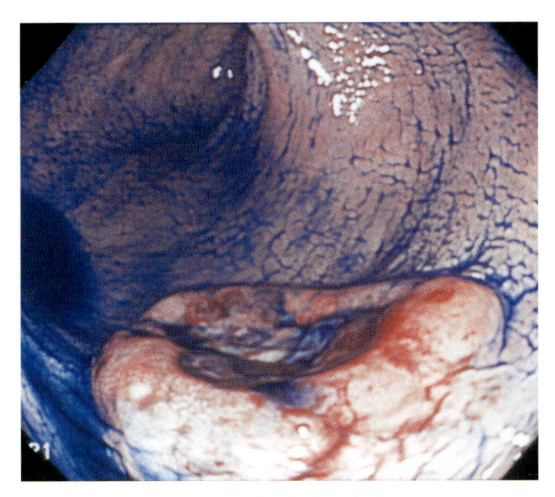

図4 内視鏡所見（4）
10mmを超えると表面の凹凸や中心陥凹が出現し，20mmを超えるとびらん，潰瘍などを伴い，癌や平滑筋肉腫などとの鑑別が必要になる．

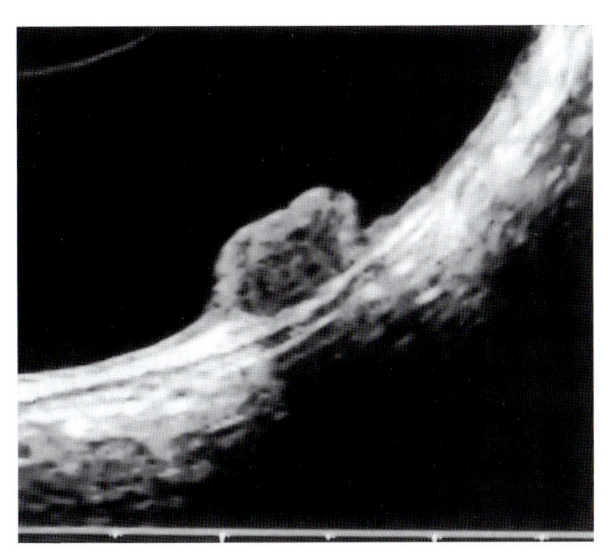

図5 超音波内視鏡所見

瘍径と深達度に相関すると報告されている．腫瘍径とリンパ節転移の関係は最大径10mm以下で4.3％，11〜20mmで27.5％，21〜30mmで58.8％，50mm以上で81.8％転移を認めるとの報告[11]がある．一方，深達度と転移率との関係はsmで3.2％，mp以深で75％との報告[12]がある．しかし，近年10mm以下の深達度sm症例の転移報告が増加しており，注意が必要である．これらの小さな転移例の分析では表面に中心陥凹を認めることが多く，また脈管侵襲は高率に陽性とされている[13]．この他にも，核分裂像の増加やKi-67染色程度やp53染色陽性所見が組織学的悪性度の指標として有用との報告がある[14]．よって，直腸カルチノイドの治療方針の決定にはX線，内視鏡による腫瘍径の正確な把握と表面性状の慎重な観察，EUSによる深達度診断とリンパ節転移診断を行い，さらに局所切除を選択した場合は前述の組織学的検討結果を十分ふまえ，追加切除の必要性を考慮することが重要である．また，肝転移症例に対しては外科的切除が第一選択とされ，切除例は非切除例に比し有意に生存期間が長いとの報告がある[15)16)]．一方，非切除例に対する治療には肝動脈塞栓術やいわゆる抗癌剤を用いた化学塞栓療法，さらにこれらにインターフェロンを併用するなどの報告がある．しかし，これらの内科的治療が症状コントロールや腫瘍縮小効果について有用であることは証明されても生存期間の有意な延長をもたらすとの結論は得られていない[17]．

問題の解説および解答

問題 1

本症は内分泌腫瘍の側面を持つため，ときにカルチノイド症候群と呼ばれる多様な徴候および症状をきたす．これらはおもに，腫瘍により産生されたセロトニンとその代謝産物により引き起こされると考えられる．カルチノイド症候群としてのなかで最も多く特徴的なのは皮膚紅潮であり，他に下痢，喘息様発作，心機能発作などが認められる．しかし，直腸カルチノイドでカルチノイド症候群を呈することはきわめて稀で，もし認めた場合は肝転移を強く疑うべきである．

問題 2

直腸カルチノイドの悪性度の指標として内視鏡所見上重要なのは腫瘍径と表面性状である．直腸カルチノイドは大きさが10mm未満ではほとんど転移がないため，治療は内視鏡的もしくは経肛門的な局所切除でよいと考えられている．よって，腫瘍径の正確な把握は重要である．また，中心の陥凹やびらんは最大径が10mmを超えると出現率が高くなる．しかし，近年10mm未満の大きさで転移をきたした症例が報告され，これらは高率に中心陥凹を認めていることより内視鏡的に腫瘍の表面を十分に観察しその有無を確認することは重要である．

問題 3

直腸カルチノイドの病理組織学的悪性度の指標として，術前評価可能な因子は前述の腫瘍径と深達度のみである．直腸カルチノイドは浸潤すれば癌と同程度の悪性度を有していると考えられ，そのため深達度診断は治療法の選択のうえでもきわめて重要である．EUSは直腸カルチノイドの深達度診断にきわめて有用である．また，腫瘍径の把握には注腸X線検査は客

索引

上行—— 3
死亡率 33
結腸全摘兼回腸直腸吻合術 99
血性下痢 17,141,142,143
血栓溶解療法 176
月経困難症 221
「健康日本21」 36
検査項目 12

コ

5-アミノサルチル酸製剤 57
呼気試験法 124
交感神経 4
抗IL-6レセプター抗体 75
抗p53抗体 216
抗TNFα療法 75
抗うつ薬 180
抗コリン薬 149
抗サイトカイン療法 65
抗癌剤 210,212
抗菌薬 141
抗生物質起因性腸炎 151
抗不安薬 180
肛門 6,182
肛門周囲膿瘍 184
肛門小窩 184
絞扼性イレウス 31,188
高脂肪食 35
高線維食 179
骨腫 98
骨盤子宮内膜症 221

サ

3段階除痛ラダー 211
サイクロスポリンA(CsA) 65
サイトカイン
　炎症性—— 62
サイトカイン療法 74
再発性アフタ性潰瘍 86

シ

シクロオキシゲナーゼ 36
シクロスポリン A(CYA) 59
システム・レビュー 9,11
四状腺 183
子宮癌 163
子宮挙上痛 222
子宮内被曝 226
子宮内膜症 221
死亡率
　直腸癌 33
　年齢調整—— 34
脂肪吸収検査 14
脂肪吸収率 15
脂肪便 119
痔核 182
痔瘻 31,184
　分類(Parks) 185
若年性ポリープ 93
若年性ポリポーシス 100
腫瘍マーカー 213,225
　コンビネーションアッセイ 215
腫瘍性ポリープ 93
腫瘍性ポリポーシス 100
集合リンパ小節 5

十二指腸 3
十二指腸腺腫 98
十二指腸反射 18
出血性大腸炎 142,143,152
術後補助化学療法
　直腸癌 40
女性化兆候 224
除痛ラダー 208,209
小腸
　肉眼的構造 3
小腸・大腸疾患
　核医学検査 14
　血液検査 12
　血管造影検査 14
　検査項目 12
　小腸造影検査 13
小腸・大腸疾患
　消化吸収検査 14
　身体所見 9
　身体所見のピットフォール 11
　潜血反応検査 12
　注腸造影検査 13
　内視鏡検査 14
　糞便検査 12
　問診 8,12
小腸悪性腫瘍
　悪性リンパ腫 114
　カルチノイド 114
　小腸癌 115
　平滑筋肉腫 114
小腸癌 114,115
小腸造影検査 13,115
小腸潰瘍 85
消化管ホルモン 5,16
消化管運動機能調整薬 180
消化管閉塞 208
消化器癌による疼痛 208
消化器疾患
　疾患別漢方処方 45
消化吸収 16
消化吸収検査 14
消化吸収試験 121
上腸間膜動脈血栓症 174
上腸間膜動脈閉塞症 31
食餌因子 35
食餌性イレウス 190
食物線維 36
心身一如 44
心房細動 174
針反応 86
診断仮説 8,10
進行大腸癌 109
　Dukesの分類 110
　臨床病期 109

ス

ズーム式スコープ 95
スライディングチューブ 27,28
膵外分泌機能試験(PFD) 124

セ

性感染症 160
成分栄養療法 127
生活様式の欧米化 35

潜血反応検査 12
腺管開口部 92,93
全結腸直腸切除兼回腸人工肛門増設術 99

ソ

ソセゴン 173
早期大腸癌
　内視鏡治療の適応と限界 105

タ

タコイボびらん 161
ダナゾール療法 223
体腔内コイル 31
胎児線量 226
大腸
　肉眼的構造 3
大腸カルチノイド 229
大腸ポリープ 92,133
大腸ポリポーシス 96
　概念と分類 97
　虚血性—— 169
　出血性—— 142,143,152
　腸管出血性大腸菌—— 155
　潰瘍性—— 143,144
　閉塞性—— 172
大腸癌 46,108,133
　CT 215
　MRI検査 111
　化学療法のコツ 41
　画像診断 215
　肝転移 42
　治療 112
　腫瘍マーカー 110
　診断 215
　進行—— 110
　大腸内視鏡検査 110
　注腸造影検査 110
　内視鏡治療 102
　肉眼形態分類 102
　腹部CT検査 111
　腹部超音波検査 111
大腸癌取扱い規約 109
大腸憩室 131
大腸憩室疾患 130
大腸結核
　萎縮瘢痕帯 25
大腸内視鏡
　観察上のポイント 29
　前処置 26
　挿入法 27
大腸内視鏡検査 14,21,133
　長所と短所 21
大腸内視鏡所見 147
脱水症(薬物療法) 18
単純性イレウス 188
単純性潰瘍 88
短腸症候群 176
胆汁酸負荷試験 124
蛋白漏出シンチグラフィー 127
蛋白漏出性胃腸症 125,126
男性化兆候 224

チ

チョコレート嚢胞 222
中鎖脂肪 128

中心静脈栄養 63
注腸X線検査
　　長所と短所 21
注腸造影検査 13,132
腸リンパ管拡張症 128
腸炎
　　MRSA―― 152
　　NSAID―― 152
　　感染性―― 143,149
　　偽膜性―― 148,152
　　虚血性―― 143
　　抗生物質起因性―― 151
　　放射線性―― 164
　　薬剤性―― 150
腸管ベーチェット病 86
腸管壊死 176
腸管関連リンパ組織 5
腸管出血性大腸菌腸炎 155
腸管内膜症 221
腸管壁の肥厚 30
腸管壁内気腫 175
腸管蠕動運動 16
腸間膜血管閉塞症 174,188
腸間膜静脈閉塞症 176
腸結核 79,93
　　遺伝子診断 83
　　概念 81
　　臨床症状 81
腸内細菌の異常増殖 123
腸内容流速 16
腸粘膜傷害 16
腸閉塞 193,208
直腸 6
直腸癌の死亡率 33
直腸静脈叢 7
鎮痛補助薬 210,212

テ
デスモイド腫瘍 99,100
低線維食 35

ト
糖鎖抗原 216

ナ
内因子 5
内括約筋側方切開法 185
内視鏡摘除 93
内視鏡的超音波断層法(EUS) 95
内視鏡的粘膜切除術(EMR) 104,230
内痔核 6,183
内臓知覚過敏 180
軟部腫瘍 98
難治性潰瘍性腸炎 62

ニ
ニューキノロン系薬 149
二次胆汁酸 36
乳酸菌製剤 148

乳糖不耐症 122,179
乳糖負荷試験 124
妊娠反応 221
認知行動療法 180

ネ
年齢調整死亡率 34
粘血便 53,159,61

ノ
膿瘍
　　横隔膜下―― 200
　　腹腔内―― 200

ハ
パニック障害 179
バンコマイシン 148
杯細胞 4
排便 7
白血球系細胞除去療法 62
白血球除去療法 59
白血球数増多 139

ヒ
ビタミンB12 5
ビタミンB12欠乏 122
ビタミンB1欠乏 122
皮様嚢胞腫 222,224
非ステロイド系消炎鎮痛剤 36
非閉塞性腸管梗塞症 177
必須脂肪酸 128

フ
フェンタニルパッチ製剤 212
ブスコパン 173
フラジール 149
プリンペラン 149
プレドニン 61
プロスタグランジン合成酵素 36
不妊症 221
浮腫 125
副交感神経 4
腹腔内膿瘍 200
腹水 125
腹痛 44
腹痛（高齢者） 130
腹痛（女性） 218
腹痛（糖尿病） 168
腹部X線検査 13
腹部血管造影検査 14
腹部超音波検査 13
複雑性イレウス 188
吻合部潰瘍 87
糞石 138
糞便検査 12
糞便重量 16
糞便中脂肪 123

ヘ
ベーチェット病
　　新しい治療法 90

疫学 90
　　診断基準 87
　　腸管―― 87
　　病因 90
ヘテロサイクリックアミン 36
ペンタサ 61
平滑筋腫 202
平滑筋肉腫 115,202
閉塞性大腸炎 172
便潜血反応 92
便通異常 16
便秘 18,44,212
　　機能性―― 20
　　弛緩性―― 20
　　痙攣性―― 20

ホ
ホーミング 66
ホスホマイシン 149
拇指圧痕像 143,169
放射線性腸炎 164
放射線療法 163
暴飲暴食 17

マ
麻痺性イレウス 174,188
末期消化器癌 208
慢性憩室炎患者 133
慢性特発性偽性腸閉塞症 196

メ
メチシリン耐性ブドウ球菌腸炎 142
メチル酸イマチニブ 203
メッケル憩室 131,133
メトロニダゾール 161
メネトリエ病 126
免疫抑制剤 64

モ
モルヒネ拮抗薬 210
モルヒネ製剤 208,210
モルヒネの副作用 210
盲腸 3
網膜色素上皮過形成 98
門脈内のガス像 175

ヤ
野菜・果物 36
薬剤性腸炎 150

ユ
癒着性イレウス 45

ヨ
葉酸 36

リ
リスク徴候 179
リンパ濾胞性ポリポーシス 100
利尿薬 210
臨床的病期 109

レ
裂肛 185

英文索引

A
5-ASA 57

acute mesenteric ischemia 174
anal cushion 182

angiodysplasia 133
APC遺伝子 100

attenuated FAP(AFAP) 100
azathioprine(AZA) 64

B
blind loop症候群 120,122

C
57Co-ビタミンB12吸収試験 124
CA72-4 215
CDチェック 148,150
CEA 213,216
Celiac病 122
centrifugal lymphocytapheresis(C-LCP) 63
CIIP 196
Colstridium difficile 143,145,148
Cowden病 100
COX-1 36
COX-2 36
COX-2選択的阻害剤 36
Crohn病 122,126
Cronkhite-Canada症候群 23
crypt glandular theory 184
CSA(chemical shift artifact) 225
CT検査 13,30
cyclic AMP 17
cyclooxygenase(COX) 36
cyclooxygenase-2(COX-2) 101

D
D-キシロース吸収試験 124
double-halo appearance 31
Dukesの分類 110

E
E.histolitica 160
extransphincteric type 185

F
5-FU/LV療法 40
5-FU療法 38
F-18 fluorodeoxyglucose(FDG) 31
Face scale 209
fecalith 138
Fitz-Hugh-Curtis症候群 223
FK-506 65

FOLFOXレジメン 39
frozen pelvis 222

G
Gardner症候群 98
GIST 203
 定義・分類 205
 メチル酸イマチニブと—— 205
GnRHagonist療法 223
Goodsallの法則 184
granulocytapheresis(GCAP) 63
gut-associated lymphoid tissue(GALT) 5

H
H.Pylori 129
hemolytic uremic syndrome(HUS)
 診断基準 156
 病因 157

I
IgA 5
infliximab 76
intersphincteric type 185
intraepithelial lymphocyte(IEL) 6

K
K-ras 216
Klebsiella oxytoca 143,145

L
lamina proprial lymphocyte(LPL) 6
laser-scanning confocal microscopy 106
leukocytapheresis(LCAP) 63

M
6-mercaptopurine(6-MP) 64
Mophetil 64
MRI検査 13,31
MRSA腸炎 142,152
multi-planar reconstruction(MPR)画像 30
Mycophenolate(MMF) 64
M細胞 5

N
Na-K ATPase 17

NRS(numeric rating scale) 209
NSAID起因性腸炎 152

O
O157 155
Ogilvie症候群 195

P
pertinent negative 9,10
PET検査 31
Peutz-Jeghers症候群 100
Peyer板 5
pit pattern診断 102
pit pattern分類
 病理組織診断と—— 104
PPH術式 184
prostaglandin 36

R
RCT(randomized control trial) 47

S
Saltzレジメン 39
Schilling test 124
Schnitzler転移 211
Seton法 184
sexual transmitted disease(STD) 160
sm浸潤度判定 106
STD 223
suprasphincteic type 185

T
Tacrolimus 64,65
target sign 31
thumb printing 143
thumb printing sign 25
trans-sphincteic type 185
Turcot症候群 100

V
VAS(visual analogue scale) 209

W
Whipple病 127
WHO方式がん疼痛治療法 209

シミュレイション内科
下部消化管疾患を探る
かぶしょうかかんしっかん　さぐ

ISBN4-8159-1676-4 C3347

平成16年2月10日　初版発行　　　　　　　　＜検印省略＞

編著者	———	日 比 紀 文
発行者	———	松 浦 三 男
印刷所	———	株式会社 太 洋 社
発行所	———	株式会社 永 井 書 店

〒553-0003　大阪市福島区福島8丁目21番15号
電話大阪(06)6452-1881(代表)/Fax(06)6452-1882

東京店
〒101-0062　東京都千代田区神田駿河台2-10-6
御茶ノ水Sビル
電話(03)3291-9717/Fax(03)3291-9710

Printed in Japan　　　　　　　　　　　　　　©HIBI Toshifumi, 2004

・本書の複製権・翻訳権・上映権・譲渡権・公衆送信権(送信可能化権を含む)は株式会社永井書店が保有します．
・**JCLS** ＜(株)日本著作出版権管理システム委託出版物＞
本書の無断複写は著作権法上での例外を除き禁じられています．複写される場合には，その都度事前に(株)日本著作出版権管理システム(電話 03-3817-5670, FAX 03-3815-8199)の許諾を得て下さい．